社会福祉士シリーズ

社会学 | 3

社会理論と社会システム

［第3版］

福祉臨床シリーズ編集委員会編
責任編集＝久門道利・杉座秀親

弘文堂

はじめに

　本書、『社会理論と社会システム』は、社会福祉士シリーズの1冊として2009（平成21）年に刊行されました。その5年後の2014（平成26）年に、第2版が刊行されました。そして、これに厚生労働省が提示したシラバスの内容を新たに加え、序章から始まる各章の構成はそのまま受け継ぎ、このたび第3版を公刊することとなりました。

　「社会理論と社会システム」という科目に求められる最大の課題は、養成されるソーシャルワーカーが、社会のさまざまな分野やレベルにおいて次々に生起する諸現象および諸問題に対して系統的な知識に基づき解釈や説明ができること、さらに具体的な問題解決そして社会的支援にいかに寄与できるか、ということにあります。この課題の克服のためには、これまで多くの研究者達によって提起されてきた社会理論と多様な社会システムを学習し再検討することが必要です。周知のとおり現代社会は刻々と変化しています。その変化は、社会学の用語にある社会変動（social change）と表現するにふさわしい「激動する社会」です。私たちは、このような社会に対応していかなければなりません。

　このたびの改訂は、第2版で述べました2つの意図を継承しています。1つは、激変してゆく社会事象と社会についてデータを整備することです。2つ目は、国家試験の過去3年間の出題内容を本書に何らかの形で反映させることです。国家試験に合格してはじめて、ソーシャルワーカーとしてのスタートラインに立つことができるのです。

　限られた期間に、おびただしい学習量が求められる国家試験のために、さまざまな参考書、ワークブックなどが出版されています。しかし、教科書中心の教育は、古今東西変わることはありません。今回の改訂もまた、社会福祉教育の模範を目指すための一里塚となっています。

　目次やviiページに収録してあります「社会理論と社会システム」（30時間）〈厚生労働省のシラバスとの対応表〉にもあるように、本科目は広範な研究対象を取り扱うために、包括的でさらに奥行きのある内容になっています。それはこれまで多くの研究者達が、変動する社会ゆえに起きる社会現象および社会問題を表現するために、知恵を絞り、独自の用語や理論を提唱してきたことからも推測できます。

　第3版の特色は、まず最新のデータを掲載しました。次に社会理論と用語を理解しやすくするために、そして合理的・効率的に国家試験対策を行うために、用語とその解説を本文の欄外と巻末に整理しました。そして、

用語には外国語を付記して社会学の事典のような構成をとり、本書1冊で教科書としてはもちろんのこと、用語集や辞典ないし事典類のように活用できる工夫を施しました。これにより、国家試験対策のための学習の利便性と効率性はさらに向上するものと思います。

『社会理論と社会システム』の学習に本書を利用し、所与の目的を達成することを願っています。目的が成就されたその後には、現在、社会的支援を受けている多くの人たち、また、将来に社会的支援を必要とされる人たちを支援する力となって下さることを心より期待しております。

最後になりましたが、多忙な中にもかかわらず改訂版の加筆を快くお引き受けくださった執筆者の先生方に、そして先生方と順調に仕事を進める労をとっていただいた弘文堂編集部の世古宏氏には、深く感謝申し上げます。

2018年1月

執筆者を代表して

久門道利

杉座秀親

社会福祉士シリーズ 第3巻 社会理論と社会システム［第3版］

目次

はじめに ……………………………………………………………………………………… iii

序　章　社会学の潮流と社会システム ……………………………… 1

1. 社会学の課題と歴史 …………………………………………………………… 2
A. 社会学の課題 ………………………………………………………… 2
B. 社会学の生成と展開 ………………………………………………… 3

2. 社会システムの概念 …………………………………………………………… 6
A. システム論と社会システム論 ……………………………………… 6
B. パーソンズ以後の社会システム論 ……………………………… 14

第1章　日常生活と相互行為 ……………………………………………… 19

1. 社会関係と社会的孤立 ……………………………………………………… 20
A. 社会関係 ……………………………………………………………… 20
B. 社会的孤立 …………………………………………………………… 20

2. 社会的行為（相互行為）と他者理解 ………………………………… 22
A. ウェーバーの社会的行為論 ………………………………………… 22
B. パーソンズの行為論 ………………………………………………… 23
C. シュッツの行為論 …………………………………………………… 24
D. エスノメソドロジーと会話分析 …………………………………… 25
E. 象徴的相互作用論 …………………………………………………… 25

3. 社会的役割 ………………………………………………………………………… 26
A. 役割と社会構造 ……………………………………………………… 26
B. 役割と対人関係 ……………………………………………………… 27
C. ギデンズの行為と構造 ……………………………………………… 28

4. 合理的選択理論と社会的ジレンマ …………………………………… 29
A. 合理的選択理論 ……………………………………………………… 29
B. 囚人のジレンマ ……………………………………………………… 29
C. 公共財とフリーライダー …………………………………………… 30
D. コモンズの悲劇 ……………………………………………………… 30
E. マートンと「意図せざる結果」……………………………………… 31

第2章　社会生活と社会集団 ………………………………………… 33

1. 人と人とが関係し自己を形成・維持する場としての集団 … 34
A. 社会関係と集団 ……………………………………………… 34
B. 自己の社会的形成と集団 …………………………………… 35
C. 社会集団とは何か …………………………………………… 37
D. 社会集団と文化 ……………………………………………… 38

2. 社会集団の類型 ………………………………………………… 40
A. ゲマインシャフトとゲゼルシャフト ……………………… 40
B. 第一次集団と第二次集団 …………………………………… 41
C. コミュニティとアソシエーション ………………………… 43

3. 人と集団と組織 ………………………………………………… 44
A. 現代人の生活と集団 ………………………………………… 44
B. 人と集団と組織の諸相 ……………………………………… 45

第3章　現代家族の変容と課題 ………………………………… 49

1. 家族とは何か ……………………………………………………… 50
2. 家族、家庭、世帯 ……………………………………………… 51
3. 制度としての家族と集団としての家族 …………………… 52
A. 制度としての家族 …………………………………………… 52
B. 集団としての家族 …………………………………………… 53

4. 家族形態と構造の変化 ………………………………………… 54
A. 家族形態の変化 ……………………………………………… 54
B. 家族の個人化と家族意識の変化 …………………………… 56
C. 家族周期の変化とライフコース …………………………… 57

5. 家族機能 …………………………………………………………… 58
A. 家族機能とは ………………………………………………… 58
B. 家族機能の変化と家族問題 ………………………………… 59

6. 家族のネットワーキング …………………………………… 60
7. 社会保障・福祉と家族 ………………………………………… 60

第4章　法と社会システム ……………………………………… 63

1. 法と社会規範 …………………………………………………… 64
A. 慣習、道徳、法 ……………………………………………… 64
B. 法と道徳 ……………………………………………………… 65

2. 社会と法の発展 ·· 66
  A. 法以前の世界（慣習優位の社会）と法的世界（法優位の社会） ············· 66
  B. 社会システム分化と法の実定化 ······································· 67
  C. 第一次準則と第二次準則 ··· 68

3. 法と社会秩序 ·· 69
  A. 社会秩序・社会統合・社会統制 ······································· 69
  B. パーソンズ社会システム論における「法と社会統制」 ················· 71
  C. オートポイエーシスから見た「法と社会システム」 ·················· 72

4. 逸脱 ··· 73
  A. アノミー論から見た犯罪、違法行為 ··································· 73
  B. ラベリング論から見た犯罪、違法行為 ································· 75

第5章　経済と社会システム ··· 77

1. 経済の社会化と市場経済の概念 ·· 78
  A. 経済主体の相互関係 ··· 78
  B. 市場経済化と社会関係 ··· 79
  C. 市場機構と自由主義経済 ··· 80
  D. 大衆消費社会の経済社会論 ··· 81

2. 社会的分業と労働 ·· 83
  A. 社会的分業 ··· 83
  B. 労働の三側面、労働市場、労使関係 ··································· 84

3. 社会的交換と社会システム ·· 86
  A. 社会システム論—パーソンズのAGIL図式を中心として ··············· 86
  B. 日本的雇用慣行にみる社会システム維持の若干の例証 ················· 88
  C. 社会的交換システムとその動揺 ······································· 89

第6章　組織と官僚制 ··· 93

1. 組織の定義 ·· 94

2. 近代官僚制の生成と発展 ·· 95
  A. 近代官僚制の生成 ··· 95
  B. 支配の3類型 ··· 96
  C. 近代官僚制の理念型 ··· 97
  D. 近代官僚制の特徴 ··· 97

3. 経営組織体と官僚制 ·· 99
  A. テイラーの科学的管理法 ··· 99

B. メーヨー：人間関係論 ························· 100

C. 人間関係論の背景とその展開過程 ················ 101

4. 官僚制を乗りこえる方法 ······················ 102

A. 組織社会学と官僚制 ························· 102

B. マートンの逆機能論 ························· 102

C. マクドナルド化する社会 ····················· 104

D. 感情労働論 ····························· 105

第7章　社会構成 ···························· 107

1. 社会と人口 ······························· 108

2. 産業と職業構成 ·························· 110

A. 近代化と産業化 ·························· 110

B. 産業構造の変化 ·························· 111

C. 現代日本の産業構成 ······················· 113

D. 職業構成 ····························· 114

3. 社会構成の変化と社会福祉 ··················· 115

第8章　生活構造 ···························· 119

1. 生活構造の概念 ·························· 120

A.「生活」の定義 ·························· 120

B.「生活構造」の概念と基本的要素 ················ 121

2. 生活構造論の展開 ························· 123

3. 生活構造の変化 ·························· 125

A. 戦後復興期の生活構造 ······················ 125

B. 高度経済成長期の生活構造 ··················· 125

C. 低成長期の生活構造 ······················· 127

D. 生活水準と生活時間の変遷 ··················· 127

4. 生活の質 ······························· 128

A.「生活の質」（クオリティ・オブ・ライフ）の理解 ········ 128

B.「生活の質」（クオリティ・オブ・ライフ）の実現 ········ 130

5. 高度消費社会論 ·························· 130

6. ライフスタイルとライフコース ················ 133

A. ライフスタイル ·························· 133

B. ライフサイクルとライフコース ················ 135

C. ライフスタイル・ライフコースの個人化 ············ 137

7. 生活の指標化 ……………………………………………………………………138

第9章　ジェンダー……………………………………………………141
1. ジェンダーとは何か ……………………………………………………142
A. ジェンダーとは ………………………………………………………142
B. ジェンダーとセックス ………………………………………………143
2. 性別分業と性差別 ………………………………………………………144
A. 性別分業の現状と課題 ………………………………………………144
B. 職場環境における性差別と課題 ……………………………………148
3. 現代社会の変化とジェンダー …………………………………………150
A. 子育てとジェンダー …………………………………………………151
B. 介護とジェンダー ……………………………………………………152
4. 男女共同参画社会を目指して …………………………………………153

第10章　都市化と地域社会……………………………………………155
1. 地域社会とコミュニティ ………………………………………………156
A. 地域の概念―「地域社会」という分析視角 ………………………156
B. コミュニティの概念 …………………………………………………157
2. 地域社会と農村 …………………………………………………………159
A. わが国の農業構造の変化 ……………………………………………159
B. わが国の農村振興対策 ………………………………………………160
3. 地域社会と都市 …………………………………………………………162
4. 地域社会の過疎問題 ……………………………………………………164
A. 過疎とは ………………………………………………………………164
B. わが国の過疎対策 ……………………………………………………165
5. 地域社会の集団 …………………………………………………………166

第11章　人口構造と人口問題 ………………………………………169
1. 人口現象と人口研究 ……………………………………………………170
A. 人口概念と人口学の基礎 ……………………………………………170
B. 人口転換理論 …………………………………………………………172
2. 世界の人口問題 …………………………………………………………173
A. 世界人口の急増(人口爆発) …………………………………………173
B. 世界人口の高齢化 ……………………………………………………176

ix

C. 国際人口移動 ·· 177

3. 日本の人口問題 ·· 179
A. 日本の人口転換 ·· 179
B. 人口減少社会へ ·· 180
C. 日本の少子高齢化 ··· 182
D. 地方人口の衰退（国内人口移動）···································· 184

第12章　社会変動と社会運動 ··· 187

1. 社会変動の概念 ··· 188
A. 社会変動とは ·· 188
B. 近代化と社会変動 ··· 188
C. 近代化をめぐる社会学理論 ·· 189

2. 産業化・工業化と社会変動 ·· 190
A. 産業化とは ·· 190
B. 産業化が引き起こす構造変動 ·· 192
C. 高度産業社会の到来 ··· 193

3. 都市化と社会変動 ··· 193
A. 都市化とは ·· 193
B. 都市的生活様式・人間関係 ··· 194
C. 日本の都市化と過疎化 ·· 195

4. 社会運動とは何か ··· 196
A. 社会運動とは ·· 196
B. 社会運動の展開 ··· 197
C. ネットワーキング ·· 199
D. 環境運動 ·· 200

第13章　情報化と国際化 ··· 203

1. 情報化と情報社会 ··· 204
A. 情報社会とは何か ·· 204
B. 日本における情報化の現状 ··· 204
C. 福祉の情報化 ·· 206
D. 情報化のもたらす諸問題 ·· 207

2. メディアとコミュニケーションの変容 ···································· 208
A. メディアとは何か ·· 208
B. インターネットと公共圏 ·· 209

C. 携帯電話と人間関係 ･････････････････････････････････211

3. 国際化と外国人労働者 ･･････････････････････････････212
A. 国際化とグローバル化 ･･････････････････････････212
B. 外国人労働者 ････････････････････････････････212
C. 福祉の国際化 ････････････････････････････････214

第14章　社会問題と社会学 ･････････････････････217

1. 社会問題の構造─社会問題の発生 ･････････････････218
A. 近代社会の誕生と社会問題の発生 ････････････････218
B. 社会問題に対する認識の変遷 ･･･････････････････219

2. 異議申し立てと社会問題 ･･･････････････････････223
A. 人種差別と公民権運動 ･････････････････････････223
B. 諸領域からの異議申し立て ･････････････････････224

3. 家庭内(私的領域)における暴力と権利侵害問題 ･････228
A. 見えにくい家庭内における暴力と虐待問題 ･････････228
B. 女性の権利と子どもの権利の拡大 ････････････････229
C. わが国におけるDVと虐待問題への対応 ･････････229
D. DVと虐待の発生要因と支援 ･･･････････････････231

第15章　社会政策・社会計画・社会福祉 ･･･････235

1. 社会政策と社会福祉 ･･････････････････････････236
A. 社会政策とは ････････････････････････････････236
B. 社会福祉政策とは ････････････････････････････236

2. 社会計画と社会福祉計画 ･････････････････････････238

3. 福祉国家と福祉社会論 ･･･････････････････････････240

4. 福祉社会における福祉専門職 ･････････････････････242
A. 援助の専門化 ････････････････････････････････242
B. 専門的援助の視点 ････････････････････････････244
C. 専門職としての知識と技術 ･････････････････････245

国家試験対策用語集 ･･･････････････････････････････249

索引 ･･269

社会理論と社会システム （30時間）〈シラバスと本書との対応表〉

シラバスの内容　ねらい

- 社会理論による現代社会の捉え方を理解する。
- 生活について理解する。
- 人と社会の関係について理解する。
- 社会問題について理解する。

※社会福祉士に必要な内容となるよう留意すること。

シラバスの内容 含まれるべき事項	想定される教育内容の例		本書との対応
①現代社会の理解	○社会システム	●社会システムの概念、文化・規範、社会意識、産業と職業、社会階級と社会階層、社会指標 ●その他	序章
	○法と社会システム	●法と社会規範 ●法と社会秩序 ●その他	第4章
	○経済と社会システム	●市場の概念 ●交換の概念 ●労働の概念 ●就業形態 ●その他	第5章、第7章
	○社会変動	●社会変動の概念、近代化、産業化、情報化 ●その他	第12章、第13章
	○人口	●人口の概念、人口構造、人口問題、少子高齢化 ●その他	第11章、第7章
	○地域	●地域の概念、コミュニティの概念、都市化と地域社会、過疎化と地域社会、地域社会の集団・組織 ●その他	第10章
	○社会集団及び組織	●社会集団の概念、第一次集団、第二次集団、ゲゼルシャフト、ゲマインシャフト、アソシエーション、組織の概念、官僚制 ●その他	第2章、第6章
②生活の理解	○家族	●家族の概念、家族の変容、家族の構造や形態、家族の機能 ●世帯の概念 ●その他	第3章
	○生活の捉え方	●ライフステージ ●生活時間 ●消費 ●生活様式、ライフスタイル ●生活の質 ●その他	第8章
③人と社会の関係	○社会関係と社会的孤立		第1章
	○社会的行為		第1章
	○社会的役割		第1章
	○社会的ジレンマ		第1章
④社会問題の理解	○社会問題の捉え方	●社会病理、逸脱 ●その他	第14章
	○具体的な社会問題	●差別、貧困、失業、自殺、犯罪、非行、公害、社会的排除、ハラスメント、DV、児童虐待、いじめ、環境破壊 ●その他	第14章、第9章、第1章

注）この対応表は、厚生労働省が発表したシラバスの内容が、本書のどの章・節で扱われているかを示しています。
　　全体にかかわる項目については、「本書との対応」欄にはあげていません。
　　「想定される教育内容の例」で挙げられていない重要項目については、独自の視点で盛り込んであります。目次や索引でご確認ください。

xii

序章 社会学の潮流と社会システム

1
社会学の課題が、何であるかを考える。
そして、社会学の創設期の社会理論に
社会システム論の源流を探る。

2
社会学の展開期の
3人の巨匠（ウェーバー、デュルケム、ジンメル）の
社会理論を学習する。

3
システム思考とは何か、を学習する。

4
システム論を自己の社会学に積極的に取り入れ、
社会システム論を飛躍的に発展させた
パーソンズの社会システム論の内容を探る。

5
社会システム論のキー概念を学ぶ。

6
パーソンズ以後の
ルーマン、ハーバーマス、ギデンズの
社会理論を学ぶ。

1. 社会学の課題と歴史

A. 社会学の課題

[1] 社会理論とは何か

社会理論
social theory

全体社会
total society

社会理論とは何か、という問いに答えることは簡単ではないが、「全体社会」についての理論研究[1]が社会理論である。当然、それは社会現象すべてを扱いえるものでなければならない。

全体社会は、いくつかの部分社会によって構成されると同時に、それらが相互に連関し、さらにさまざまな社会的結合を生み、外部の文化とある程度独立して独自の包括的な文化を有し、一個の社会として意識される社会を指す。

コント
Comte, Auguste
1798 〜 1857
➡ p.255 参照。

前近代社会から近代社会になり、コントたちによって社会学が提唱されて、誕生した。ではなぜこの時期なのか。それは市民社会の成立を担った人びとの社会と個人に対する認識が生まれ始めたからである。そのために、全体社会についての科学的知識の必要性と、コントらの社会学の提唱がマッチングしたのである。その社会的背景には、急速な科学技術の発展があり、生産力の上昇、社会の人口増加、民主化などの進展があり、社会構造の複雑化があった。

「社会学の成立のためには社会が先行していなければならなかった」という名文句がある。社会が存在したことによって、社会研究が行われ、多くの社会理論が生み出された。

[2] 社会学の2つの課題

すべての社会理論は、その社会および時代のおとし子である。なぜなら全体社会を観察・研究する科学者自身が、対象とするその社会の一員であり、自己を対象とする社会から完全に分離して考察することができないからである。そのために科学者の生きた社会・時代の特性が程度の差はあったとしても、自己の理論に反映されている。

このように考えると社会学は、自己言及性の非常に高い科学であるといえよう。逆に、時代や社会から自由になれない科学だともいえる。

規範科学
normative science

社会学の課題は大別して2つある。1つは、規範科学でなければならないこと。これは、社会が社会として構成されるための要件とは何か、そし

て、あるべき社会の秩序のあり方を求め、それを提起していかなければならない、ということである。ゆえに、社会学が誕生したときから社会をどのように捉えるか、その社会の定義の仕方いかんによっては、社会についての認識が異なり、社会秩序のあり方が異なってくる。

2つ目は、社会学の体系性、論理性、抽象性がきちんと整備され、さらに現実問題への対応の科学になっているかが問われる。言い換えれば、社会学は思弁的でなく、現実問題解決に役立つ科学となっているか、である。

B. 社会学の生成と展開

今日、「システム」という言葉は日常的に使用されている。システムは「相互に作用し合う要素の統一された複合体」、または「秩序だって組み立てられた全体」[2]ということができる。ただ単に、ものや要素が集まっている状態をさすものではない。このようにシステムという言葉を使うと機械、組織、そして人間や生物も統一的な理解が可能になる。

そうしたシステムという用語が有する思考方法の源流を、「社会学の父」といわれるコントや、コントの考え方を一部引き継いだイギリスのスペンサーの社会学に探ることが可能かどうか、みてみることにする。

システム
system

スペンサー
Spencer, Herbert
1820 〜 1903

[1] 社会学の生成にみる社会システム論の源流

社会学は、18世紀から19世紀にかけてヨーロッパで誕生した。社会学誕生の社会的背景をみると、この時期にフランスではフランス革命が起こっている。そのため社会秩序は乱れ、社会が混沌としたなかでコントは、新しい社会の新しい社会秩序を形成するために、経済学、法律学などのように社会現象を部分的に考察するそれまでの社会諸科学とは異なり、全体社会の諸現象を扱う「社会学」を提唱した。コントの社会学は社会静学と社会動学に分けられ、社会静学では今日の社会学の用語でいう社会構造（しくみ）を、そして社会動学では社会変動を扱った。「予見せんがために見る」という有名な言葉が残されている。

また、コントは実証精神に基づく社会学を「進歩と秩序」を担うための一科学として位置づけた。

社会有機体という用語もコントは使用しているが、それは単に個々の個人や家族といった構成要素が有機的に結びついて社会全体を形成しているといった程度であり、有機体を諸部分からなるシステムとして概念化し、個と全体との諸々の連関があるといった記述は見当たらない。ゆえに、システム論の源流というには問題を残す[3]。

フランス革命
1789 〜 1799

社会学
sociology

社会静学
social static

社会動学
social dynamics

社会構造
social structure

社会変動
social change

社会有機体（説）
organic concept of society

社会学原理
Principles of sociology

有機体

他方、イギリスでは、18世紀後半に始まった産業革命を経験し、その結果、資本主義における工場制が発展し、生産量は飛躍的に増大した。社会の範囲は広がり、人口は増加し、社会が複雑化するなかで、スペンサーは『社会学原理』の第2部の冒頭で、「社会とは何か」という問いに対して、社会とは有機体であるとしている。さらに「個々人がバラバラならば社会は存在しないが、彼らのあいだにコンスタントな関係があれば社会は実在する。家族や村や町や国家においては、人々のあいだにコンスタントな関係があるから、それらは社会として実在する」[4]という。さらに、社会における個人間の関係は、無機体にはない有機体の特性に類似しているから、社会は有機体であるという。

それでは、社会が有機体に類似している点を挙げてみよう。①有機体にも社会にも成長という現象がある。②有機体には構造と機能の分化があるように、社会にも成長が進むとともに構造と機能の分化が生ずる。③有機体には異なった諸組織や諸器官の間に相互依存の関係があるように、社会にも異なった役割を受け持つ諸集団や諸組織の間に相互依存の関係がある。④有機体には種の進化があって、進化とともに有機体の諸部分間の相互依存関係は強まっていく、というものである。このように、成長・分化・諸部分間の相互依存・進化の4点で有機体と社会は共通していることになる。ゆえにスペンサーは、有機体の原理を人間社会に適用することを考えたのである。

社会システム論
theories of social system

ダーウィン
Darwin, Charles Robert
1809～1882

軍事型社会
militant society

産業型社会
industrial society

このようにスペンサーの有機体論を概観すると、粗雑だが第2次大戦後の「社会システム論」の源流・萌芽とみなすことができ、また、スペンサーは当時学問の最先端で一世を風靡していたダーウィンの進化論の影響を受けたことがわかる。そして社会も生物同様に進化の過程をたどると考えたのであった。その進化の様相の1つが彼によると、社会の「軍事型社会」から「産業型社会」への移行であった。

スペンサーの社会学は、産業革命の洗礼を受けたアメリカにおける社会学の成立にも大きな影響を与えたのであった。

[2] 第二世代の3人の巨匠の社会学

19世紀後半、西ヨーロッパの世界では資本主義体制の確立期に入り、工業化が急速に進み生産力が上昇したが、他方ではさまざまな問題が現れた。それまでのコントやスペンサーに続いたのが、ウェーバー、デュルケム、ジンメルの3人の巨匠の社会学であった。

ウェーバー
Weber, Max
1864～1920

合理性
rationality

ウェーバーは、近代社会の歴史の根底にある理念を「合理性」にみた。経営組織、政治組織、都市、法、そして宗教も段々と合理化されていく姿

を近代化の一般的趨勢（すうせい）として捉えた。

また、ウェーバーは、社会の構成単位が人間の行為にあるとして、国家や協働組合などの概念も、個々人の行為に還元して捉えなければならないとした。なぜなら、社会は人間の行為が具象化したものだと考えたからである。ここでいう行為は、個人の行為ではなく、「社会的行為」である。

デュルケムはウェーバーとは逆に、全体社会の総合認識として、「社会的事実をものとしてとらえる」ことを提唱した。彼は個人にとって外在的な「社会的事実」（法、道徳、金融制度、宗教、認識、制度など）が社会では暗黙のうちに人びとを強制・拘束し、この力はどんな個人にも還元できないとした。個人レベルではなく、個人が集まり別のものになる、すなわち社会レベルで形成されているものを概念化した。

そして、この社会的事実という概念を、集合生活の存在様式と集合的に固定化された行為や思考の様式に分けた。集合生活の存在様式には、地域社会の人口分布、居住形態などが挙げられる。また、集合生活の行為様式には、個々人が強制・拘束の結果として、集合的に固定化された行為・信念・慣習・儀礼などが挙げられる。前者を解剖学的な社会的事実、後者を生理学的な社会的事実とデュルケムは表現した。

デュルケムは『自殺論』で、人が自殺する要因を個人の心理（病気、貧困など）にではなく、個々人の外部から影響を与える社会的事実に求めた。そして自殺は個人が所属する集団の凝集性に反比例し、自殺の動機は多様だが、個人を取り巻く社会関係の状況が自殺を左右するとした。

また、デュルケムは近代化に伴う分業化の進展にも関心を示し、人間関係のあり方が、相互に類似した諸個人が結びついた「機械的連帯」から、異質の諸機能を担った諸個人が分業によって結ばれる「有機的連帯」へと変化する、とした。

分業の進展は過度の個人化をもたらし、アノミーを作り出すと考え、ここに近代社会の根本的な問題を見出した。

このように、デュルケムの提示した社会的事実のなかに、社会学的なシステム論の知的遺産の多くを求めることができる。

巨匠の1人であるジンメルは、「社会は、多数の個人が相互作用に入るところに存在する」という社会観を打ち出し、そして、デュルケム流の社会実在論や社会名目論を批判し、社会認識についての原理的な反省を求めた。

社会実在論では、社会は個人を超えたところにある客観的なものとして捉え、究極的には、個々のものに分解して考えたり、その差異を見出すことはできない、唯一絶対的な統一物であるとする。しかし、ジンメルは、社会を考察する単位は「個々人と、その展開するさまざまな状態および運

社会的行為
social action

デュルケム
Durkheim, Émile
1858 ～ 1917

社会的事実
faits sociau（フ）
social facts

『自殺論』
Les Suicide（フ）

『自殺論』で示された自殺
の4類型
①集団本位的自殺
②個人本位的自殺
③アノミー的自殺
④宿命的自殺

機械的連帯
solidarité mecanique
（フ）
mechanical solidarity

有機的連帯
solidarité organique（フ）
organic solidarity

アノミー
anomie

ジンメル
Simmel, Georg
1858 ～ 1918

社会実在論
social realism

動」として成り立っているにすぎないとして、社会を個々人の加算では説明できないような作用が起きた場合にのみ意味をもってくる観念上の複合体として取り扱うべきだとする。

社会名目論
social nominalism

批判は社会名目論にも及んだ。名目論では、すべての統一状態は、われわれが主観的に付け加えたものであって、客観的な根拠が与えられていない。そして人間個人だけが実体であるという主張である。ゆえに名目論では個人が社会に優越するということになるが、ジンメルは人間個人も究極の実体ではなく、複雑で多様な要因が関連しあって生み出された一種の統一体だとする。さらに社会を「時々刻々と生成される社会」との認識から絶対不変のものはないとして、社会と個人を実体化することに反対した。

そこでジンメルは、社会を機能的に捉えることを提唱した。社会は個人から成り立っているのではなく、「相互作用」を行う複数の個人間の関係から成り立っており、社会を個人と個人との相互作用に分解して考えるのである。このような考え方は、それまでの社会学にはみられなかった。

社会化
Sozialisierung（ド）
socialization

ジンメルは、人びとが相互に関わり合って社会が形成されることを「社会化」と表現した。人と人との相互作用を起こさせるものは、さまざまな要素（感覚的、理念的、あるいは目的や原因など）が含まれているが、しかしそれはジンメルが考える「社会化」ではなく、社会化の質料であり、社会化の内容（または素材）であるとした。それに対し、相互行為そのものはさまざまな質料を実現するための形式（例：①上位と下位―支配者と服従者の関係、②闘争―競技、訴訟、派閥間闘争など、③秘密―社会関係に不可欠、④代表、⑤模倣など）であるという。当然これは抽象化されたものである。ジンメルは社会化の形式を追求することが社会認識の課題であるとした。

2. 社会システムの概念

ウィーナー
Wiener, Norbert
1894〜1964

サイバネティクス
Cybernetics

アシュビー
Ashby, William Ross
1903〜1972

A. システム論と社会システム論

[1] システム論とは何か

パーソンズは、自己の社会理論に積極的にサイバネティクスや一般システム論から学び、取り入れた。

ウィーナーの『サイバネティクス』が出版されたのが1948年、アシュ

ビーの『サイバネティクス入門』が出版されたのは 1956 年である。サイバネティクスは、ウィーナーが創始した通信と制御に関する一般理論であり、アシュビーの「ホメオスタット」はサイバネティクスの理論に依拠する「機械」についての理論である。

　ではなぜ、社会は機械ではないのに、社会学がサイバネティクスから理論的影響を受けたのか。それはウェーバーのところでみたように、社会学が人間行為の目的合理性に関心をよせているのと、サイバネティクスが機械に目標追求的な自動制御装置（ホメオスタット）の働きを持たせることと類似した関係にあること、そして、サイバネティクスが一般システム論と融合したからである。

　一般システム論は、生物学者ベルタランフィによって創始された。一般システム論は、システム概念を中心に古典的な機械論と有機体論を総合して「組織化された複雑性」を扱う学問とされた。社会学が集団や組織の合理的な機能達成に関心を寄せ、一般システム論が生物有機体の目標追求的な制御に関心を寄せているところからパラレルな関係が存在する。そうしたことからサイバネティクスが一般システムと融合されれば、それまでの社会学の社会有機体論と社会機械論の懸案事項であったシステムを環境との関連においてみることができる。それまでの社会有機体論も社会機械論も環境との相互作用をしているという視点に関心がなかった。ということは、両者は無意識のうちに「閉鎖システム」として考えていたのである。むしろ 2 つが融合されれば、システムが環境との間でインプットとアウトプットを交換し合えることになる。これによって「開放システム」して考える道が開けるのである。

　サーモスタットという自己制御装置が現れると、サイバネティクスが機械と生物に共通する原理を追求する学問と見られるようになった。

　自己制御装置ならば、キャノンのホメオスタシスが想起される。これは本来、生物学的に生体に備わったメカニズムである。機械のフィードバックシステムは、情報を外部からインプットして取り込むので「解放システム」とみなすことができる。一方、人体のホメオスタシスは環境（温度）の変化を体で感じ、人体内部の状態（体温）を一定に保つメカニズムである。しかし、ベルタランフィはこの点について「情報に関しては開いているが、エントロピー転移については閉じている」[5]と指摘する。そして熱力学の第二法則によって、エントロピーが減少する方向、すなわちより高度の秩序に向かう方向への変化は、開放システムにおいてのみ可能であるという。

自動制御装置（ホメオスタット）
homeostat

一般システム論
general systems theory（GST）

ベルタランフィ
Bertalanffy, Ludwig von
1901 ～ 1972

自己制御装置（サーモスタット）
thermostat

キャノン
Cannon, Walter Bradford
1871 ～ 1945

ホメオスタシス
homeostasis

エントロピー
entropy

[2] パーソンズの社会システム論

社会システム論を展開する学者は多くいるが、第2次世界大戦後、「社会システム」という概念を携えて、世界の理論社会学の舞台に現れ、その後、社会システム論を社会学の主要な研究方法に飛躍させたのはパーソンズであった。パーソンズの社会システム論の特性を取り上げてみよう。

第1は、社会システムは、行為システムのサブシステムの1つであり、社会システムの構成要素は個々人の行為、なかでも相互行為である[6]。ゆえに社会システム論構築のための分析の単位は、行為、地位と役割、行為者、集合体などが挙げられる。

社会システムの構成要素は、なぜ基本的に相互行為なのか。相互行為は、複数の行為者が何らかの意図や目的によって欲求を充足するために、相互に方向づけられる。そして、互いに相手の行為を予測・期待しながら行為することで成立する。ゆえに行為そのものというよりも相互行為を基本的に対象としたのである。

また、パーソンズの社会システム論では、「役割」という概念が社会システム論構築のための分析単位として使用される。役割という概念は、行為者に社会的に割り当てられた「地位」に相応して期待される行為様式で、具体的な規範とそれに基づいた価値に支えられた「役割期待」が存在する。役割期待に応えられた場合は、仕事に対する自己満足、あるいは周囲の人びとのその人の仕事に対する認知、昇進や賞与といったプラスのサンクションが獲得できる。逆に、役割期待に応えられなかった場合には、逆に負のサンクションが課せられる。

また、役割は人が変わっても内容が変わらなければ社会化することもでき、構成要素も変化しないのでシステムは変化しない。「役割の社会化」は、社会が行為者に対して、あるいはこれからその社会・集団のメンバーとして共同生活や仕事を行うために、社会・集団が個人の身に課したものである。

また、役割は小さな集団の場合でも、大きな集団の場合でも役割分化のパターンは同じである。ゆえに「地位と役割」をセットにして、たとえば家族を分析する場合は個人を、地域社会を分析する場合は個人を含む下位集団を分析するというように、各「集合体」のレベルで使用し、その配分を考えることで対応が可能になる。このような点から役割が固有の単位として使用された。

パーソンズは社会システム分析に、上記以外に親族、階層、政治権力などさまざまな用語を用いて、各レベルの社会システムを分析し、さらに、全体社会として分析・統合しようとした。

第2の特性は、社会システムを考える場合、環境との関係に言及しなければ不十分なので、「環境維持システム」という概念を持ち込んだことである。この概念化に役立つ新しいアイデアは、サイバネティクスと一般システム理論であったが、それ以前からそれに先立つキャノンのホメオスタシス（恒常性維持）の原理に触発されていた。

ホメオスタシスは、高等動物が環境の変化（温度）に応じて体内の状態を恒常的に維持していくメカニズムで、パーソンズにとって、このホメオスタシスが社会システム論を外部の世界に目を向けさせる契機となった。

それまで、システム内部の問題に無意識に終始していたが、人間は動物以上に環境の変化に微妙に対応するために、パーソンズはシステムが環境とは区別される独自性を維持するために、「境界」を張っていると考えた。

パーソンズは、境界維持システムを「システムが環境諸要因の変動に対して一定のパターンの恒常性を維持すること」と定義した。これはシステムの構造が変わっても社会システムが崩壊しても、システムが環境と同化しないように、一定の境界を維持し、システムの均衡を図るために、社会統制のメカニズムを発展させるということを意味する。構造−機能分析の図式では、全体的統一状況に対する部分の役割（貢献）という脈絡で「機能」を考察し、意味づける。そのために、変数のなかでも人間の行為、特に役割としての行為が焦点とされ、その行為が発生し、消滅する動的な過程を分析するために動機づけの諸命題が必要になる。

第3の特性は、AGIL 図式の提唱である。この図式は、パーソンズが、構造−機能分析における機能的要件を分析するために、ベールズとの共同作業で開発したものである[7]。機能的要件は、システム存続・維持にとって満足が必要な前提条件であることを意味する。

この図式は、パーソンズの境界維持の意味を具体的に言い表す手段として活用できる。図式の AGIL は、社会システムの4つの機能的要件をそれぞれが分担するサブシステムである[8]。まず、A は適応（Adaptation）の略で、社会システムが維持されるためには、状況を統制し、手段を提供する作業が必要で、これは社会システムでは経済が担当する。G に目標（Goal）の略で、行動によって充足・達成される目標の設定で、社会システムでは政治が担当する。I は社会的統合（Integration）の略で、社会システムの諸々の単位を調整し、統制する作用であり、法律・慣習・道徳などが受け持つ。L は潜在的緊張処理（Latency）の略で、これは AGI のそれぞれの位相での作用に意味づけをして、変動が生じた場合これに対抗してパターンを維持し、メンバーが自己の欲求を満たせないことで生ずる緊張を他にそらすという2つの側面の機能により、社会システムの均衡を保

環境維持システム
environmental mainte-
nance system

ホメオスタシス（恒常性
維持）
homeostasis

境界
boundary

境界維持システム
boundary-maintaining
system

構造−機能分析
structural-functional
analysis

AGIL 図式
AGIL schema
➡ p.88　図5−1 参照。

機能的要件
functional requisitie

ベールズ
Bales, Robert Freed
1916 ～ 2004

つ働きをする。これは教育や宗教などの文化とパーソナリティが担当する。

第4の特性は、第2と第3が結びつくことによって現れるものである。

それぞれのサブシステムが自ら分担している機能的要件を達成することが境界の維持に役立つのである。さらに、このことにとどまらず、それぞれのサブシステムが境界の外部、言い換えれば、他のサブシステムに機能をアウトプットされれば、逆に、境界の外部のサブシステムにインプットできれば「境界相互交換」が可能になり、それが円滑に行われるようになると「パターンの恒常性の維持」が可能になると同時に「開放システム」へつき進むという新たな展開になる。

境界相互交換
boundary of interchange

［3］ 文化と規範

文化
culture

文化は、多様で包括的な概念である。社会学では、巨視的な区別を行う場合、宗教、道徳、芸術、法や価値をはじめとするさまざまな社会規範を含めて文化として観念化した。そのため多様で包括的な概念となっている。社会学の誕生期では、宗教、経済、そして科学が社会の根底でつながっていたことにも起因している。

パーソンズは、文化の概念を使用するにあたって基本的な論点として、①文化は伝達され、それは1つの遺産ないし社会的伝統をなす、②文化は学習される、③文化は分有される、の3つを示した。要するに文化は、一方では人間の相互行為体系の所産であり、他方ではその決定因の1つになっている[9]ということである。

パーソンズの社会システム論では、社会システムの構成要素である人びとの相互行為もしくは役割が措定され、その行為や役割を通じて社会システムを制御するのが文化的要素（文化と規範）であり、それによって社会システムが安定（均衡）状態になる、といわれている。

文化的要素
cultural element

パーソンズは文化決定論者と非難されるほど文化的要素の制御性を力説する。しかし、パーソンズも認めているように、社会は成長するのであるから文化制御の程度が問題になる。

規範
norm

他方、規範は、行為などの判断・評価、拠り所としての具体的な基準になるもので、価値、慣習、制度、法などが規範と呼ばれる。社会システムにも当然規範が存在する。そのために行為者はそのシステムの規範を学習する必要がある。でないとシステム内の地位に対する役割行為が規範によって評価の対象になり、正負のサンクションが与えられるからである。

サンクション
sanction

また、行為者は、自己の内部から発する欲求をもとに、自分が依拠する価値・規範に従って達成すべき目標を決定し、その目標に向かって行為を行う。一方、社会システム自体も行為者のこのような「規範的」で「目的

的」な特性を有する行為を、システムの維持のために、システムが有する規範を制御装置として働かせることになる。

[4] 社会意識

人びとが所属する集団には何らかの文化や規範が存在する。その集団の成員全員が文化や規範を程度の差はあっても身につけている。でなければ共同生活は成立しない。

社会意識も文化や規範同様、その集団の成員は、程度の差はあっても何らかのその集団に対する意識は存在し、共有している。民族、階級、階層など、集団の存立条件がそれぞれに異なるがゆえに、異なった意識を持つようになる。そういった意識を社会意識という。

デュルケムが「機械的連帯」から「有機的連帯」へという言葉を残した。この言葉は人びとの結合のあり方の違いから連帯の在り方の違いを意味したものだが、所属する社会への意識なしには人びとの連帯はありえない。

社会意識で問題になるのは、それが何によって規定されるか、である。マルクスは「社会的存在が意識を決定する」と述べたが、存在だけが意識を決定するわけではないし、意識だけが存在を決定するわけでもない。しかし、意識の変革が、現実を変革する可能性を大きくしていることは確かである。

社会意識
social consciousness

マルクス
Marx, Karl Heinrich
1818～1883

[5] 産業と職業

第一次産業、第二次産業、第三次産業を含めたものを産業という場合もあれば、家内制手工業（マニュファクチュア）を経て、産業革命を転機として機械制大工業を指し、重工業（生産財生産部門）と軽工業（消費財生産部門）に分ける考え方もある。

近代社会以後、農業社会から産業社会へ移行し、さらに科学技術の発達などもあり、産業社会は機械化され、財やサービスの生産が進んだ。それによって経済成長が進むという過程を示した。

他方、そうした産業化が社会構造の変化をもたらした。その結果、さまざまな社会変動、たとえば①家族変動、②組織変動、③地域社会の変動、④国家の変動、を引き起こした。

その一方、人びとの物質的な側面での生活の豊かさをもたらした。産業構造の変化が、多様な職業を生み出し、職業移動を可能にした。

職業は、「社会と個人を結ぶ結節点」でもあり、職業は、①生計の維持、②役割の実現、③個性の発揮の３要素による人間活動(10)を表すものである。

職業は、社会的地位を規定する指標の１つとされるが、専門的職業のよ

産業
Industry

職業
occupation

帰属意識
identification

社会階級
social class

マルクス主義の社会階級論
social class of Marxism

資本家（ブルジョアジー）
bourgeoisie
bourgeoisie（フ）

労働者（プロレタリアート）
proletariat
Proletariat（ド）

社会階層
social stratification

社会的地位
social status

社会資源
social resources

社会成層
social status

うに自己の専門性によって社会的役割や職責を遂行することで、社会的使命感や職業倫理を育み、ひいては自己実現を可能にする。しかし、今日、職業の価値の広範化や業務のマニュアル化、職場の人間関係、合理化などにより「帰属意識」は希薄化し、職業移動の問題などが増大してきた。

［6］ 社会階級と社会階層

　階級と階層は、社会学の基礎概念中の基礎概念といっていいほどの重要な２つの概念である。１つはマルクス主義の階級論であり、もう１つはアメリカ社会学における階層論の考え方である。私たちが生活する社会をどのように捉えるかで決まる両概念であるといっても過言ではない。

　マルクス主義の社会階級論では、資本制社会における社会階級の発生は、生産手段の所有・非所有に基づく労働力の売買に基づいて起こる。生産手段を所有する者が生産手段を持たない者から労働力を安く買うことによって資本を増強し、一層搾取・被搾取、そして支配と服従などの関係を強め、資本家（ブルジョアジー）として労働者の上に君臨し、特有の資本家意識を持ち、行動するようになる、という捉え方である。

　逆に、生産手段の非所有者は、所有者、言い換えれば資本家に労働力を売って、その代価で生活し、資本家に服従・搾取される労働者（プロレタリアート）である。特有の労働者意識も芽生え行動するという。

　マルクス主義の考え方では、資本家と労働者の２大社会階級（当然その２つの階級の間には自営業主などの旧中間階級やサラリーマンなどの新中間階級は存在するが）は、互いに対立・闘争し、その結果、労働者階級が勝利し、資本主義社会から社会主義社会、そして共産主義社会へと体制変革が起こるという。

　他方、アメリカ社会学で使用される社会階層は、もともとアメリカの社会学者 P. ソローキンが社会階級と区別するために作った用語であり、社会的地位のハイエラーキーで、地位を等しくする者の集まりをいう。このように、社会階層は、社会的地位に基づく概念であり、社会システムにおける社会資源（資産、所得、職業、社会的威信など）の配分に関係する。また、社会階層が上下に積み重なったもの、もしくは特定の社会における階層構造の全体像を社会成層という。

　社会的地位の概念は、次の４つの特徴がある。
①社会的地位は、全体社会だけでなく、家族、学校、企業、行政機関など全体の下位集合体にも存在する。
②社会的地位に配分される社会的資源には、富、権力、威信などがある。
③社会的地位の占有者は、個人、家族、そして特定の集団のいずれの場合

もある。それらの集団が社会的地位を共有している場合は、それぞれの
集団の社会的地位という。

④社会的地位は、それに社会的資源を配分する規範が社会の成員の大部分
によって承認され、その規範を多くの者が内面化し、かつサンクション
が付与されている場合、制度化されている、という。その地位は、それ
自体、社会における希少な社会財である。

また、社会的地位の基本的構成要素には、①勢力、②富力、③技能、④
威信の4つが挙げられる。

勢力
power

富力
money

技能
skill

威信
prestige

これら社会的地位の構成要素は、相互に密接に関係し、これら4つが相
互に関係して社会的地位となっている[11]。

現代産業社会における個人の社会的地位の最上の指標は、「職業」であ
る。地位に伴う権限は社会的富に、富力は職業所得が、また、技能は学歴
が、社会的地位の威信も職業に反映されることが多い。そのために、現代
産業社会では職業移動が重要な課題となっている。

社会階層は、社会システムにおいて特定の様式を示すが、それを階層構
造という。階層構造は、一般にハイアラーキカルな構造をもっている。産
業社会における職業階層によって基礎づけられる。

階層構造
structure of social strata

［7］社会指標

社会システムは、一応でき上がると多少なりとも硬直性が生じる。その
ために、放置しておくと予測できない急激な社会変動が起こり、社会シス
テムに機能障害や社会的緊張が起こり、システムの維持に問題が生じる。
そのために、これまでの経験知に基づき、自覚的で合理的な目標や手段設
定である「社会計画」を立てて、「望ましい社会」システムの状態、ある
いは「計画された社会変動」になるように、それへの準備が求められる。

社会計画を作るには、社会システムの状態を表す一連の統計やそれを体
系化した「社会指標」と呼ばれるものが必要になる。

社会指標
social indicators

社会指標は、「望ましい社会」システムの状態、あるいは、「計画された
社会変動」の達成度を変数で表示する。

この社会指標には、①個人に対する状態・特性を調べて、これを集計し
たもの（生活行動指標：死亡率・高齢化率・進学率など）、②個人にとっ
ては所与のもので、システムの状態を表すもの（生活環境指標：社会福祉
施設定員数・1人当たりの都市公園面積など）の2つがある。

これら2つを組み合わせて社会指標を作成し、数量化して、社会システ
ムの諸活動や社会システムの構成員の生活や福祉の状態を、時系列的・横
断的に明らかにし、社会資源の分配との関係で、その成果がどのようにな

っているかを証明できるようにする必要がある。

　また、人間の行動は価値に左右されるので何らかの価値基準によりモデル化し、現在の社会システムの状態をどう評価するのか、という課題がある。

　また、社会指標は社会計画と一体のものであり、社会計画を実施する行政や団体を制御するシステムの監視や再編も重要な課題である。

　社会指標の開発によって、それまで GNP などの経済指標で、人びとの生活状態を計っていたが、経済指標だけでは「望ましい社会」の評価はできないことが国民に理解され、今日、具体的に人びとの生活状態を計る社会指標の開発が次々に進められている。

B. パーソンズ以後の社会システム論

[1] パーソンズ批判

　パーソンズ以後の社会システム論の構築は、パーソンズ批判によって始まる。その批判は、単なる批判ではなく、パーソンズの社会学の的確な受容のうえに、新たに社会システム論を構築するためである。

　それでは戦後、世界の社会学、システム論に大きな影響を与え続けてきたパーソンズに対する 1960 年代以降の批判は、どのようなものであったか、要約されたものをみてみよう[12]。

①行為論に対する批判は、大別して 2 つある。1 つは、客観主義的傾向への批判であり、社会システム論の構成要素である行為や役割が、客観的であるかのごとく措定されていること。2 つ目は、規範主義的傾向への批判であり、社会システムの存続を説明するために、行為を制御する価値や規範が行為者に共有されていることを前提としていること。

②社会システム論への批判は、パーソンズの社会システム論が文化的要素によるシステムの制御による均衡や秩序重視の理論であること。

　さらにパーソンズ批判は、彼の理論体系を支える現代社会分析、社会理論、方法論にも向けられた。

ルーマン
Luhmann, Niklas
1927 ～ 1998

オートポイエーシス
autopoiesis
➡ p.72 参照。

マトゥラーナ
Maturana, Humberto R.
1928 ～
チリの生理学者。

ヴァレラ
Varela, Francisco J.
1946 ～ 2001

[2] ルーマンの社会システム論

　ルーマンは、パーソンズを批判し、自らの理論構築のために、システム論にオートポイエーシスの概念を導入した。チリの生理学者マトゥラーナとヴァレラによれば、オートポイエーシスとは生命システムが自分で自分を作り出す周期を反復することにより、自律的に秩序が生成される過程のことをいう[13]。ルーマンは、こうした新しい自己組織化といわれるオートポイエーシスの概念を社会システム理論の構築に応用した。

ルーマンによれば、近代社会ではパーソンズのいう強固な価値統一秩序を認めることは不可能である。むしろ人びとの自立性と必然性を備えた行為が互いに関係し、結合し合うならば、そこに社会システムないしは行為システムが成立するという、機能重視の機能−構造主義理論を提唱する。ここで環境はシステムの外側にある。しかもオートポイエーシスの発想によれば、システムは代替不可能ではなく、あるシステムが働きをやめると、それに替わるシステムが発生し、それが機能しなくなったシステムの代替可能なシステムとして機能するのである。このようにシステムの安定性は、パーソンズのいう「〜すべき」という規範的、実体的な構造に基づくのではなく、互いに変化する環境とのかかわりの中で、そのつど実現されるのであり、したがってまた、いくつもの選択肢を持つ可能性の範囲を限定する方法、すなわち等価機能主義に依って立っている。これによりシステムは境界を隔てて環境という外部を持ち、非−システムとしての環境はシステムに可能性として開かれることになる。パーソンズとルーマンの偶有性に対する違いがここにみられる。

しかしルーマンはシステムも環境をも超えた、また両者の外部にあって2つを包括し、それを乗り越えることのできない世界という考え方を想定する。環境はシステムにとって、可能な結合関係が複雑性な関係を発生させる契機として外部にある。しかし世界は環境以上に複雑な外部をもっている。世界を構成する物事の全体をなしている複雑性は、人の受容能力を超えており、したがって処理もできない。そこでシステムがシステムであり続けるためには、複雑性と対立するなかで、どのような選択の計略を立てるべきか考える。これが複雑性の縮減である。

複雑性の縮減によってシステムが作られ、複雑な世界に秩序を与えてシステムを作るのは意味である。意味は意味を生み出す側面（意味を可能にする）と、意味が作用する（意味が可能になる）側面に分けられる(14)。後者の意味は、すでに人びとに共有されているから客観的である。「意味が作用」するとは、意味が秩序を選び取ることで成り立ち、他の可能性を排除し、さらには次の選択を可能にする、ということである。複雑性の縮減の前提となるのは意味である。このように意味やシステムは、主観に準拠することはない。ルーマンは行為システムを「内／外の差異の安定化によって複雑性を縮減するところの諸行為間の意味連関」と定義し、社会システムを「意味の同定化されたシステムであり、社会システムの境界は、物理的性格のものではなくて、意味連関において妥当するものの境界である」(15)としている。このように、ルーマンの社会システム論は、意味を基礎においた行為論とシステム論の統一的把握を目指したのである。

偶有性（コンティンジェンシー）
contingency

複雑性の縮減
Redaktion von Komple-xitat（ド）
reduction of complexity

意味
meaning

序章●社会学の潮流と社会システム｜2 社会システムの概念

[3] ハーバーマスの社会システム論

ハーバーマス
Habermas, Jürgen
1929 〜

　ドイツの哲学者・社会学者であるハーバーマスは、フランクフルト学派第一世代が問題にした道具主義的理性批判に対して、自らの立場を機能主義的理性批判として位置づけた。彼はフランクフルト学派の第二世代の旗手と目されている。

　ハーバーマスは、特に、パーソンズの行為論とシステム論に注目し、自己の行為論を展開した。ハーバーマスの行為論の特徴は、まず、労働（目的合理的行為）と相互行為（コミュニケーション行為）に類型化したことである。次に、労働に注目したのはマルクスであったが、ハーバーマスは相互行為に焦点を当て、社会批判理論の構築に向かった。そして、社会を目的合理的行為が優位するシステムとコミュニケーションが優位するサブシステムないし制度的枠組みに分け[16]、前者を「システム」、後者を「生活世界」と呼んだこと、である。その「システム」は、巨大な自動制御の組織であって、言語によって秩序が形成される「生活世界」は、強制のないコミュニケーションによって構成され、体験される生活領域である。

生活世界
Lebenswelt（ド）
life-world

　ハーバーマスによると、現代社会ではシステムによって生活世界が侵食され、「生活世界の植民地化」が進んでいるという。そこで、ハーバーマスは、社会が存続を維持するための課題、そして、「いかにして社会秩序は可能か」というシステム論的問いかけに対する対応として「システム統合」と「社会統合」という二元論的な概念を対置させた。システム統合は、「複雑な環境に対する制御の必要性に関係したシステムの制御能力及び学習能力を明らかにする基準」であり、社会統合は、「同一性を保証する解釈システム、価値合意、行為規範についての認知によって生み出される社会システムの安定性を明らかにする基準」[17]である。ハーバーマスは、価値・規範的コミュニケーションの場である社会統合の領域が、もっぱら認知基準を基にして遂行されるシステムの制御要求に対し、その限界閾の存在を示すものであり、社会統合を対置することによって、システム理論の内在する批判的根拠を明らかにすることができるとした。

システム統合
Systemintegration（ド）

社会統合
soziale Integration（ド）

　このハーバーマスの二元論図式は、パーソンズの構造 − 機能主義の社会理論と関係づけられており、システム統合は A 機能と G 機能に、社会統合は I 機能と L 機能に対応しているという[18]。

　しかし、社会理論は、システム統合と社会統合のどちらにウエイトを置くかによって、まったく異なったものになる。ハーバーマスのパーソンズ批判もそのウエイトの置き方に向けられた。ハーバーマスは、システム統合と社会統合はあくまで独立的なものであり、社会統合の独自性を主張し、パーソンズがシステム統合にウエイトを置き、主導的になっていることを

批判した。

［4］ ギデンズの社会理論

　20世紀後半の社会学理論の主導者の1人がイギリスのギデンズである。ギデンズは、機能主義に対して批判的で、パーソンズにおける行為者を文化中毒者と批判する。

　ギデンズの社会理論は、一般に「構造化理論」として知られる。構造化理論は構造と主体の関係を論じる社会理論であり、1970年代に明らかにされ、1980年代半ばに体系化が図られた。この構造化理論はギデンズの社会理論全体の中核をなし、基礎理論に該当するものと考えてよい。

　ギデンズの主張する構造化は、社会関係が特定のあり方に収束する過程ではなく、構造と主体とが相互に現れて規定しあう関係を意味しており、構造と行為のあり方を再考したのである。言い換えれば、これまで行為が構造を決定する、または、逆に構造が行為を決定すると考えてきたが、現実はそうではなく、両者は相互に規定しあう関係にあるとみたのである。ギデンズは、これを「構造の二重性」ということで概念化した。この二重性についてギデンズは「構造は実践の再生産の媒体であるとともに帰結でもある。構造的行為主体と社会的実践の構成のなかに同時に入り込んでおり、この構成を生成する契機のなかに『存在』するのである」[19]と述べている。これは構造が行為の前提で行為を規制する場合もあれば、行為できるように可能性を生み出すこともあるということで、構造に依拠した行為の結果、構造は再生産されたり、再構成されたりするのである。

　ではなぜ、構造と行為はこのような関係になるのだろうか。それを支えているのが「再帰性」と呼ばれるものである。人間はいろいろ考え、そして実行するが、それを反省して行為を修正・継続していくことによって構造も存続していく。

　こうした再帰性は、現代社会では人間行為だけでなく、社会のさまざまなレベルで、だんだんと制度化されてきた。そのために、ギデンズは「知識能力」と「言説意識」という概念を新たに用意した[20]。知識能力は、主体が行為をする際のその行為をめぐるさまざまな条件に関する知識と、それを活用する能力一般をいう。また「言説意識」は、行為者によって明示的に把握されている意識をさすが、現代社会においては、こうした知識能力や言説意識がいっそう求められるようになってきたのである。

ギデンズ
Giddens, Anthony
1938 〜

構造化理論
theory of structuration

構造の二重性
duality of structure

再帰性
reflection

知識能力
knowledge capability

言説意識
discursive consciousness

注)

(1) ハーバーマスは、「社会学は社会科学的学問のなかでただ一つだけ，社会全体の問題に関係をもち続けてきた．社会学は，つねに社会の理論でもある」と述べている．ハーバマス，J.著／河上倫逸・フーブリヒト・平井俊彦訳『コミュニケイション的行為の理論』(上)，未來社，1985，p.25.

(2) 平木典子『家族との心理臨床―初心者のために』シリーズ心理臨床セミナー 2，垣内出版，1998，p.76.

(3) 富永健一『行為と社会システムの理論―構造・機能・変動理論をめざして』東京大学出版会，1995，p.104.

(4) 前掲書 (3)，p.106.

(5) ベルタランフィ，L. V. 著／長野敬・太田邦昌訳『一般システム理論―その基礎・発展・応用』みすず書房，1973，p.45.

(6) パーソンズ，T. 著／佐藤勉訳『社会体系論』青木書店，1974，p.23.

(7) Persons, T., Bales, R. F. & Shils, E. A., *Working papers in the theory of action*, Free Press, 1953.

(8) パーソンズ，T. 著／富永健一訳『経済と社会（第1）』岩波現代叢書，1958，pp.72-108.

(9) パーソンズ，T. 著／佐藤勉訳『社会体系論』現代社会学大系 14，青木書店，1974，pp.20-21.

(10) 齊藤幹雄「職業労働の新波動」安藤喜久雄編『企業社会の構図』学文社，2000，p.164 で尾高邦雄の職業の位置づけを参照し，職業の意味を考察.

(11) 直居優「社会階層」富永健一・塩原勉編『社会学原論』社会学セミナー 1，有斐閣，1975，pp.279-280.

(12) 友枝敏雄『モダンの終焉と秩序形成』有斐閣，1998，p.117.

(13) マトゥラーナ，H. R. & ヴァレラ，F. J. 著／河本英夫訳『オートポイエーシス―生命システムとは何か』国文社，1991，pp.235-236.

(14) 前掲書 (12)，p.119.

(15) ハーバーマス，J. & ルーマン，N. 著／佐藤嘉一他訳『批判理論と社会システム理論―ハーバーマス＝ルーマン論争（上）』木鐸社，1984，pp.8-12.

(16) ハーバマス，J. 著／長谷川宏・北原章子訳『イデオロギーとしての技術と学問』紀伊国屋書店，1970，p.6.

(17) Habermas, J., "Geschichte und Evolution", *Geschichte und Gesellschaft*, vol.2, 1976, p.330.

(18) ハーバマス，J. 著／細谷貞雄訳『晩期資本主義における正統化の諸問題』岩波現代選書 29，1979，p.65.

(19) ギデンス，A. 著／友枝敏雄・今田高俊・森重雄訳『社会理論の最前線』ハーベスト社，1989，p.5.

(20) 数土直樹「ギデンズの構造化理論」井上俊・上野千鶴子・大沢真幸・見田宗介・吉見俊哉編『現代社会学の理論と方法』岩波講座現代社会学別巻，1997，pp.222-223.

▌理解を深めるための参考文献

● 新睦人・中野秀一郎『社会システムの考え方―人間社会の知的設計』有斐閣選書，1981.

人間科学の複権がつよく叫ばれるなかで、自然・人間・文化の総体を柔軟に設計することを追求する「社会システム」の考え方の誕生から発展を捉えた。

● 富永健一『行為と社会システムの理論―構造・機能・変動理論をめざして』東京大学出版会，1995.

これまで行為理論と社会システムの形成されてきた学説史的系譜をあとづけ、著者自身の社会学理論を展開した著作。

第1章 日常生活と相互行為

1

人の日常生活は人間「関係の束」の中にある。
「私」にとって、この束を通して他者と
関係することが社会的存在になる。
「関係の束」から開放されて自由であることが、
社会的孤立を招くという逆説を考える。

2

他者を理解することは、
個人と社会の関係を理解することでもある。
ウェーバーを初発とする社会行為論の
変わり目をたどりながら、
他者を理解する方法を展望してみる。

3

「他者理解」の道具の1つに「役割」という用語がある。
役割が社会構造を組み立てるために使われる
方法と個人が対人関係を切り開く用法とを比較し、
相違点と共通項を考える。

4

個人も集団も、
常に最適の結果を求めるために
合理的に行動しようとするが、
「意図しない結果」という非合理な
結末に終わることがある。
2つの行動が両立しない
社会的ジレンマの仕組みを理解する。

1. 社会関係と社会的孤立

A. 社会関係

　関係という言葉は、1つのことと別なこととの「つながり」を連想させる。人びとの関係に限定してみても、関係はまず個人と他者を結びつける。人間関係にすると二人関係という最小限の単位が、関係を理解する出発点である。二人関係をさらにひろげていくと、家族や学校、企業など、集団関係なくしてそれらの関係性は成り立たない。家族の成立要因である、恋愛、夫婦、親子、きょうだい、という言葉は、暗黙のうちに恋愛関係、夫婦関係、親子関係、きょうだい関係などといいかえることができる。関係はそれほど自明であり、省略して用いられて了解もされる。さて、これらの関係は人間と社会を結合する、お互いに行動を拘束しあうシステムでもある。家族内の行動は、民法の婚姻や相続に定めがあるように規則のもとで制限されている。同じように学校は校則、企業は就業規則のもとで行動が制限されている。このように自己と他者が拘束し合い、その関係が安定的で継続的に行われている状態を社会関係という。

　社会関係は規則に制限された静的関係であるが、関係は経過とともに幾種類かに動的に変化し展開する。この経過は社会過程といわれる。たとえば目標達成という観点からの二人関係には、互いに肯定的に促進し合う社会過程として結合（関係）がある。また一方が他方よりも優越的な地位に立つことで相手を従属関係に置く支配（関係）、経済財の獲得や思想などの価値をめぐって互いに対立して、相手に否定的な行為をくだし合う闘争（関係）などが社会過程における合理的モデルとして挙げられる。

B. 社会的孤立

　社会関係は、肯定を促進し合うばかりでなく、闘争にみられるような敵意や攻撃という否定的な行為も含まれる。このような行為は結合に対して分離といわれる。分離は反対や対立といった行為と同義語である。社会関係から分離が促進されると、孤立という状態が生ずる。三人関係において、2人の親密の量が高まればたかまるほど、残された1人はコミュケーションの回路を断たれ孤立を深める。孤立する側は、2人の親密度の高さに排

二人関係
親密性を特色とするが、時間の経過とともに陳腐となり、終焉を表象する関係。下記の「結合」と「分離」を参照。

社会関係
social relation/soziale Beziehung（ド）

社会過程
social process/sozialer Prozess（ド）

結合
association/Verbindung（ド）
結合と分離は社会関係を基礎づける2つである。

分離
dissociation/Trennung（ド）

孤立
isolation

三人関係

斥という関係で拘束されている。このように孤立は社会関係によって生ずるから、社会的孤立という。

社会的孤立は、社会の多数に支持されている価値に対して、少数派ゆえに発生する状態である。誰もがいつまでも健康で生きることを願う社会では、平均寿命を超える長寿は異常であっても、生きていく上での理想や価値として受容される。しかし健康は心身の若さや成長に象徴されるので、若さが正常と認知されれば、正常を維持するために異常という領域が必要となる。ちなみに、老人虐待の種類が身体的虐待、性的虐待、金銭的・物質的虐待、言動的虐待、心理的虐待などに分類されるが、このような現象は、本家筋を中心として血縁集団を統率する家父長制の強権よりは、産業化の進展に伴って増加した夫婦家族の中に占める老人の衰退した地位を示している。若年層がこれから迎える長寿を歓迎しても、現実の老い＝死を受容することは容易ではない。「若さ」という正常が維持されるためには、その外部に逸脱した「老い」という排斥する領域をつくりださなければならない。この領域は否定的な個人の自立であり、これに類する子どもの虐待、いじめ、差別など、社会的排除によって生まれる。

かつて血縁や地縁、あるいは日本的経営にみられた職縁などは、個人が人生において出会う好機や危機、ジレンマの解決に力を貸し、克服する意味を供給し、道を開いてくれた。しかし、現代社会ではそれらの集団は解決機能を失ってしまうほど変容し、個人が危機に気づき、その意味を解釈し、対処していかなければならない社会となっている。こうして社会が中心を失った現在、個人も自分を語る言説の根拠を失ってしまい、不確かな中を生きていかなければならなくなった。

たとえば貧困を生みだす原因は失業である。失業者がそのままの状態でいると、雇用者から選ばれて仕事に就くことはなく、自発的に誰とも関係を持とうとしなければ、その状態を拒否する人は誰もいない。失業において孤立とは、こうした条件が揃っていることをいう。しかし任意に自分が孤立を選択したのでなければ、その原因は社会構造にあるとみなければならない。若者や高齢者、単身世帯、疾患を抱えている人たちは、社会的孤立と背中合わせとなっている。とはいえ、グローバル化の進行により個人をとりまく家族、地域社会、国家などが流動化し自己の枠組が解体した中に個人化を位置づけるならば、常に再帰性が要求される社会においても、孤立は社会的拘束から自由ではなく、むしろ社会関係が最も希薄な状態にあるということができる。

社会的孤立
social isolation

社会的排除
social exclusion

日本的経営
Japanese style management
終身雇用制度、年功序列型賃金制度、企業別組合をさしていう。

個人化
individuation

2. 社会的行為（相互行為）と他者理解

A. ウェーバーの社会的行為論

　人の行動は、その人をとりまく文化的かつ社会的条件や、その人の社会的属性に規定されて起こす反応の全体的な過程である。行動は動機によって決定され方向づけられる。その際、行動を目標の追及にさしむける力がはたらく。この力を動機づけといい、動機づけはその人がシンボルを含む記号を手段として「考えられた意味」にしたがって行動を方向づける。これは刺激－反応という観点から行動の法則性を打ちたてる行動主義から区別される行為である。ウェーバーは1人ないしは2人以上の行為者の考えている意味が他の人びとの行動と関係をもち、その過程とこれに左右されるような行為、そして他の人びとの過去や現在の行動あるいは未来に予測される行動へ向けられる行為を社会的行為と定義した。

　行為は、観察者からみて動機を解明し、理解できる側面がある。動機の理解とは、行為者の考えている意味連関を観察者が解釈することである。ウェーバーによれば、観察者にとって、複雑で多様な行為の解明にあたってまず設定できる動機とその経過は、効率的な手段で目的を達成する合理的動機である。合理的動機に基づいて、行為が目的達成にとって適合的な手段に志向してなされるとき、目的合理的行為という。次に結果を度外視した行為自体が、倫理的、美的、宗教的などの価値に意識的に志向してなされるとき、その行為を価値合理的行為という。この行為は、固有の価値と行為者の自足性をもつので合理性が認められる。感動や感情に動かされ、現実の気持ちを充足させる行為を感情的行為という。この行為は、身についた習慣によって規定される伝統的行為とともに合理性に欠けるので、理解社会学では軽視されがちな行為であった。しかし最近の社会学の分析において重要度を増している。これらの行為は理念型として分類されており、ウェーバーの社会行為の四類型という。

　社会的行為の定義は行為者を固定して説明しているが、行為者の意味が相手に志向しているので、相手の立場からみると同じことがいえる。すなわち社会的行為は相互行為ないしは社会的相互作用とみなすことができる。相互行為は言語とその発生的な形態（身振り）すなわちシンボルを通して、理解し合うので、過程的かつ動態的行動である。

行為
action
行為の本質はこのように選択性にある。

ウェーバー
Weber, Max
1864～1920

社会的行為
social action

意味連関
Sinnzusammenhang（ド）
行為者が自分の行為に主観的に結びつけた意味の脈絡。

目的合理的行為
zweckrationales Handeln（ド）

価値合理的行為
Wertrational Handeln（ド）

感情的行為
affektuelles Hndeln（ド）

伝統的行為
traditionales Hndeln（ド）

理解社会学
verstehende Soziologie（ド）

理念型
Idealtypus（ド）

社会行為の四類型
（行為類型）type of action

B. パーソンズの行為論

パーソンズの行為論は、主観的意味を重視したウェーバーの立場を受け継いでいる。パーソンズにとって、行為の核心もまた目的-手段の図式にある。この原型が功利主義から導かれる。個々人の欲求の追及は個々人によってランダムである。その際、最大の効用を最小のコストで、という考えで個々人が情熱によってつき動かされ、欲求を実現させようとすれば、理性は願望を実現するための手段にすぎなくなり、願望はつねに対立や葛藤状態におかれる。願望の獲得には権力が必要であり、権力は暴力と詐術で他者を従属させることができるが、それは他者を否定して成り立つという逆説を伴っている。パーソンズはこうした戦争状態にある「ホッブズ的問題」を解決するために、相互行為の制度的統合を提唱する。相互行為において、自分と相手はお互いに未来の行動について予期している。予期、すなわち期待は肯定と否定の両方を含む。パーソンズが、期待は規範に志向しているというとき、相互行為は互いに予期している行動が異なっているにもかかわらず、相手の行為に依存しあって成立している。このダブル・コンティンジェンシーにおかれている自分と相手は、コミュニケーションを可能にするシンボル体系の秩序と、期待の規範的側面に対する自分と相手の動機志向の相互性に関する秩序によって安定性を保っている。このように行為がホッブズ的問題を解決するために、行為者の能動的な努力を必要とする主観的・理念的な選択過程である、と想定する行為理論を、パーソンズは主意主義的行為理論といった。この行為理論はウェーバーの理念主義とデュルケムの実証主義を統合する試みであった。

その後パーソンズは主意主義的行為理論と文化システムおよび社会システムの統合を構想し、行為の準拠枠から導き出した動機志向と価値志向を組み合わせた二者択一を行為の所与の選択基準とした。これをパターン変数と呼び、二者択一は次の5つのモデルに分類される。行為者は、①感情性-感情中立性：行為者の欲求の即時的な満足に優位を与えるか、規律を優先させて充足を遅らせるかどうか、②自己志向-集合志向：私的利益を優先させるか、社会システムの利益を優先させるか、③個別主義-普遍主義：認知的価値基準か鑑賞的価値基準のどちらを優先させるか、④限定性-無限定性：対象の部分的側面に関心をもつか、あるいは全体に関心を広げて行為するか、⑤帰属本位-業績本位：他者の年齢、性別、容姿などの属性を重視するか、それとも他者の達成した業績を重視するか、という二者択一を通して社会関係を結んでいるとみなしたのである。

後に現実社会を分析するために提唱された機能的要件の図式である

パーソンズ
Parsons, Talcott
1902 ～ 1979

功利主義
utilitarianism
人間の行為の善悪をそれが功利をもたらすか否かによって判断する倫理学説。あらゆる行為が幸福（あるいは快楽）をもたらすか、不幸（あるいは苦痛）をもたらすかによって、それの善悪を判定する立場。しかし、「誰に対して」幸福をもたらすか、幸福とは何かについて種々の相違がある。

ホッブズ的問題
Hobbes problem
「万人の万人に対する戦い」という状態。

動機志向
motivational orientation

主意主義的行為理論
voluntaristic theory of action

デュルケム
Durkheim, Émile
1858 ～ 1917

実証主義
positivism

行為の準拠枠
action frame of reference

価値志向
value orientation
行為が行為者に内在する動機志向に方向づけられると同時に、価値基準（文化的価値）によってコントロールされてもいるということ。

パターン変数
pattern variable

AGIL 図式
AGIL-schema

社会的事実
fait social (social fact)

創発特性
emergent property

AGIL 図式は、たとえば A をさらに agil で分析するという分類図式を用いてシステムを構築した。このようにシステム別に細分化された諸要素は、システム全体と相互に関連した集合的な特性をもっている。それはデュルケムが個人の意識の外部にある行動様式、思考様式、感覚様式が、集団や社会を通して強制するはたらきを社会的事実と定義したことと類似している。このように諸要素が集合して全体をつくる場合に、新たな特性が出現し、それが全体に付け加えられることを創発特性という。

C. シュッツの行為論

シュッツ
Shutz, Alfred
1899 ～ 1959

フッサール
Husserl, Edmunt
1859 ～ 1938

現象学
phenomenology

日常の生活世界
world of everyday life
「生活世界」ともいう。

間（相互）主観性
intersubjectivity
共同主観性ともいう。

他者理解
understanding of others

シュッツはフッサールの現象学とウェーバーの理解社会学に学びながら、「理解」は日常生活世界において、常識的な知識が多くの点で社会化されているから可能になると説いた。それは第1に相互行為者が立場を変えても同じ視野をもって世界を経験すること、第2に常識的な知識は発生的に社会化されていること、第3は常識的な知識は社会的に配分されているという意味で社会化されていることである。つまり世界の局面に対して個人ごとにさまざまに対応しているということである。こうした常識的経験が「理解」というものである。「理解」するということは、自分も他人も確かに存在し、自分と同じように意見をもち、世界をもっていると想定しながら、思考し、行為しているということである。シュッツは、このような世界は間主観性によって成り立つといった。次に日常の常識的な思考を第一次レベル、科学的な構成概念を第二次レベルにわけ、観察者は日常の実践的な関心に支配される第一次レベルが行為者自らの生活史に規定され、シュッツ方法は第一次レベルまで観察者がおりていき、その世界を行為者の視点にたって記述を試みるのである。第二次レベルで観察者の生活史から理念型を構成するのである。

ウェーバーの行為論は時間を前提としている。シュッツによれば、行為者は行為中の自分を見ることはできない。しかし相手を見て理解することはできる。その際、動機は将来の出来事に対する行為を方向づける目的動機と、過去の出来事にさかのぼって行為の諸経験から導かれる理由動機をウェーバーは区別していないとシュッツは指摘する。

相互行為を対面的場面に限定して設定するとき、自我の解釈には私の時間の流れが連続的に完全に前もって与えられているのに対して、他者理解には他者の時間の流れが非連続的に分節されるために前もって与えられず、解釈のパースペクティブにおいてのみ与えられている。すなわち、他者の心を認識することは、常に疑わしさを伴うのである。対面的関係において

は、生活世界の常識的な手持ちの知識を活性化させてコミュニケーションを取結んでいる。そして人びとは労働の世界を社会的現実の基軸にすえ、娯楽や休息や幻想の世界、教養や宗教や夢の世界など独自の意味の世界を生きている。この基軸にすえられた現実は、至高の現実といわれる。このようにさまざまな領域が日常生活の現実として直接的に肯定され、解釈されることを多元的現実という。

手持ちの知識
knowledge at hand

至高の現実
paramount reality

多元的現実
multiple reality

D. エスノメソドロジーと会話分析

エスノメソドロジーの命名者であるガーフィンケルは、シュッツの現象学的社会学や言語哲学に依拠し、素朴に確信されている共有された価値によって成立する生活世界や社会秩序の深層を探求する方法を試みた。その手段の鍵は文脈状況表示性と文脈状況再帰性である。エスノメソドロジーの特色は、第1に、明確な言語概念や言葉の定義はないということである。意味は、発話行為の文脈と意味を語る意図や目的、状況など他の言葉との関係で発生するからである。つまり、文脈次第で意味の構成要素は異なった発話によってあらわされることもある。これが文脈状況表示性である。次に生活世界や社会秩序は現実に実体として存在するのではなく、記号を通した現実としてあらわれる。これが文脈状況再帰性である。つまり自明的に現実があるのではなく、現実は会話によって構築されるのである。そのためには日常会話の表現形態を矯正してはならないこと、また観察者は観察する行為者と行動することと、職業的な観察者であることの間に区別を設けてはならないことが自覚されなければならない。すなわち観察者が対象者から客体化されることもあれば、観察者が対象者を客体化することもあるのだ。

エスノメソドロジー
ethnomethodology

会話分析
conventional analysis

ガーフィンケル
Garfinkel, Harold
1917 ～ 2011

文脈状況表示性
indexicality

文脈状況再帰性
reflexivity

E. 象徴的相互作用論

象徴的相互作用論はブルーマーがミードの行為論を継承し、発展させた。ミードの行為論の核心には、反省作用がある。反省は、一方から放たれたモノがもとに戻ってくるとイメージされる。他者とコミュニケーションする自己には、その内容を他者に伝えて反応を引き起こすと同時に自己にもその内容を向け、自己を対象化する。自己は一方で行為の主体となり、他方で行為の客体となる。ミードは自己の客体の側面を「me」、主体の側面を「I」といった。行為者が他者とコミュニケーションをとる場合、伝えた内容を自分に向けたまま、相手の反応をうかがい、戻ってきた反応に遅

象徴的相互作用論
symbolic interactionism

ブルーマー
Blumer, Herbert George
1900 ～ 1987

ミード
Mead, George Herbert
1863 ～ 1931

反省作用
reflection

me と I
I and me

25

有意味シンボル
significant symbol

れて自分の反応を示す。身振りを交えながら行われる日常のなにげない会話においても、有意味シンボルを通して行われているのである。「I」は「me」が安定しているときは表面に現れないが、相手との対立や闘争というような不安定なコミュニケーションにおかれると、問題解決にあたり、新しい関係を築く可能性を潜在させている。このような「I」の可能性をミードは創発性といった。

　ブルーマーはミードの自己の２つの側面のうち、「I」を強調した。その行為論は次の３点に要約される。

①人間は対象が自分に対してもつ意味にのっとって、その対象に対して行為する。

②対象の意味は意味の検討相互作用から発生する。

③意味は、個人が自分に出会ったものごとに対処する中で、個人が用いる解釈の過程に扱われたり処理されたりする。

　意味は相互作用の社会的文脈、すなわち社会状況と行為の方向において発生し形成されるので社会的産物である。また、行為者にとって意味形成の過程は意味解釈の過程でもある。行為者は内面で意味を検討し、分類し、変形し、さらに未決するからである。象徴的相互作用論は、行為者は対象へ意味を付与し、そして意味解釈を繰り返すので、意味を流動的であるとみなす。そのことは行為者からすれば、社会は相互作用を通して常に変化しているため、意味の付与と解釈をもとにして行為を構成し、再構成していくのである。

役割理論
role theory

リントン
Linton, Ralph
1893 ～ 1953

地位
status

帰属的地位
ascribed status
性別、年齢、人種、誕生と同時に、また一定の年齢に達したときに個人に帰属する地位。

達成的地位
achieved status
個人の努力や競争によって獲得された地位。

マートン
Merton, Robert King
1910 ～ 2003

3. 社会的役割

A. 役割と社会構造

　役割理論の１つは、リントンが行為の理想的なパターンを定義するために、地位と役割をセットで提起したことである。役割は地位に従属しているから、社会や集団によって期待される行為のパターンを意味する。リントンによれば帰属的地位と達成的地位のそれぞれに対応する役割があるという。またパーソンズは義務と関連した位置的な側面としての地位と、行為者の関係で相互にどのようにふるまっているかという側面を役割と定義した。マートンらは地位が客観的位置を占めているのに対して、役割は主

観的なものであることを指摘し、役割概念の精度を高めた。

社会福祉士という地位と役割は「社会福祉及び介護福祉士法」で規定されている。社会福祉士が職場で期待されている行動は、地位に規定された役割期待である。役割は演劇的アプローチに類似しているために、職場で他の職種との関連で配属先が決定し、（役割配分）、役割は職種によって区分されていても（役割分化）相互に依存しており、職場を構成している多様な職種や、介護を必要とする人たちに応じて役割を期待されている（役割セット）。しかし期待されている役割を実現しようとする（役割遂行）ものの、処理しきれないような相互に矛盾した期待が職場の客観的枠組みと法的規範の中にある場合に葛藤する（役割葛藤）。

社会システム論からみた役割理論は、行為を役割期待に当てはめようとするあまり、行為を規範とサンクションで逸脱を防止し、行為の理想的なパターンを提示している。ダーレンドルフはこのような地位と役割の形象的説明をホモ・ソシオロジクスといった。しかし与えられた役割を演ずることを強制された場合、役割の内容が自分の主観と一致しなくてもそれを演じなければならない（役割演技）。このように役割葛藤や役割演技は役割期待と矛盾する。

役割期待
role expectation

役割遂行
role performance

役割葛藤
role conflict

ダーレンドルフ
Dahrendorf, Ralf
1929 ～ 2009

ホモ・ソシオロジクス
homo sociologicus（ラ）

役割演技
role playing

B. 役割と対人関係

ミードは、クーリーの鏡像自我を批判的に継承し、子どもがままごとのような「ごっこ」の遊びを通して社会的存在になる過程を明らかにした。ままごとでは、子どもたちが配分された役割を演ずる。父親の役割を分担する子どもは、勤め先に行って働く役割、家族のために収入を得てくる役割などのような、日常生活で記憶している父親の世界を取り入れて父親を演ずる。これがミードのいう役割取得であり、役割取得は、野球やサッカーなどのスポーツのようなゲームの段階で、さらに規範性と認知性が強調される。こうして子どもはその成長過程で、父親のみならず、人びとが日常生活をどのように生きているかがわかるようになる（一般化された他者の取得）。

このように役割演技という用語からもわかるように、われわれの行為は多少なりとも演技の性質を帯びていることがわかる。ゴッフマンは社会的相互行為を舞台で演じられる劇にみたて、その状況の相互行為を演技（パフォーマンス）に、状況にいる他者を観客（オーディエンス）にたとえる。パフォーマーは自己の統制や操作を通して、観客に与える自己を印象操作するのである。印象操作は、就職活動の面接官をオーディエンスにして、

クーリー
Cooley, Charles Horton
1864 ～ 1929

鏡像自我
looking-glass self

「ごっこ」の遊び
playing

役割取得
role taking

ゲーム
game

一般化された他者
generalized others

ゴッフマン
Goffman, Erving
1922 ～ 1982

オーディエンス
audience

パフォーマー
performer

印象操作
impression management

パフォーマーである「私」が、相手にできるだけ良い印象を与えること、また考え方が一貫していることを主張すること、それでいて面接官に敬意を表する学生の1人にすぎない謙虚な姿勢をもって両者の秩序を崩さないことなどにみられる。ここで「私」は俳優のように演技（パフォーマンス）をしており、面接官に対する一つひとつの対応は演出法（ドラマトゥルギー）にあたる。ゴッフマンはこのような社会的相互行為を演劇論的アプローチといった。この方法は役割を演じながら、1つの役割に収まりきらない自分を表現して見せる技法でもある。たとえば勤務中の仕事熱心な介護福祉士が、仕事を継続しながら、同僚と仕事と関係のない冗談をいったり、自分の悩みを打ち明けたり、と普段は見せない性格を見せることがある。ゴッフマンは役割遂行をしながら、ちょっとのぞかせるホンネの部分で自分の世界を呈示することを役割距離といった。また彼は呈示される自己と隠されている自己が分裂し、演出によって呈示される自己こそが本当の自己である、というリアリティの変容を指摘したのであった。

ドラマトゥルギー
dramaturgy

演劇論的アプローチ
dramaturgical approach

役割距離
role distance

C. ギデンズの行為と構造

　ここまで、行為よりも構造や機能が優先するパーソンズを始めとする客観主義的な考え方と、現象学やエスノメソドロジーおよび象徴的相互作用、ゴッフマンなど、構造よりも行為を優位とする主観主義的な立場に触れ、それぞれの系列から役割理論をみてきた。

ギデンズ
Giddens, Anthony
1938 ～

　ギデンズは、これら2つの社会理論の限界を指摘し、それを克服する方法を目指した。1つは時間を前提としながら、行為者は社会的活動するときに絶えず意図をもち、順を追って行為するのではなく、行為者が表現する手段を通して、常に再創造されるとするものである。つまり行為とは、何かをするたびに意図をもって行為の内容に優先権を与えるものではなく、基本的に何かを成し遂げる能力のことである。これにより、行為者に固有の知識能力に伴う反省的形式が、社会的慣習の再帰的秩序化に深く関与する。こうして行為が生産と再生産を繰り返すときに、規則と資源すなわち構造が行為の再生産の手段になる。この命題を構造の二重性という。

再帰性
reflexivity

構造の二重性
duality of structure

　パーソンズが社会構造の維持の側面に重点を置き、役割遂行が構造維持のために拘束されているとする考え方に対して、ギデンズは、行為の生産（可能性）と再生産という構造の変動を対置する。一方で、主観主義的立場に対しては制度の拘束性とされながらも構造を変革する可能性をもつとする。両者のうちのどちらが有力な理論かについてというよりも、相互の重なる理論の部分を明らかにしたといえる。

4. 合理的選択理論と社会的ジレンマ

A. 合理的選択理論

　合理的選択理論は、第1に制約条件のもとにある人びとの動機に私利私欲を認め、そのために合理的な計算と意思決定に基づいて選択する行為と、第2に選択された行為が集まるとどのような社会状態に帰結するかという理論である。行為者の主観的な合理性は、行為者が選択されたものであるならば、すべて合理的である。私利私欲に基づく行為がすべて利己的であるとは限らないが、ここでは私利私欲を追求する個人的合理性が社会的合理性と乖離し、望ましくない社会状態に帰結する社会的ジレンマについてみていこう。

合理的選択理論
rational choice theory

社会的ジレンマ
social dilemma

B. 囚人のジレンマ

　図1-1 は、ゲーム理論のうち、非ゼロ‐サムの2人ゲームの代表的な例である「囚人のジレンマ」である。

　数字を刑期とし、共犯の囚人 A と B がともに黙秘すれば8年、自白すれば10年である。また囚人 A が自白した場合、黙秘する B は15年、囚人 B が自白すると黙秘する A は15年となる。ここで①囚人は自分の私利私欲に照らして最も都合の良い選択をする。それは自分の刑期が最も短くなる選択の方法である。②囚人は孤立しており、彼らの頼みは自分の利益と利益を導く計算能力である。③囚人たちは独房にいるため、世界と交流する唯一の方法は、独房からの外界の観察と論理的推論と純粋な行動である。④囚人は自分たちで状況（刑期のルール）を変えられない、という前

囚人のジレンマ
prisoner's dilemma

ゲーム理論
本来は現代資本主義を経済主体間の独占競争として捉え、この経済主体間の行動を理論使用したもの。これを利害の対立する諸個人の行動をゲームのプレーヤーの行動と類比させ、数学的定式化をしようとする理論。

図1-1　囚人のジレンマ

囚人 B

		黙秘	自白
囚人 A	黙秘	8年／8年	15年／5年
	自白	5年／15年	10年／10年

出典）パウンドストーン，W. 著／松浦俊輔他訳『囚人のジレンマ』青土社，1995，pp.277-292 より作成．

提がある[1]。囚人のジレンマは②と③の非協力的ゲームとしてあらわれる。逆にいうと②と③が協力ゲームとなる方法を探求することが合理的選択のプラスの面となる。自分だけが自白したときが最も利益が大きく、次に相互に黙秘したときであり、さらに相手が自白し自分が沈黙したときに利益は最低になる。沈黙という合理的な選択をすれば利益は両者にとって最も高いが、互いに自白という合理的選択をすると非合理的に行為した場合よりも利益が低くなる。これがゲームのもたらす社会的ジレンマである。

C. 公共財とフリーライダー

フリーライダー
free rider

オルソン
Olson Jr., Mancur
1932 ～ 1998

公共財
public goods

経済学者のオルソンによれば、政府によって供給される共通の集合的な便益は「公共財」といわれる。この公共財はある集団の誰が消費しても、集団内の誰かが利用できなくなることはない財である。つまり公共財を購入しない人でも、その財の消費の分け前から排除されることはないのである。たとえば国や地方公共団体が建設する公道は、政府なり自治体なりに管理されている。建設後の修理や、拡幅、付け替えといった工事も国や地方公共団体が計画する。しかし市道建設の供給に反対する個人がいるとする。利用する人たちが建設費を払っているにもかかわらず、反対している個人はそれをしない。けれども、特定の人のために公道を建設して、他の消費者がそれを利用できないということはあり得ない（非排除性）ように、反対する個人は建設中の公道はもちろんのこと、それ以外のものも一切利用しないことは不可能である。

非排除性
non-execludability

反対した個人は、他者によって建設された公道を利用せざるを得ないわけであり、費用を支払わずに「ただ乗り」することになる。公共財の供給に参加せずにただ乗りする人をフリーライダーと呼ぶ。合理的選択によって生まれるフリーライダーの存在は、個人の合理的計算が社会の合理性とかけ離れているという意味から、社会的ジレンマとみなすことができる。オルソンによればフリーライダーが多くなると、非排除性の規模も大きくなり集団が成立しなくなる。この解決策は参加者のみに便益を提供することである。オルソンはこれを選択的誘因といった。

選択的誘因
selective incentive

D. コモンズの悲劇

イギリスで1年中またはそのうちの一定期間にわたって共同利用が認められていた土地に、へいがき・へい・壁などの境界標識をめぐらせて共同利用を許さず地主の私有地であることを明示するものをエンクロージャー

といい、それ以外に農民が利用を許された土地をコモンズといった。

のちにコモンズは、生物学者ハーディンが「コモンズの悲劇」を提唱して以来、環境問題において注目されるようになった。コモンズ（共有地）という農地に参入できる牧牛民たちは、所有するすべての牛に共有地の牧草を与えようとする。私利私欲を最優先させると、牧草という共有資源はやがて枯渇してしまう。これが「コモンズの悲劇」である。

わが国でも一定地域（一集落ないし複数の集落）の住民が、所属する村落共同体の規則にしたがって一定の山林原野を共同で収益する慣行を「入会権」といった。

E. マートンと「意図せざる結果」

自分だけのために合理的な選択をした場合（意図）、その行為が望ましくない社会状態に帰結する（結果）ことがしばしば起きる。時間の経過に従って変化していくものと捉えられる、その場の様子やそれによって影響される、そこに身を置く人の条件を「状況」と規定すると、「もしある状況をリアルであると定義（意図）すれば、その状況は結果としてリアルになる」というトマスの公理は、行為の「意図せざる結果」と深く関係している。意図は状況の客観的な特徴に応じて起こす変化だけではなく、自分たちのもつ意味に応じて変化するということでもある。とりわけある状況に意味を与えると、行為やその結果は、状況に与えた意味に規定される。たとえば、健全な経営状態の銀行に支払い不能の噂が立つと、預金者は支払い不能という噂が立ったとたんに預金を引き出そうと銀行に殺到し続けた。経営が健全であるにもかかわらず、噂によって作られた規定や信念、思い込み、決めつけによって個々人が預金を守ろうとした（意図）ことだけが、噂によって預金を引き出すという行為を現実のものとし、銀行は倒産してしまった（結果）。このように最初の誤った規定（意図）が、それに沿った新しい規定を想起させ、その意図が最初の誤った規定をリアルなものとすることを、マートンはトマスの公理に基づいて、予言の自己成就（自己成就的予言）といった。これが「意図せざる結果」の基本にある。

マートンは予言の自己成就は、制度的な規制が緩んだときにのみシステムに作用するという。つまり、行為は変化の可能をもっているということである。このことは、後に意図とシステムが完全に連動しているとはいえない、といったギデンズの構造化理論にもみられる。

コモンズ
commons
共有地ともいう。

ハーディン
Hardin, Garrett
1915 ～ 2003

コモンズの悲劇
tragedy of commons
第 12 章参照。
➡ p.201

入会権
the right of common

マートン, R. K.
Merton, Robert King
1910 ～ 2003

意図せざる結果
unintended consequence

トマスの公理
Thomas theorem

自己成就的予言
self-fulfilling prophecy

構造化理論
Structuration
（ギデンズの造語）

注)
(1) 竹田茂夫『ゲーム理論を読みとく—戦略的理性の批判』ちくま新書502, 2004, p.30.

参考文献

- 新睦人編『新しい社会学のあゆみ』有斐閣, 2006.
- ヴェーバー, M. 著／清水幾太郎訳『社会学の根本概念』岩波文庫, 1972.
- 礫井崧・丸山哲夫・大野道邦・橋下和幸編『社会学の理論』有斐閣, 2000.
- オルソン, M. 著／依田博・森脇俊雅訳『集合行為論—公共財と集団理論』ミネルヴァ書房, 1996.
- ガーフィンケル, H. 他著／山田富秋・好井裕明・山崎敬一編訳『エスノメソドロジー—社会学的思考の解体』せりか書房, 1987.
- ギデンズ, A. 著／門田健一訳『社会の構成』勁草書房, 2015.
- ゴッフマン, E. 著／石黒毅訳『行為と演技—日常生活における自己呈示』誠信書房, 1974.
- ゴッフマン, E. 著／佐藤毅・折橋哲彦訳『出会い—相互行為の社会学』誠信書房, 1985.
- コリンズ, R. 著／友枝敏雄訳者代表『ランドル・コリンズが語る社会学の歴史』有斐閣, 1977.
- ジャクソン, J. A. 編／浦野和彦・坂田正顕・関三雄訳『役割・人間・社会』梓出版, 1985.
- シュッツ, A. 著／ナタンソン, M 編／渡部光・那須壽・西原和久訳『社会的現実の問題』Ⅰ・Ⅱ, マルジュ社, 1983-1985.
- ジンメル, G. 著／居安正訳『社会学』上・下, 白水社, 1994.
- 数理社会学会編『理論と方法』Vol.4, ハーベスト社, 1989.
- 盛山和夫『社会学とは何か—意味世界への探求』ミネルヴァ書房, 2011.
- 竹田茂夫『ゲーム理論を読みとく—戦略的理性の批判』ちくま新書502, 2004.
- パウンドストーン, W. 著／松浦俊輔他訳『囚人のジレンマ』青土社, 1995.
- パーソンズ, T. 著／稲上毅・厚東洋輔・溝部明夫訳『社会的行為の構造』全5巻, 木鐸社, 1976-1989.
- パーソンズ, T. 著／佐藤勉訳『社会体系論』青木書店, 1974.
- マートン, R. K. 著／森東吾他訳『社会理論と社会構造』みすず書房, 1961.
- 宮原泰介編『コモンズをささえるしくみ—レジティマシーの環境社会学』新曜社, 2006.

▌理解を深めるための参考文献

- **ミルズ, C. W. 著／伊奈正人・中村好孝訳『社会学的想像力』筑摩書房, 2017.**
  原著は1959年に刊行された。私たちを取り巻いているつかみどころのないと思わせる「社会」を、個人の抱えているごく私的な問題と社会の重大な争点が結びついていることを想像しながら、社会学的な洞察力を働かせることが社会学的想像力であるとする。この方法は、今なおさまざまな社会現象や問題を取り扱う際に応用されている。
- **坂井豊貴『多数決を疑う—社会的選択理論とは何か』岩波書店, 2015.**
  その結果の正否にかかわらず、多数決の結果は全体の意志である、という擬制をわれわれは当然と見なしている。その典型例が、数値に表れる選挙の多数決である。多数者と少数者という二分を超え、副題にある社会的選択理論を用いて多数決の欠陥を突くところに、本書の意図がある。
- **三上剛史『社会の思考—リスクと監視と個人化』学文社, 2010.**
  21世紀に構想される社会を、副題のリスク、監視、個人化という現代社会学の先端の用語を駆使して論じている。1章ごとに現代社会に通じる過去の社会学の蓄積が解説されていることも理解を助ける。

第2章 社会生活と社会集団

1

本章では、人間と社会集団とのかかわりの諸側面について、
「生活」の視線から概説することを意図している。
社会集団が、人間の持続的な関係様式から
成立していることを明確化し、
とりわけ人格形成に果たす意義と役割について解説する。
そして、社会化の前提として「自己感」の形成と維持とが
深くかかわっていることを明確化する。
さらに、文化と社会集団との関係について説明し、
現代の文化の問題点について触れる。

2

社会集団の類型分類を説明し、
近代社会がコミュニティから派生した
アソシエーション優位の社会へと変動
していることを理解する。

3

現代の人間生活と集団、
組織とのかかわり合いについて考察する。

1. 人と人とが関係し自己を形成・維持する場としての集団

A. 社会関係と集団

[1] 社会的存在としての人間

　人間は、生物学的に群れて生きていく宿命をもっている。したがって、1人で存在しているのではない。そして、人類の歴史を通して幾通りもの人と一緒にいる形態を編み出してきた。つまり、第1章で見てきたように、人と人とは相互のやり取りを通して物事の意味を主観的に共有し、秩序ある行為を生み出すようになった。かくして、りんごは誰が見てもりんごであり、バスに乗るときには順番に並ぶことがマナーであると、誰もが思うようになったのである。

主観的な共有
間主観性と呼ばれる現象。
第1章参照。
➡ p.24

　一定の形態と秩序をもち、継続してやり取りを行う社会関係を、「社会集団」と呼んでいる。人間は、そこに居場所を見出し、社会的に自己を形成し、たとえ1人きりのときでさえ、心の中に誰かの存在を意識しながら生きている。人間は、他の人びとと共に生きていくため、社会的な自己を形成し維持・発展させていく存在となったのである。

社会関係
social relation

　個人の側から見ると、この社会的な自己を発展させていくことが成長であり、個人の人生と社会とを支えているといえるが、現代の精神病理をみると、この社会的な自己を形成し維持していくことがとても危うくなっている状況にあるといえる。本章は、それらの状況を、個人と集団とのかかわり合いという側面から見ていきたい。

現代の精神病理
数十万人にのぼるといわれる社会的ひきこもりの現象、感情や情緒の問題を抱える人たちの様相、うつ病や自殺者の増加など、30年近くの筆者の精神科ソーシャルワーカーとしての経験から見て、明らかに時代の様相は変化している。

[2] 集団の基礎としての社会関係

　人間は、単に集まって生きているだけではなく、他者との間で何らかのやり取りをしながら生活している。このやり取りがある程度持続し、積み重ねられることによって、一定の「つながり」（関係）が成立する。この一定の「つながり」は、お互いに影響を与え、行動を制約しあうようになる。そのような場合、社会学の立場では「社会関係」が成立したと見なされる。

社会学の伝統的考え方
ジンメル（Simmel, G.）以降の考え方。

　この社会関係が、「社会」の実態であるという考え方が社会学の伝統的考え方の1つである。つまり、実態としての「社会」は、「人びと相互がさまざまなしかたで関係・交渉している状態」であり、「それによって彼

の生活や思想や行動を決定されている」状態[1]として体験されるのである。社会のマクロな単位が民族や国家、ミクロな単位が家族や近隣、友人と呼ばれる社会集団である。

[3] 社会関係の諸相と社会集団

人びとの社会関係は、人びとのさまざまな相互作用のパターンによって成り立っている。それらのパターンは、結合関係、ないしは分離関係に分類される。たいていの人間関係は、どれほど親しく親密な関係であっても、結合関係と分離関係という両方の要素を併せもつ関係であり、それらのバランスが個人の人生を複雑で味わい深いものにしている。

また、何らかの勢力の差異があり、相手を規制するような可能性が存在する場合には、平等関係と従属関係とが問題となるであろう。上下関係は、さらに支配関係と指導関係とに分類されている。社会集団では、これらの社会関係が、組織化（一定の秩序をもって構造化されていくこと）されており、それぞれの社会集団の特徴を成している。

相互作用
interaction

勢力
power

B. 自己の社会的形成と集団

[1] 所与のものとしての社会

社会には、個人が生まれる以前から、すでに集団やルールや習慣がある。生れたばかりの乳児は、生後、何年もの時間とエネルギーを費やしてそれらに適応し、社会に組み込まれていくことになる。たとえば、赤ちゃんは、家族という集団に組みこまれ、養育者（通常は母親）との間の親密で持続的な相互関係を基盤（愛着）にして自己を形成し、他者と間主観的に物事の意味を共有できるようになる。そして、食物の摂取の仕方や排泄の仕方、欲求のコントロールと充足の仕方、他者との関係のあり方などを、紆余曲折を経て学ぶのである。通常、赤ちゃんが学ぶこれらのルールは、組みこまれた社会における標準的なルール（規範）である。

以上のプロセスは、「社会化」と呼ばれ、自明のこととして語られることが多かった。たとえば、社会化の理論について、クーリーの「鏡に映った自己」や、ミードの「一般化された他者」の概念によって説明されてきた。つまり、他者から評価される自分をみて自己を確認し、一般化された他者の反応を取り入れ内面化することによって社会的な自己を形成するのである。これらのプロセスは、おおむね２歳以降の幼児をイメージして理論化されている。しかし、現代の乳幼児研究によると、社会的自己の形成にかかわるプロセスは、生後間もないころから始まっており、生涯続くプ

親密で持続的な相互関係を基盤（愛着）

間主観性
intersubjectivity

規範
norm

社会化
socialization

クーリー
Cooley, Charles Horton
1864 ～ 1929

鏡に映った自己
looking-glass self

ミード
Mead, George Herbert
1863 ～ 1931

一般化された他者
generalized other

ロセスであることが確認されている。社会的な自己の形成と維持とにかかわる社会集団の影響は、人間の生活にとって従来考えられていた以上のものであると仮定することができる。

[2] 自己の社会的形成の前提要件

最近の乳幼児研究にしたがって、社会的な自己の形成過程をたどってみよう。通常、生まれたばかりの乳児は、母親との二者関係における相互作用を通して自分を認識し、「自分は自分である」という感覚を構成する。この感覚は、「自己感」と呼ばれ、自己と他者についてのパースペクティブを与えてくれる主観的体験であり、「社会化」の前提要件といえる。

スターンによると、発達に沿っていくつかの自己感が構成され、それぞれが生涯にわたって発達し、保持されると考えられている。つまり、生後2ヵ月までの間に体験をさかんにオーガナイズする感覚（新生自己感）が形成され、3〜7ヵ月までに「自分の身体をもちながら、人とともにいるという感覚」（中核自己感）が組織され、1人でいても自分を制御してくれる人とともにある感覚を保持できるようになる。次に、生後8〜9ヵ月までに「自分にも他者にも心がある」（主観的自己感）ことを発見し、間主観性の体験が可能になり、模倣と感情の共有ができるようになる。さらに、生後15〜18ヵ月目、言葉が話せるようになると、自分の体験に基づいた世界認識が形成されると同時に、言葉という新しいコミュニケーション手段を通して、自己と他者とが互いに物事の意味を共有（言語的自己感）できるようになるのである[2]。これら、一連の自己感の形成が、個人と社会との架け橋の基礎になるといえる。

以上が「社会化」の前提となる自己のオーガニゼーションの諸相であるといえるが、スターンの理論を見ると、それらの自己感には2つの特徴がある。第1にこれらの自己のオーガナイズは、乳幼児期において完結するものではなく人間の一生を通して進められること。第2に、それぞれの「自己感」は、親密な人びとの共鳴的な体験を通して喚起され、保持され続けるものであることである。

[3] 自己感の発展と解体

スターンの理論に従うと、乳児は、生後15〜18ヵ月目にようやく社会的に誕生し始めたということができる。その後の社会化のプロセスは、クーリーやミードの説明するとおり、他者と意味を共有することによって、子どもという役割と家族の中の規範を受け入れ、母親との二者関係中心の世界だけではなく、もっと複雑な社会関係の中で自己を位置づけ、家族や

自己感
sense of self

スターン
Stern, Daniel
1934 〜 2012

新生自己感
sense of an emergent
self

中核自己感
sense of a core self

主観的自己感
sense of a subjective
self

言語的自己感
sense of verval self

共鳴的な体験
スターンは、知的過程を含む共感とは異なり、共鳴に近い独立した情動交流法として、情動調律（affect attunement）の重要性を強調している。

社会の一員となるのである。このように、人間は、自己の体験をオーガナイズして何層かの自己感を形成し、そのうちの「言語的自己感」の一部を投入して社会的な自己を形成すると考えることができる。社会的自己を形成した人間の生活は、家庭の枠を超え、近隣の仲間集団から学校、職場へと必然的に拡大する。それらは、役割取得の過程でもある。

しかしながら、スターンによると、幾層にも形成された自己感は、確立されたものというより、そこから始まったといえるものである。したがって、その後の人生の中で、それらを喚起してくれる相手が存在していてこそ、自己感は徐々に確かになっていくのである。社会生活の中の挫折や困難に直面すると、人は孤独になり、共感能力を失ってしまうことがある。親密な関係を基盤とするような集団とのかかわりが、人間の自己感を支えるのであり、人間生活のいつの段階にも必要とされているといえよう。

社会的自己
social self

役割取得
role taking
第1章参照。
➡ p.27

C. 社会集団とは何か

[1] 組織されていない集団（未組織集団）

現代の世界において、人間は巨大な群れを成して生活している。これらの群れには、男性、女性、青年、高齢者、労働力人口などの社会的カテゴリーや統計上の分類、あるいは、何らかの社会的な目的や意思が関係しているが、成立が一時的である場合や組織されていない集合体が含まれている。それらは、群集、公衆、大衆と呼ばれ、未組織集団と呼ばれている。

群集とは、共通な関心をもって一定の場所に一時的に集合した人びとの群れを指している。したがって、その関心が消滅すれば解消する集まりである。火事場のような偶発的な出来事に集まった人びとや、観劇のように明確な目的のために集まった人びとが含まれており、時に非合理的な「群集心理」に走りやすいといわれている。公衆とは、新聞や雑誌などの活字媒体等を通して、社会的に一定の意見をもつことによって結びついている理知的な人びとがイメージされ、世論の担い手となる集合体である。現代の大衆社会の主役として登場した大衆は、マスメディアの受け手として、大量消費の担い手として描かれている。大衆は、思考、趣味、価値観、行動などが画一化し平均化した無定形な人の群れであり、孤独で受動的であり、少数の支配者に操作されやすい存在であると性格づけられている。

群集
crowd/foule（フ）

群集心理
crowd psychology/
psychologie des foule
（フ）
フランスの社会学者ル・ボン（Le Bon）の用語。

公衆
public/public（フ）
フランスの社会学者タルド（Tarde, J. G.）の用語。

大衆
mass
大衆社会論の論者としては、マンハイム（Mannheim, K.）、ミルズ（Mills, C. W.）、フロム（Fromm, E.）、リースマン（Riesman, D.）など多数が存在し、現代社会に対する警鐘を鳴らしている。

[2] 組織された集団（組織集団）

先に述べたように、人間は、集団の中で他者と相互作用を行いながら生活している。集団の構成員の相互作用が持続することで、同一集団の中で、

役割
role

構造化
structuration

組織
organization

組織集団
organized group

生活様式
way of life

幾通りかの社会関係のパターンが生まれ、そこに何らかのルールが生まれてくる。少数の友人関係の中でも、リーダーの地位に伴う役割を取る人と、従う人が暗黙のうちに分化してくるものである。役割とは、他者から期待され、ある程度固定化している態度や行動の単位であり、集団の内部には役割に付随する地位が存在している。たとえば、家族の場合には、明確に役割が分かれており、父親、母親、子ども、夫、妻などの地位が配置されている。企業や官庁などでは、明文化された規則のもとに整然と配置された地位と役割とが存在しており、成員の態度や行動を制約している。

　このような地位と役割の分化を集団の構造化といい、構造化された集団を組織と呼んでいる。構造化の程度には差はあるにしても、何らかの程度で組織化された集団を組織集団と呼んでいる。

[3] 社会集団の要件と多様性

　「社会集団」の要件として、黒川は、「多少とも持続的に直接もしくは間接の接触・交渉が行なわれ、またそれを通じてある一定の結合関係が比較的な安定性をもって保たれているような場合に、われわれはそれらの人びととをもって一箇の社会集団とみなす」と述べ、そのような結合関係からは、「おのずと共通の考え方や感じ方」と「親近感や共属感情」が生まれてくるとしている[3]。一定の組織化された結合関係に加えて、成員が「共属感情」や「われわれ意識」をもっていることが社会集団の要件である。

　現代の生活の中でわれわれが所属する社会集団を見ると、明らかに性格の異なる社会集団が混在していることに気がつくであろう。一方に血縁や地縁を基礎として親密な愛情で結ばれている集団であり、一方では一定の目標を共有し、明文化された規則で構造化された組織体と呼ばれる集団が存在している。それらの両極の集団とのかかわり方如何によって、人生のあり方が決定されているといっても過言ではない。

D. 社会集団と文化

[1] 文化の概念

　ごく単純な「文化」の定義は、その集団に一般的な生活様式であるということができる。先に述べたように、人は身近で親密な社会集団の中で社会化され、その後も所属する集団とのかかわりにおいて、一定の考え方や行動様式を身につけるものである。そのようにして世代から世代へと継承されていったものの総体を文化と呼んでいる。具体的には、言語、衣食住の基本的な形式、流行、習慣、道徳などの規範、技術や技能、芸術、宗教、

社会組織・社会制度などが文化現象として挙げられる。

　文化の影響のおよぶ範囲は、社会集団の規模によって異なるが、文化を
もつことで生活のニーズが満たされ生活を豊かにすると共に、文化はその
集団に属する人びとの生活様式や行動を規制し統制する働きをもっている。
現代社会のように、多数の社会集団が交錯する社会では、多様な文化が存
在するが、有力な集団による文化が支配的になっている。

［2］ 文化とパーソナリティ

　パーソナリティは、人間それぞれの固有の性質や特徴、行動様式を指し
ている。人間は言語を習得すると、自己の体験を組織化することにより、
自分と世界についてのストーリー（物語）を構成する（言語的自己感）。
この物語には、他者との意味の共有によって組織された物語と、自己の独
自の体験によって組織された物語が2つの系列に分かれて発展する。他者
との意味の共有に基づき組織された物語が、「社会的自己」と呼ばれ、パー
ソナリティの中核をなしている。

　社会的な自己は、集団において他者から期待される役割を取得し内面化
することによって組織され形成される。期待される役割とは、基本的な生
活様式や他者との関係パターンを遂行することであり、文化を取り入れる
ことである。文化は、人の社会化のプロセスを通して伝達・継承されるも
のであるといえる。

［3］ 文化的遅滞

　現代社会の問題をオグバーンは、「文化的遅滞」という概念から説明し
ている。オグバーンの提唱した仮説によると、現代社会は、一方において
産業革命以降の科学、技術、産業などの「物質文化」の急速な発展が見ら
れるが、一方では価値、道徳、習慣、教育、政治、宗教などの「非物質文
化」の発展との間に著しいギャップが生じており、統合的であるべき文化
相互間にアンバランスが生じている。そのため、今日の文化は、一方にお
いて友愛、友情、寛大などの伝統的な価値を教えられ、他者との協調の大
切さが説かれながら、一方においては大量生産、大量消費などの物質文化
における人びとの欲望をあおり、人びとを激しい競争に追い込んでいると
いう矛盾を抱えているのである。

　黒川は、以上のようなオグバーンの仮説を紹介しながら、現代社会につ
いて、次のように警告している。

　「さまざまなものの考え方・感じ方が錯雑・対立しているとすれば、そ
れだけに温かい真実の融合は容易に望みがたいであろう。なるほど一応の

パーソナリティ
personality
語源は、ラテン語の「ペ
ルソナ」に由来し、演劇
において役者のかぶる仮
面を意味していた。

自分と世界についてのス
トーリー（物語）
これは、一種の世界観で
ある。肯定的で、受容的
な世界観を発展させる
か、否定的で拒否的な世
界観を発展させるかで、
その人の生き方が左右さ
れるといえる。

オグバーン
Ogburn, William
Fielding
1886 ～ 1959

文化的遅滞
cultural lag

自由はかち得たがしかし、このようにして心の豊かさ、暖かさを失った人々のやがて行きつく先は、ものをもとめ、世俗の利益を求めてやまぬ離合集散の世界である」と[4]。

2. 社会集団の類型

19世紀の終わりから20世紀の前半にかけて、コミュニティとアソシエーションなどに代表される社会集団の分類が試みられた。これらの類型が、産業化に伴う機能集団の増大とその役割が高まっていく中で行われたことに注目したい。社会変動は、現在も進行中であり、その加速度を増している。そのため、これらの類型の背景にある先学の危機感や問題意識を汲み取ることが、ここでの目標である。

機能集団
functional group

A. ゲマインシャフトとゲゼルシャフト

[1] 都市化と人間の結びつき方の変化

1887年にドイツの社会学者、テンニースによって発表された社会関係および社会集団の分類[5]が、ゲマインシャフトとゲゼルシャフトである。

テンニース
Tönnies, Ferdinand
1855〜1936

テンニースは、都市化の進行する19世紀末のドイツ社会に、それまで家族や村落や伝統的な小都市に見られたものとは全く異なる、人間の結びつき方が出現していることに着目し、2種類の結合関係もしくは社会集団の2つの基本形式に分類した。伝統的な結合形式であるゲマインシャフトは、相互の愛情や同情、暗黙の了解に基づく緊密で感情的な結びつき方であり、血縁で結びつく家族や民族、地縁によって結びつく村落、自治共同体、精神的な結びつきとしての教会、小都市などが挙げられている。一方、新たな結合形式であるゲゼルシャフトは、ある特定の目的のために人為的に作り出される人間の結びつき方を意味し、その例として、大都市、国家、世界規模の結びつきを挙げている。

ゲマインシャフト
Gemeinschaft
➡ p.253 参照。

ゲゼルシャフト
Gesellschaft
➡ p.253 参照。

[2]「本質意志」と「選択意志」

また、テンニースは、それぞれの結合形式が人間の意志によってもたらされるものと考えた。彼の人間意志論では、人間の本来的で自然な感情や衝動や欲望が優勢な「本質意志」と、人為的で作為的な思惑が優勢な「選

択意志」とが分類されており、ゲマインシャフトが「本質意志」に基づく「あらゆる分離にもかかわらず結合し続ける」という性質をもつことに対して、ゲゼルシャフトは「選択意志」に基づく「あらゆる結合にもかかわらず分離している」という性質をもっていると述べている。

たとえば、親子の間の愛情は、テンニースによると人間本来の自然な感情であり打算や思惑に優先する。彼は、そこに人間の本来的な欲求である「本質意志」を見出したといえる。それとは逆に、ある特定の目的のために一時的に結びついた人びとは、たとえそこに愛情のやり取りがあったとしても、利害や打算に基づく「選択意志」のほうが優先する。つまり、ゲマインシャフトとゲゼルシャフトは、「本質意志」と「選択意志」のどちらが優勢かによって分類されるのである。

[3] ゲマインシャフトからゲゼルシャフトへ

テンニースによって構想されたゲマインシャフトとゲゼルシャフトの概念は、単に社会関係や社会集団の類型化を意味するだけではなく、社会の歴史的な変動を解明しようとするものであった。すなわち、ゲマインシャフトは、ゲゼルシャフトに先行する存在であり、近代社会をゲマインシャフトからゲゼルシャフトに移行しつつある社会であると捉えているのである。それは、同情や愛に基づく全人的な人間の結びつきが相対的に薄れ、それに代わって利害や打算に基づく部分的な人間の結びつきが幅を利かせてくることを意味する。

テンニースは、このゲマインシャフトからゲゼルシャフトへの移行が人間の意志の発達からみて必然的なものと捉えているが、近代社会や文化の持つゲゼルシャフト的性格に対して、テンニースは批判的・否定的態度を持っていたようである[6]。

B. 第一次集団と第二次集団

[1] 第一次集団

20世紀の初め（1909年）、アメリカのクーリーは、その著書『社会組織論』において、「親しい結びつきと、協力によって特徴付けられる集団」であり、「主として個人の社会性と理想とを形成する上で基本的であるという点において第一次的」な集団を「第一次集団」と命名した。さらに、「それが個人にたいして社会の統一性についての最も初期の、そして最も完全な経験を与える」という意味において第一次的な集団であると述べている。つまり、子どものころに第一次集団によって形成された社会性と理

クーリー
Cooley, Charles Horton
1864 ～ 1929

第一次集団
primary group

想は比較的永続性をもったものであり、後にもっと複雑な社会関係に入るにせよ、それらの影響は防波堤に打ち寄せる波のようにそこにはおよばないと述べている[7]。

クーリーは、第一次集団の具体例として、家族、子どもの遊び仲間、近隣もしくは大人の地域集団を挙げているが、これらの集団は、①顔と顔とをつき合わせた接触、②他の集団より時間的に先行し、愛や同情や正義の感覚など、人間の社会的自己や理想を育てる主要な基盤であり、③一種の「われわれ（we）」という意識をもつなどの特徴をもっている。

顔と顔とをつき合わせた接触
face to face contact

われわれ（we）という意識
we-feeling we-consciousness

[2] 第二次集団

クーリーの提唱した第一次集団の概念に対応して、後のアメリカの社会学者（ヤングなど）によって、第一次集団と対比される「第二次集団」の概念が設定された。第二次集団は、ある目的や利害関係に基づいて人為的に組織された集団を指しており、必ずしも顔と顔を突き合わせた接触ではなく、個人的には知り合わない人たちとの間接的な接触も含まれている。したがって、そこにおける人と人との結びつきは、第一次集団が全人的で親密な結びつきであるのに対して、それぞれの目的や利害に即して、部分的で一時的な結びつきであることが特徴である。

具体的な社会集団としては、学校、企業、組合、政党、国家など、意識的に形成され、公的な規約で結びついている集団である。また、第一次集団がおおむね小規模であるのに対して、相対的に大きな集団である。

ヤング
Young, Kimball
1893 ～ 1973

第二次集団
secondary group

[3] 人間の生活の基礎としての第一次集団

第一次集団のアイデアを創り出したクーリーの主張は、「単純に顔と顔を突き合わすことのできるような集団」が、人間にとっても社会や制度にとっても必要とされる愛情、野心、虚栄、憤怒、英雄崇拝、正義などの情緒や理想を形作り、維持しているという考え方である。すなわち、家族や地域の仲間集団が人間の生活の心理・社会的基礎（思考や行動の基準）を形成し維持しているのであって、「社会の仕組まれた側面」（つまり第二次集団）による影響から、防波堤のように人間を保護しているということができる。そして、家族や仲間と暮らす人間は、いつの時代でも（未開部族でも）本質的には類似しており、「社会の仕組まれた側面」の規模と複雑さが異なるに過ぎないと述べているのである。

クーリーのこのようなアイデアは、20世紀初頭、フロンティアが消滅し、都市化が進行していた当時のアメリカ中西部の社会の変動と人びとの混乱とを時代背景にしていたと考えられる。

C. コミュニティとアソシエーション

[1] コミュニティの概念

　アメリカの社会学者、マッキーバーが1917年に発表した著書[8]の中で試みた分類が、コミュニティとアソシエーションの区分である。コミュニティとは、ある特定の関心だけではなく、生活すべてを包括するような関心の全部を共有する人びととの共同生活が営まれる集団を意味している。つまり、人間が生活するために必要なほとんどの欲求をみたす範囲を包括する集団であって、人びとの生活が、その中でほぼ完結する集団を指している。したがって、コミュニティは、人間の生活に必要な、ほとんどの社会関係を包括しており、ある程度自給自足できる生活の範囲を含む地域を示している。歴史的にみると、自然発生的で、人間の共同生活と共に古く永続するものであり、その始まりを持たないものであるとしている。

　コミュニティが成立するための基礎的要件としては、一定の地域およびコミュニティ感情が挙げられており、そこに属する人びとは、共通の風習、伝統、言葉使いなどの共通性をもっている。コミュニティの具体例としては、村、都市、地方、部族、民族、開拓者居留地などが挙げられる。

[2] コミュニティの組織としてのアソシエーション

　コミュニティの対概念としてのアソシエーションは、1つかあるいはそれ以上の関心を共同して追求するために設立された社会生活の組織であり、明確な社会的一致のもとに一時的か持続的に形成されたものである。マッキーバーによると、アソシエーションとは、コミュニティの生活を基盤とした、その内部の1つの組織であり、1つの器官のようなものであると述べている。つまり、コミュニティの特定の機能を遂行するために、人為的、派生的に創られた機能集団であるといえる。したがって、アソシエーションはコミュニティから派生し、社会的な分化の進行とともに形成された社会集団であるといえる。

　アソシエーションの具体例としては、家族、学校、会社、クラブ、病院、教会、官庁、組合、政党、国家などが挙げられる。

[3] コミュニティ概念の特徴

　マッキーバーのコミュニティ論の特徴は、近隣のような小規模で集約的なコミュニティが一方の極にあり、もう一方の極には全世界という「漠然とした非統合的な共同生活」が含まれており、あるコミュニティがより広いコミュニティの一部となっている場合があり、人間を中心に共同生活の

マッキーバー
MacIver, Robert
Morrison
1882 〜 1970

コミュニティ
community
共同体、共同社会、基礎社会などと訳される。

アソシエーション
association
結社、機能社会、派生社会などと訳されることが多い。

一定の地域
common locality

コミュニティ感情
community sentiment

統合度の異なるコミュニティが同心円状に広がっているというイメージを描いていることである。また、もう1つの特徴は、家族と国家とをアソシエーションの中に含めている点である[9]。

マッキーバーのアイデアは、絶対的なものと思われがちな家族や国家にしろ、それらに先立って血縁や地縁による人びとの共同生活があり、家族や国家は、それらの人びとの共同生活を秩序立て維持していくための1つの組織であり、機関であることを強調しようとしたものであろう。マッキーバーの国家観は、従来の絶対主義的国家観を真っ向から否定しようとした試みであり、自由主義的な多元国家論の代表的な主張になっている[10]。

3. 人と集団と組織

A. 現代人の生活と集団

[1] 人間生活の変容

前節の集団分類から読み取れる現代の社会は、産業化と都市化の進行した19世紀末から、人類がそれまで経験したことのないスピードで大きく変動し続けているということであり、現代もその延長線上にあることは確実である。それにつれて、人間の共同生活のあり方も変容している。

現代の高度に分業化し都市化した社会では、社会生活は一定の地域空間を越えて生活圏が拡大し、地域内での人間関係が希薄化している。テンニースやクーリー、マッキーバーが指摘したように、ゲマインシャフトあるいは第一次集団、コミュニティとしての近隣が崩壊し、家族集団が孤立し、家庭の中での社会関係にも影響が及んでいる[11]。

[2] 生活に進入する組織の論理

ゲマインシャフトや第一次集団、コミュニティの衰退とあいまって、さまざまなゲゼルシャフト的集団が優勢になっている。そして、組織が巨大化・複雑化して官僚制組織と呼ばれる大企業や国家など、社会の中の支配的集団の価値や行動様式が、家庭の中にまで押し寄せてきている。クーリーの述べていた、第一次集団が形成する社会性と理想の「防波堤」は、マスメディアの侵食によって、崩壊しているといえるかもしれない。

たとえば、「大量生産・大量消費」の促進は、経済的利益追求のための

家族

生活圏の拡大
大都市圏では、職場、住居、遊びの場が分離する傾向がある。「職・住・遊の分離」といわれるが、それぞれを交通機関で結んだ範囲が人びとの「生活圏」となっている。そのように拡大し、点と線で結ばれた地域を都市社会学では「結節地域」と呼んでいる。

官僚制組織
第6章参照。
➡ p.98

組織体のもつ価値や行動様式である。消費生活に関する価値の内面化は、人びとの共同生活にとって必要以上の消費生活の拡大を強いている。伝統的な地域の人たちが、社会経済的仕組みの中に組み入れられていくに従って、身近な人間関係を大切にすることよりも、「経済発展」を中心とする国家や企業など、ゲゼルシャフト的集団の価値観や行動様式のほうを重視するようになった状況が、現代社会の諸所で観察できるようになっている。

[3] 現代社会と人間のつながり方

　ゲマインシャフトや第一次集団の概念で描かれる家族や近隣などの集団は、より歴史的に古く、人間にとってより本質的な人間結合の形態をもつと表現されている。しかし、かつての部族社会や農村社会と異なり、高度に分化した現代の社会生活は、同一の集団によって生活に必要なすべての資源がまかなわれることはあり得ない。乳幼児期の一時期を除いて、現代人は性質の異なる複数の社会集団に所属し、1つの集団に全人的に没入することは少なくなっている。このことは、一方では価値観の多様化と個人の選択肢が増えていることを意味するが、一方では個人の孤立化と自己統合が困難になりつつあることを意味している。

　いずれにしても、現代人は、重複して所属するいくつもの集団から影響を受けながら生活しており、集団所属の自由度も高くなっている。このことは、基礎集団のような人間のつながり方か、機能集団のような人間のつながり方かを、個人が選択することが可能になっていると理解してもよいかもしれない。ただし、**本章第1節**で解説したように、人間が健康な「自己感」を形成し、生涯を通して維持していくためには、全人的な他者との関わりを失うことのないように生活していくことが必要である。

自己統合の困難さ
第一次集団によって形成された社会性と理想とを、現実生活において一貫して維持することの困難さ。

B. 人と集団と組織の諸相

[1] フォーマルグループとインフォーマルグループ

　学校、企業、組合、官庁、軍隊などの社会集団は、一定の目的のために成員の地位と役割が明確化されており、合理的・論理的な基盤に立って組織され、成文化された規則と命令系統をもっている。このような社会集団をフォーマルグループ（公式集団）あるいは組織体と呼ぶ。現代人の生活は、人生の中でかなりの期間このようなフォーマルグループに所属し続けなければ成り立たないようになっている。

　インフォーマルグループ（非公式集団）は、フォーマルグループの内部に自然発生的に形成される性質の異なる小集団である。その特徴は、顔と

フォーマルグループ
formal group
アメリカの産業社会学者ディクソン（Dickson, W. D.）らの研究。

インフォーマルグループ
informal group

小集団
small group

クリーク
clique
同志、一味などの訳が適当である。

顔とをつき合わせた接触による親密な結合様式をもち、独自の信念や規範、行動基準をもっていることである。この中でも特に親密なグループはクリークと呼ばれ、フォーマルな組織運営に積極的な役割を果たすこともあれば、その逆に対立関係になることもある。

インフォーマルグループは、意図的に形成されたものではなく、いわば第二次集団の内部に形成された第一次集団、ゲゼルシャフトの内部に形成されたゲマインシャフト、アソシエーションの中に発生したコミュニティと考えることができる。インフォーマルグループは、フォーマルな組織をもついかなる社会集団にも普遍的に存在するものである。

[2] 準拠集団と所属集団

準拠集団
reference group
もともと自己評価の基準になる集団（比較機能）という意味でハイマン(Hyman, H. H.)が使用した概念であるが、後に規範の拠りどころとしての集団（規範機能）として使用されるようになった。マートン(Mertom, R. K.)やニューカム(Newcomb, T. M.)などの論者がいる。

準拠集団とは、個人の態度や行動のフレームオブレファレンス（準拠枠）となっている集団を意味する。したがって、その個人は、準拠集団の規範や価値を内面化しその集団を拠りどころにして生きているのである。準拠集団は、所属集団であることもあれば、非所属集団であることもある。

たとえば、仮に、個人が現に所属する企業体から、非人道的な業務命令を受けたとしても、自分なりの価値判断を行い行動できる場合は、彼の拠りどころとしているのは、所属している企業とは別の準拠集団である。そして、その準拠集団の価値や規範に従って判断を行ったと考えることができる。その場合、彼の準拠集団は、彼の生まれ育った家族集団であるかもしれないし、友人や仲間集団であるかもしれない。あるいは、企業内のインフォーマルグループなのかもしれない。また準拠集団には、過去に所属した集団、将来、所属したいと願っている集団も含まれている。

将来、所属したいと願っている集団
マートンは、この現象を「将来を見越した社会化」と呼んでいる。

先に述べたように、現代社会は、人びとが複数の集団に同時に所属していなければ、社会生活が成立しない時代である。複数集団への所属は、それぞれの集団の価値や規範の影響を1人の個人が同時に受けることを意味し、役割葛藤や自己の一貫性の崩壊の危険性を常にはらんでいる。このような時代にこそ、個人の一貫した生き方（社会性や理想）の拠りどころとなる集団という意味で、準拠集団概念の意義は大きいといえる。

役割葛藤
role conflict
たとえば、会社で忠実な社員でいようとすると、家庭ではよい父親になれないことで葛藤状態が生じた場合、役割葛藤が起きている。

[3] ソーシャル・サポート・システムと社会福祉

ソーシャル・サポート・システム
social support system

カプラン
Caplan, Gerald
1938〜

社会福祉の分野では、対人援助のために活用する資源として、ソーシャル・サポート・システムが着目されている。ソーシャル・サポート・システムは、カプランによると、「個人の心理的・身体的統合を維持していく上で重要な役割を演じる、継続的あるいは断続的な結びつきをもちこたえていく型（パターン）」[12]を意味している。具体的には、困難に直面して

いる人たちを支える人や集団の支援ネットワークを指している。

　マグワァイアによると、人や集団のネットワークが提供する資源は、①自己の意識、②勇気づけと正のフィードバック、③知識、技能、資源、④社会化の機会などであり、まさに、家族や友人や仕事仲間などのゲマインシャフト、第一次集団が個人に提供していたものと一致する。

　クライエントに共通していることは、「親密な人間的な結びつきの喪失に伴って生活がいくらか崩壊してしまっている」人たちだということである。親密で強固な人との「絆」を失った人びとが、いかに気力と希望を失い、もろいものかを実感するだろう。逆に、親密で強固な「絆」がいかに人びとに力を与えるかを心の底から理解できるのである。ソーシャルワーカーは、彼らを支援するために公的なフォーマルサービスと家族や友人、近隣集団などのインフォーマルサービスとを動員して結びつける役目である。あるいは、家族や友人、近隣の結びつきを再構成する役目も行う。それとともに、クライエントに直接的ケアを提供するが、それらの支援は、身近で親密な集団を支え、それらが果たしてきた機能を補填するものであるということができる。すなわち、彼らの「自己感」を喚起し、支え、社会化の機会を提供し、彼らを励まし外部の生活資源との調整をする機能である。ソーシャルワークの起源が、19世紀末から20世紀初頭にかけてであることは示唆的である。なぜならば、テンニースやクーリー、マッキーバーの諸説が発表されたその時期は、ゲマインシャフト的な社会関係および相互扶助の機能を、ゲゼルシャフトである社会福祉機関が補填しなければならない時期と重なるからである。

マグワァイア
Maguire, Lambert

フォーマルサービス
formal service

インフォーマルサービス
informal service

注)
(1)　黒川純一『社会学概説』時潮社, 1959, p.38.
(2)　スターン, D. N. 著／神庭靖子・神庭重信訳, 小此木啓吾・丸田俊彦監訳『乳児の対人世界―理論編』岩崎学術出版, 1989, pp.30–41. 言語的自己感の獲得により, 自分の体験に基づく自己と世界についての認識と, 他者とのかかわりにおける自己と世界についての認識とが2つの系列に分かれて発展すると考えられている. これらは, ミードのI（主我）とme（客我）の概念分類に対応するといえよう.
(3)　前掲書 (1), p.117.
(4)　前掲書 (1), p.55.
(5)　テンニース, F. 著／杉之原寿一訳『ゲマインシャフトとゲゼルシャフト―純粋社会学の基本概念』上巻, 岩波書店, 1957, pp.33–161.
(6)　前掲書 (1), pp.194–195. 黒川によると, テンニースのゲゼルシャフトは, 当時のドイツの浪漫主義的な文化人にもてはやされる結果になり,「ゲゼルシャフトに還れ」という非合理的スローガンにまで発展したが, テンニース自身は, 徹頭徹尾非浪漫的であったと述べている.
(7)　クーリー, C. H. 著／大橋幸・菊池美代志訳『社会組織論―拡大する意識の研究』現代社会学大系4, 青木書店, 1970, pp.24–27.

(8) マッキーバー，R. M. 著／中久郎・松本通晴監訳『コミュニティ―社会学的研究：社会生活の性質と基本法則に関する一試論』ミネルヴァ書房，1975.

(9) 前掲書（8），pp.46-50. 家族も，近代の核家族以外に，歴史的・文化的に直系家族，母系家族などのバリエーションが存在する。

(10) 前掲書（1），pp.160-161.

(11) 前掲書（7），p.28. クーリーの予想は，現代の状況に比べはるかに楽観的である．クーリーは，当時の都市社会の状況を次のように記述している．「われわれ自身の都市において、ゴミゴミした借家と一般の経済，社会的混乱等は，もっぱら家族や近隣を破壊するばかりであるが、これらの条件を考慮に入れても，なんと言う生命力を家族や近隣は示していることか，それは真に注目に値する．そして，それらを健全なものへと修復する以上に，時代の良心を示すものはないのである」．

(12) マグワァイア，L. 著／小松源助・稲沢公一訳『対人援助のためのソーシャルサポートシステム―基礎理論と実践課題』川島書店，1994，p.1.

▌理解を深めるための参考文献

●長谷川公一・浜日出夫・藤村正之・町村敬志『社会学』有斐閣，2007.
　きわめて現代的な事例から、社会関係や宗教、集団所属のあり方などに関する洞察を行っている。

●小笠原眞『集団の社会学―理論と実証』晃洋書房，2001.
　社会集団研究について網羅している著書であり、これから研究を始めようとする人の手引書として適している。

●黒川純一『社会学概説』時潮社，1959.
　本章でもたびたび引用したが、社会関係と集団論に関する示唆にあふれ、分かりやすく格調の高い名著である。

第3章 現代家族の変容と課題

1

本章では、家族の基本的な用語・概念を取り上げ、
家族社会学の理解を深めることを目的とする。
主には、家族・家庭・世帯、家族形態と居住形態、
核家族と家族構成について理解する。

2

わが国の家族形態や家族意識の変化を
統計資料から明らかにするとともに、
子どもの社会化と老親扶養に視点をあてながら、
家族機能の変化とその問題点について考える。

3

多様化する個人の生き方、さまざまなニーズを抱える
家族への支援とは何か。社会保障制度の仕組みや運営、
地域を基盤としたソーシャル・ネットワークなど、
多様なニーズを充足させるための支援について考える。

1. 家族とは何か

　私たち人間にとって家族とは、どのような存在なのであろうか。家族とは、われわれがこの世に誕生してから初めて出会う人びとであり、身近な存在であるといえる。また、ほとんどの人が何らかの家族とのかかわりを体験しているがゆえに、人それぞれの家族像や家族観などがあり、家族を客観的に捉えることが難しいともいえる。

　家族を研究対象とする学問領域は、社会学に限らずに人類学、心理学、家政学、歴史学など、多方面にわたっている。これまでのわが国の家族社会学の領域において、比較的広く用いられている家族に関する概念を取り上げてみると、戸田貞三は家族を「夫婦及び親子関係にある者を中心とする比較的少数の近親者が感情的に緊密に融合する共産的共同であると云われ得る」[1] と規定している。この定義では、家族の集団的特質として、成員相互の感情的融合を挙げている。また、森岡清美は「家族とは、夫婦・親子・きょうだいなど少数の近親者を主要な成員とし、成員相互の深い感情的かかわりあいで結ばれた、幸福（well-being）追求の集団である」[2] としている。この定義は、社会的に承認された夫婦関係を中心として、その間に生まれた子ども、あるいは親、きょうだいなどの近親者によって構成される小集団であること、深い感情的なかかわりを特質とした幸せの実現を図る上で重要な役割を果たす集団であることを表しているといえる。

　さらに、近年の家族社会学の領域では、近代家族の定義をめぐる議論や一人ひとりの個人が家族をどのように捉えているのかといった家族を主観的にみる視点から家族の範囲の検討などが加えられている。たとえば、落合恵美子は、戦後の家族の変動から近代家族の特徴について、①家内領域と公共領域との分離、②家族構成員相互の強い情緒的関係、③子ども中心主義、④男は公共領域・女は家内領域という性別分業、⑤家族の集団性の強化、⑥社交の衰退とプライバシーの成立、⑦非親族の排除、⑧核家族、といった8項目を提示している[3]。また、山田昌弘は、家族の範囲に関する意識調査を行い、人それぞれの家族というものに対するイメージ、つまりその人なりの主観的家族像を実証調査に基づき、考察を加えて、その多様性を明らかにしている[4]。

戸田貞三

森岡清美

幸福
well-being

落合恵美子

性別（役割）分業
sexual division of labor

山田昌弘

2. 家族、家庭、世帯

　家族と類似した用語には、世帯および家庭の2つが挙げられる。端的にいえば、世帯とは消費生活の単位であり、居住および生計をともにする集団（1人の場合もある）を意味するが、家庭とは家族の成員が日常生活を営む場所を意味する用語である。

　家族とは親族からなる集団である。現行民法によると、親族の範囲は16親等内の血族、2. 配偶者、3. 3親等内の姻族（725条）、直系血縁及び同居の親族の扶け合い（730条）の記載がある。また、世帯はだいたいにおいて親族からなるが、同居人・使用人といった親族でない者をも含むことがある。他方、家族は居住親族集団として、その成員は同居して同一世帯をなすことが多いが、就学・就職などのために一時これをなしえない他出者も含まれる[5]。つまり、進学で別居中の子ども、単身赴任中の父親、施設に入居していて別居中の高齢者などは、家族の一員ではあるが、別世帯に属していることになる。

　さらに、家族の調査をするとき、手がかりとなるのは世帯である。主な世帯統計としては、総務省統計局の「国勢調査」と厚生労働省の「国民生活基礎調査」がある。前者は、悉皆調査で1920（大正9）年に開始され、戦争の時期を除いて5年ごとに行われ、全国、都道府県、市町村のデータが得られる。後者は抽出調査で、1953（昭和28）年に「厚生行政基礎調査」として開始され毎年行われていたが、1984（昭和59）年に「国民生活基礎調査」になってからは、3年ごとに大規模調査が実施されている[7]。

　国勢調査報告では、世帯は「一般世帯」と「施設等の世帯」に分かれ、一般世帯は親族世帯、非親族世帯、単独世帯に分かれる。このうち、親族世帯から非親族成員を除いたものが家族に近いといえるが、国勢調査では他出家族員をつきとめることができない。したがって、国勢調査など官庁統計に基づき、家族を位置づける場合には、同居親族と家族とを等置して用いることになる。

家族
family

世帯
household

家庭
home

親族
kin

悉皆調査（全数調査）
complete survey

抽出調査（標本調査）
sampling survey

3. 制度としての家族と集団としての家族

A. 制度としての家族

家族類型
family types

　家族制度については、さまざまな類型化が行われている。家族類型は、通文化的および通時代的に構成された家族の理念型のことである。それらの家族類型には、①配偶者の数による類型化（一夫一妻制、一夫多妻制、一妻多夫制）、②家族内の権威の所在による類型化（父権制ないし家父長制、母権制、平等制）、③結婚した夫婦が新居をどこに設けるかという居住規制による類型化（夫方の家族と同居する夫居制、妻方の家族と同居する妻居制、状況により夫方か妻方かを決める選択制、夫方とも妻方とも同居しない新居制）、④財産の継承に注目した類型化（父系制、母系制、双系制）などが挙げられる[7]。

［1］家族形態

　現実のさまざまな家族の中から家族形成規則の主なパターンを探ると、以下の３類型を取りだすことができる。ここでは、社会学で比較的広く用いられている森岡清美の類型化を参考に取り上げてみたい[8]。

夫婦家族制
conjugal family system

①夫婦家族制とは、家族の中核的構成員（一生涯その家族に留まるべき成員）を夫と妻に限るもので、家族は夫婦の結婚によって形成され、その死亡によって消滅する、一代限りのものである。

直系家族制
stem family system

②直系家族制とは、家族の中核的構成員を夫・妻・あとつぎである子（男子）・その配偶者・つぎの代のあとつぎ予定の孫、あるいは夫（妻）の親に限られるもので、家族は後継子の生殖家族との同居を世代的にくり返すことにより、直系的に継続され、再生産される。

複合家族制
joint family system

③複合家族制とは、家族の中核的構成員が夫・妻・複数の既婚子・その妻子であり、同居の既婚子を男子に限ることが多い。この制度は多人数の家族を現出しやすいが、父死亡のあと、子の生殖家族ごとに分裂する傾向にある。

［2］居住形態

　居住形態とは、子ども夫婦が結婚後に親夫婦のもとに留まるか否かの方式のことを言い、親元に留まることを「同居」、親元を離れる場合を「別居」という。ここでは、清水浩昭の研究に依拠し、居住形態の特徴につい

て取り上げてみたい[9]。

①同居は、日常生活の側面（居住・生計・食事）から分類として「完全同居型」（住居・食事・家計が大体一緒）と「準同居型」（住居は一緒、食事・家計は別）、人生の軸で分類すると、「生涯型同居」（子どもの結婚当初からの同居）と「晩年型同居」（結婚当初は別居、親が晩年になってからは同居）になり、晩年型同居は「子移住型同居」（子夫婦が親の家に移住）と「親移住型同居」（親が子夫婦の家に移住）になる。さらに意識面からみると、同居については「一貫同居」（終生、同居）と「条件つき同居」（孫の成長まで祖父母に世話してもらい、その後は別居するというような条件のもとでの同居）になる。

②別居については、「一貫別居志向」（終生、別居を志向）と「条件つき別居志向」（親が元気なうちは別居し、親の身体が弱ったら同居するといったある条件での別居志向）、「非自発的別居」（同居を希望しながら別居を余儀なくされた形態）と「自発的別居」・「選択的別居」（自分の意志で別居を選択した形態）になる。

B. 集団としての家族

　家族形態とは、現に存在する家族の規模や構成を指す用語である。家族形態の分類方法には、家族規模（家族を構成するメンバーの数による分類：大家族、小家族）と家族構成（どのような続柄の家族員によって構成されているのかによる分類：核家族、拡大家族、あるいは夫婦家族、直系家族、複合家族）とがある[10]。

[1] 核家族

　核家族とは、夫婦と未婚の子からなる家族であり、拡大家族とは、核家族に親やきょうだいなどが同居する家族のことである。

　1949年にアメリカの文化人類学者のマードックは、人間社会に普遍的な基礎集団として核家族と名づけた。それらは、単独で存在するか、核家族が複数組み合わされた形態として複婚家族や拡大家族となって存在する。また、彼は、性・経済・生殖・教育という4つの社会的機能を家族の本原的機能として、これらの機能を担う最小の核的単位が核家族であるとした。こうした核家族普遍説と4機能説は、その後に批判の対象となるが、マードックの核家族という用語は世界的に採用されるようになったといえる。

　私たち人間は、一生の間に2つの核家族に所属することが一般的である。定位家族とは、自分が生まれ育った核家族（父・母・きょうだいといった

核家族
nuclear family

拡大家族
extended family

マードック
Murdock, George Peter
1897 〜 1985

複婚家族
polygamous family

定位家族
family of orientation

生殖家族
family of procreation

構成）であり、そこで子どもが養育と社会化がなされる。それに対して、生殖家族とは、結婚してつくりあげる家族（夫・妻・子どもといった構成）であり、男女が相手を選択し、子どもをいつ、何人産むのかなどを選択して、自分たちで家族を形成する[11]。

［2］家族の分類

　家族は、家族構成に注目すると、一般的に3つに分類できる。家族構成は、1つの家族集団を形成しているメンバーの親族関係の範囲あるいは続柄によって示される。ここでは、森岡清美の家族の分類を参考に取り上げてみたい[12]。

夫婦家族
conjugal family

①夫婦家族は、夫婦と未婚の子どもからなる。核家族が単独で存在する形態である。

直系家族
stem family

②直系家族は、夫婦、1人の既婚者とその配偶者、および彼らの子どもからなる。2つの核家族が既婚子を要として、世代的に結合した形態である。

複合家族
joint family

③複合家族は、夫婦、複数の既婚子と彼らの配偶者および子どもからなる。複数の既婚子が共属する定位家族を要として、複数の核家族が世代的および世代内的に結合した形態である。

4. 家族形態と構造の変化

A. 家族形態の変化

　厚生労働省の「国民生活基礎調査」によると、2016（平成28）年の世帯総数は4994万5千世帯、1世帯当たりの平均世帯人員は2.47人となっている。また、平均世帯員数を時系列にみると、1953（昭和28）年の5.00人から1960（昭和35）年には4.13人となり、1980（昭和55）年には3.28人、2000（平成12）年には2.76人と急減している（**図3-1**）。

　さらに、国立社会保障・人口問題研究所「日本の世帯数の将来推計（全国推計）2013（平成25）年1月推計」から平均世帯人員のこれまでの変化と今後の推計をみると、一般世帯の平均世帯人員は、2010（平成22）年には2.42人から2035（平成47）年には2.20人まで減少を続けると予測されている。ただし、変化の速度は、次第に緩やかになると見込まれている。

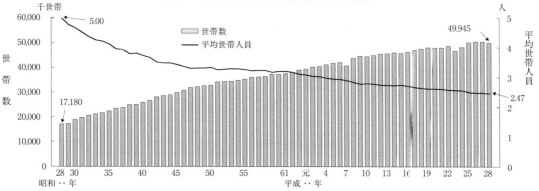

図 3-1　世帯数と平均世帯人員の年次推移

注：1）平成 7 年の数値は、兵庫県を除いたものである。
　　2）平成 23 年の数値は、岩手県、宮城県及び福島県を除いたものである。
　　3）平成 24 年の数値は、福島県を除いたものである。
　　4）平成 28 年の数値は、熊本県を除いたものである。
出典）厚生労働省「平成 28 年　国民生活基礎調査の概況」2017.

表 3-1　65 歳以上の者のいる世帯の世帯構造の年次推移

年　次	65歳以上の者のいる世帯	全世帯に占める割合（％）	単独世帯	夫婦のみの世帯	親と未婚の子のみの世帯	三世代世帯	その他の世帯	（再掲）65歳以上の者のみの世帯
			推	計	数	（単位：千世帯）		
昭和61年	9 769	(26.0)	1 281	1 782	1 086	4 375	1 245	2 339
平成元年	10 774	(27.3)	1 592	2 257	1 260	4 385	1 280	3 035
4	11 884	(28.8)	1 865	2 706	1 439	4 348	1 527	3 666
7	12 695	(31.1)	2 199	3 075	1 636	4 232	1 553	4 370
10	14 822	(33.3)	2 724	3 956	2 025	4 401	1 715	5 597
13	16 367	(35.8)	3 179	4 545	2 563	4 179	1 902	6 636
16	17 864	(38.6)	3 730	5 252	2 931	3 919	2 031	7 855
19	19 263	(40.1)	4 326	5 732	3 418	3 528	2 260	8 986
22	20 705	(42.6)	5 018	6 190	3 836	3 348	2 313	10 188
25	22 420	(44.7)	5 730	6 974	4 442	2 953	2 321	11 594
26	23 572	(46.7)	5 959	7 242	4 743	3 117	2 512	12 193
27	23 724	(47.1)	6 243	7 469	4 704	2 906	2 402	12 688
28	24 165	(48.4)	6 559	7 526	5 007	2 668	2 405	13 252
			構	成	割	合	（単位：％）	
昭和61年	100.0	・	13.1	18.2	11.1	44.8	12.7	23.9
平成元年	100.0	・	14.8	20.9	11.7	40.7	11.9	28.2
4	100.0	・	15.7	22.8	12.1	36.6	12.8	30.8
7	100.0	・	17.3	24.2	12.9	33.3	12.2	34.4
10	100.0	・	18.4	26.7	13.7	29.7	11.6	37.8
13	100.0	・	19.4	27.8	15.7	25.5	11.6	40.5
16	100.0	・	20.9	29.4	16.4	21.9	11.4	44.0
19	100.0	・	22.5	29.8	17.7	18.3	11.7	46.6
22	100.0	・	24.2	29.9	18.5	16.2	11.2	49.2
25	100.0	・	25.6	31.1	19.8	13.2	10.4	51.7
26	100.0	・	25.3	30.7	20.1	13.2	10.7	51.7
27	100.0	・	26.3	31.5	19.8	12.2	10.1	53.5
28	100.0	・	27.1	31.1	20.7	11.0	10.0	54.8

注：1）平成 7 年の数値は、兵庫県を除いたものである。
　　2）平成 28 年の数値は、熊本県を除いたものである。
　　3）「親と未婚の子のみの世帯」とは、「夫婦と未婚の子のみの世帯」および「ひとり親と未婚の子のみの世帯」をいう。
出典）厚生労働省「平成 28 年　国民生活基礎調査の概況」2017 より作成.

次に、厚生労働省の同調査結果から世帯構造別に65歳以上の者のいる世帯をみると、2016（平成28）年は2416万5千世帯で、全世帯の48.4%を占めており、これを世帯構造別の構成割合からみると、「夫婦のみの世帯」が31.1%で最も多く、次いで「単独世帯」が27.1%、「親と未婚の子のみの世帯」が20.7%の順となっている（表3-1）。

　さらに、国立社会保障・人口問題研究所「日本の世帯数の将来推計（全国推計）2013（平成25）年1月推計」をみると、「夫婦と子から成る世帯」は、1980（昭和55）年には42.1%を占めていたが、2010（平成22）年には27.9%に低下している一方、「夫婦のみ世帯」、「単独世帯」、「ひとり親と子から成る世帯」が増加している。特に、「単独世帯」は、今後も増加を続け、2035（平成47）年には37.2%を占める見込みである。また、世帯主が65歳以上の世帯について、2010（平成22）年から2035（平成47）年の家族類型別割合をみると、「単独世帯」（30.7%から37.7%）、「ひとり親と子から成る世帯」（8.2%から10.0%）は一貫して上昇する見込みである。

　以上の動向から、世帯員は縮小するとともに、今後の高齢者夫婦のみ世帯や高齢者単独世帯の増加に伴う子どもとの同別居、高齢者扶養問題が深刻化してくるものと思われる。厚生労働省の「国民生活基礎調査」の動向から子と同居している65歳以上の高齢者の割合をみると、1980（昭和55）年で約7割であった子との同居の割合が、1999（平成11）年に5割を切り、2016（平成28）年では38.4%となっている。また、年齢が高くなるにしたがって、男は「子夫婦と同居」、女は「単独世帯」と「子夫婦と同居」の割合が高くなっている。特に、高齢者夫婦のみ世帯の場合は老老介護の問題、高齢者単独世帯の場合は疾病・災害といった緊急時の世帯員相互のインフォーマルな支援が期待できないことから、家族を代替する地域や社会による支援などがより必要になると考えられる。

B. 家族の個人化と家族意識の変化

個人化
individualization

　個人化とは、あらゆる社会のシステムにおいて、個人を単位とすることが拡大することである。たとえば、結婚相手や結婚時期は当事者の自由な選択、また出産についても、産むか産まないか、いつ、何人産むかは、当事者である女性の決定、さらに家族関係の維持もまた個人の感情と意思に委ねられる。つまり、家族の個人化とは、家族にかかわる行為の決定が個人の意思に基づいて行われるようになることであり、したがって、家族のあり方や維持は、「家族」を形成するそれぞれの個人の「生き方」と密接

にかかわりあうことになる[13]。

　こうした家族の個人化は、われわれの家族意識、つまり家族生活と家族制度について個人がもつ意識にどのような変化をもたらすのであろうか。最近の結婚動向を厚生労働省「人口動態統計」からみると、2015（平成27）年の平均初婚年齢は夫31.1歳、妻29.4歳であり、1947（昭和22）年と比べて夫5.0歳、妻6.5歳と初婚年齢が遅くなり、晩婚化が進行している。また、国立社会保障・人口問題研究所「人口統計資料集（2013年版）」から生涯未婚率（45〜49歳と50〜54歳の未婚率の平均値で、50歳時の未婚率を示す）を1980（昭和55）年から2010（平成22）年で比較すると、男性は2.60％から20.14％、女性は4.45％から10.61％と未婚化が顕著である。これらの要因には、女性の高学歴化や社会進出などが考えられるが、個人化の進行、パラサイト・シングル現象（学卒後も親に基本的生活を依存して、リッチな生活を楽しむ未婚者）、結婚に対する意識の変化などの影響も大きいと考えられる[14]。つまり、個人化の進行とともに、男女の役割関係や家族意識に変化がみられるといえる。

　このような結婚のあり方が変化しつつある現在では、結婚する年齢はもちろんのこと、結婚はしない生き方、社会的承認の手続きをしない事実婚など、多様な結婚のかたちが考えられるであろう。

晩婚化

未婚化

パラサイト・シングル
parasite single

C. 家族周期の変化とライフコース

　ライフサイクルとは、生命をもつものの一生の生活にみられる循環ともいうべき規則的な推移である。ライフサイクル研究の祖といわれるイギリスのラウントリーは、ヨークにおける19世紀末の労働者生活と貧困の問題に焦点を置いて、等間隔整理法に基づき労働者一生の経済的浮沈を明らかにした。家族周期とは、家族自体のライフサイクルであり、夫婦の結婚から始まる家族の形成、子どもの誕生・成長から離家・自立の過程、配偶者の死亡など、家族の発達段階における時間的展開の規則性を説明する枠組みとして発展したといえる。そして、家族のライフサイクルの段階移行期には、その段階を特徴づける課題に応じて、家族役割の再編成が生じるとされる。また、主としてアメリカのソローキンは、段階設定法に基づき家族としての発達課題を4段階に分け、ヒルは9段階説の家族周期論を展開していった[15]。

　ところが、1960年代から70年代にかけて、アメリカでは離婚率が上昇し、子どもづれの離婚・再婚が多くなり、人びとの現実の家族生活とモデルとの乖離（かいり）が顕著になり始めた。このように、人の一生の規則的な推移、

ライフサイクル
life cycle

ラウントリー
Rowntree, Benjamin
Seebohm
1871〜1954

家族周期
family life cycle

ソローキン
Sorokin, Pitirim
Alexandrovich
1889〜1968

ヒル
Hill, Reuben Lorenzo, Jr.
1912〜1985

ライフコース
life course

人生行路
pathway

エルダー
Elder, Glen Holl, Jr.
1934 ～

家族の集団性があいまいになったアメリカでは、1970 年代にライフコースという概念が登場した。ライフコースとは、まず個人の人生行路に注目し、諸個人の相互依存の中に家族の展開を捉え直そうとする観点であり、エルダーは、諸個人が年齢相応の役割と出来事をへつつたどる人生行路であるとしている[16]。

このようなライフコースの視点は、前述したように家族形態が小規模化し、個人化しつつある現在、たとえば結婚する年齢はもちろんのこと、結婚はしない生き方、社会的承認の手続きをしない事実婚など、多様な結婚や生き方を捉えていく上で有効であるといえよう。また、それには、個人のライフコースの選択とともに、パートナーや家族の理解の上でどのような役割、つまりお互いを尊重できるような関係性をいかに築いていけるのかが大切ではないだろうか。

5. 家族機能

A. 家族機能とは

家族機能
family function

生命維持機能

生活維持機能

家族機能は、個人に対する機能（個人のもつ食欲、性欲、安全、保護などの基礎的な欲求の充足をする生命維持機能やその社会の一定の基準に照らして満足した生活を送りたいといった欲求を充足する生活維持機能など）と社会に対する機能（再生産された労働力によって、社会の存続維持や成長発展を可能にする機能など）とに分けて考えられる。また、家族機能は、他の社会的機能集団と異なって、家族成員が生きていくために必要とすることに対する包括性、多面性を特徴とするため、社会の変化や家族自身の変化によってそれらの見解が変わってくるといえる[17]。

パーソンズ
Parsons, Talcott
1902 ～ 1979

手段的役割
instrumental role

表出的役割
expressive role

社会化
socialization

たとえば、パーソンズは、アメリカの家族特性を捉え、家族にとって本質的な機能として、子どもの基礎的な社会化（パーソナリティの形成）と成人のパーソナリティの安定化といった2つの機能を挙げている。また、パーソンズは、家族を社会の発展の基礎と位置づけ、性別役割分業を手段的役割（夫＝父は家庭と外社会をつなぐ経済的役割）と表出的役割（妻＝母は家族の心を癒し、情緒的な安定をもたらす役割）とに分けている。

ここでは、子どもの社会化と高齢者の老親扶養を取り挙げながら、家族機能の重要性について考えてみたい。社会化とは、無力な乳幼児が、彼の

属する社会の行動様式、生活習慣を学習し、その社会の正規の成員に仕立
てあげられる過程のことである。社会化は、個人が所属するさまざまな集
団、すなわち、家族、近隣、遊び仲間、学校、職場などにおける人間関係
を通じて、社会の成員として生きるための知識や役割、規範などの社会的
価値を自己の内部に取り入れていく過程である[18]。これらの機能は、パ
ーソンズが挙げているように、産業社会の夫婦家族における子どもの一次
的社会化と成人のパーソナリティの安定化という2つの基礎機能をもつと
いえるであろう。一方、一般に高齢者は、加齢とともに身体的な衰え、社
会的地位や役割の喪失を経験することになる。このような状況に対処する
ために高齢者は、経済欲求、身体欲求、関係欲求を求め、これらの諸欲求
を充足するための扶養行為である経済的援助、身辺介護、情緒的援助とい
った老親扶養、つまりケア機能が必要不可欠となる[19]。

ケア機能
care function

B. 家族機能の変化と家族問題

アメリカの社会学者であるオグバーンは、近代産業が勃興する以前の家
族は、経済、地位付与、教育、保護、宗教、娯楽、愛情の7つの機能を担
いかつ遂行したが、産業化の影響が家族機能の多くを失わせたと主張して
いる[20]。

これらを現代におけるわが国の家族に当てはめてみると、前述したよう
な核家族化および個人化の進展は、子どもの社会化や老親扶養などの家族
機能に変化をもたらしているといえるであろう。たとえば、産業化の進展
により家庭と職場が分離した結果、父親は外で働き不在となり、母親は家
庭で家事・育児といった固定化された役割分担が指摘されてきている。ま
た、少子化によるきょうだい関係の減少、核家族化による祖父母の子育て
支援の低下などは、子どもの社会化に影響をおよぼすとともに、現代家族
の教育機能の低下につながっているのではないだろうか。一方、平均寿命
の伸長などに伴う高齢化の進展は、要介護高齢者の増加、長期化する介護
などの家族の介護負担にもつながっており、ケア機能の外部化が進んでい
る。さらに、現代社会においては、子どもの非行の低年齢化や家庭内暴力、
児童虐待、高齢者の老老介護や高齢者虐待など、さまざまな家族問題が深
刻化しているといえる。

このように、家族機能は、私たち人間にとっての生命維持や生活維持と
いった基礎的な機能であるとともに、子どもの社会化と成人のパーソナリ
ティの安定化、乳幼児や高齢者などに対するケア機能として重要である。
しかしながら、現代社会の変化とともに、家族機能も変化しつつあり、そ

オグバーン
Ogburn, William
Fielding
1886 〜 1959

れらを要因とした家族問題も顕在化してきている。今後はこうした家族機能を代替する社会的支援の整備と充実が求められるであろう。

6. 家族のネットワーキング

ソーシャル・ネットワーク
social network

ソーシャル・サポート
social support

　ソーシャル・ネットワークとは、社会関係の構造的側面に着目する概念であり、社会関係の機能的側面、とりわけ援助という機能に着目するのがソーシャル・サポートの概念である。ただし、両者の概念の中にそれぞれの側面を含める立場もあるともいえる[21]。

　ソーシャル・ネットワークは、家族や友人・近隣などによるインフォーマル・サポートと、公的な機関やサービス事業者などによるフォーマル・サポートの網の目を意味し、ある個人が保有するネットワークの規模や交流の頻度、あるいは持続性などの側面に着目する概念である。また、ソーシャル・サポートは、人が自らのソーシャル・ネットワークを通じて入手する援助に関する概念であり、心配事を聞いてくれたり、元気づけてくれたりする情緒的サポートと、物やお金、あるいは介護サービスなどの手段的サポートなどに区分される[22]。

　このような、個人や家族を焦点として放射上に広がるソーシャル・ネットワークは、現代社会における多様化する個人のライフコースやさまざまな問題を抱える家族を支える機能として必要不可欠といえる。

7. 社会保障・福祉と家族

　現代社会の変化とともに、わが国の社会保障制度においては、結婚して子どもを産み育て、子どもが自立後は夫婦で暮らすというライフコースを典型として制度の仕組みなどを構築してきたものが多いといえる。しかし、前述してきたとおり、平均世帯人員数は戦後ほぼ一貫して減少傾向にあり、世帯構造についても、「夫婦と子から成る世帯」の割合が低下し、「夫婦のみ世帯」や「単独世帯」が増加している。また、家族の個人化の進行とともに、結婚する年齢はもちろんのこと、結婚はしない生き方、子どもを産

む・産まないなど、多様な家族のかたちが考えられる。さらには、離婚後のシングル・マザーやシングル・ファーザー、ステップファミリー（成人カップルの少なくとも一方が以前のパートナーとの間に子どもをもっている家族）[23]など、多様な家族形態が認められるような社会構築が求められるであろう。

　今後は、多様なライフコースの尊重や家族の尊厳を柱に、個人の生き方を支えるシステムとともに、将来予測されている単独世帯の増加に向けた社会保障制度の仕組みや運営、介護保険を始めとした支援などの整備が重要となるであろう。

　また、2008（平成20）年3月「これからの地域福祉のあり方に関する研究会」報告書が取りまとめられ、これからの地域福祉の意義や役割、条件について考え方が整理、提示されたように、今後は地域において行政と住民の協働による「新たな支え合い（共助）」を確立するための基盤整備が求められている[24]。つまり、フォーマル・ケアとインフォーマル・ケアの両面からの支援が必要不可欠といえる。たとえば、少子高齢社会におけるさまざまな社会問題の解決には、中高年者など子育てや介護経験をもった人びとの協力、身近な地域社会の人びとの理解と協力による育児や介護のネットワーク化などのインフォーマルな支援も課題となるのではないだろうか。また、一人暮らし、あるいは家族がいても家族の支援が十分期待できず、地域から孤立している高齢者に対して、住民相互で支援活動を行うなどの地域住民のつながりを再構築し、支え合う体制を実現していくことが重要となるであろう。

ステップファミリー
stepfamily

共助
mutual assistance

注）
(1)　戸田貞三『家族構成』弘文堂，1937，p.65.
(2)　森岡清美・望月嵩『新しい家族社会学（4訂版）』培風館，1997，p.4.
(3)　落合恵美子『21世紀家族へ―家族の戦後体制の見かた・超えかた（第3版）』有斐閣選書，2004，pp.101-104.
(4)　山田昌弘『近代家族のゆくえ―家族と愛情のパラドックス』新曜社，1994，pp.27-32.
(5)　前掲書(2)，pp.6-7.
(6)　清水浩昭編『家族社会学へのいざない』岩田書院，2008，pp.38-39.
(7)　前掲書(2)，pp.46-47.
(8)　前掲書(2)，pp.13-14.
(9)　前掲書(6)，pp.29-30.
(10)　前掲書(2)，p.158.
(11)　前掲書(2)，pp.10-11.
(12)　前掲書(2)，p.16.
(13)　清水浩昭・森謙二・岩上真珠・山田昌弘編『家族革命』弘文堂，2004，pp.92-93.
(14)　前掲書(13)，pp.125-126.

(15) 前掲書 (2)，pp.66-70.

(16) 前掲書 (2)，pp.75-76.

(17) 望月嵩『家族社会学入門―結婚と家族』培風館，1996，pp.171-176.

(18) 前掲書 (2)，pp.124-125.

(19) 前掲書 (2)，pp.136-138.

(20) 前掲書 (2)，pp.169-170.

(21) 柴田博・芳賀博・長田久雄・古谷野亘編『老年学入門―学際的アプローチ』川島書店，1993，p.186.

(22) 前掲書 (21)，pp.187-191.

(23) 野沢慎司「ステップファミリー」神原文子・杉井潤子・竹田美和編『よくわかる現代家族』ミネルヴァ書房，2009，p.118.

(24) 厚生労働省編『平成20年版厚生労働白書』ぎょうせい，2008，pp.133-134.

参考文献
- 稲葉昭英・保田時男・田渕六郎・田中重人編『日本の家族　1999-2009 ―全国家族調査［NFRJ］による計量社会学』東京大学出版会，2016.
- 野々山久也編『論点ハンドブック―家族社会学』世界思想社，2009.
- パーソンズ，T. & ベールズ，R. F. 著／橋爪貞雄他訳『家族』黎明書房，1981.
- 松信ひろみ編『近代家族のゆらぎと新しい家族のかたち（第2版）』八千代出版，2016.
- マードック，G. P. 著／内藤莞爾監訳『社会構造―核家族の社会人類学』新泉社，1978.
- 森岡清美・青井和夫編『現代日本人のライフコース』日本学術振興会，1987.
- 森岡清美監修／石原邦雄・佐竹洋人・堤マサエ・望月嵩編『家族社会学の展開』培風館，1993.
- 湯沢雍彦『データで読む平成期の家族問題―四半世紀で昭和とどう変わったか』朝日新聞出版，2014.

▎理解を深めるための参考文献

- **森岡清美・望月嵩『新しい家族社会学（4訂版）』培風館，1997.**
  家族社会学における家族の類型と分類、結婚・離婚、家族の内部構造、家族機能と社会的支援、家族の変動など、基本的な用語・概念や統計データの分析を盛り込みながら、わかりやすく書かれた入門書である。

- **落合恵美子『21世紀家族へ―家族の戦後体制の見かた・超えかた（第3版）』有斐閣選書，2004.**
  本書は、戦後の日本における近代家族論を理解する上の伝統的な家族社会学への問いかけ、平易な文章と身近なデータから論証するといったスタイルの大変わかりやすい著書である。

- **比較家族史学会編『現代家族ペディア』弘文堂，2015.**
  本書は、1996年に刊行された『事典家族』を補完するものであり、多様化し変貌する家族の現状を広く俯瞰するために有益なデータブックである。いま家族やその周辺で何か起こっているのかといった「家族の現在」を多角的に捉え、知る上では大変わかりやすい参考文献である。

第4章 法と社会システム

1

慣習、道徳、法などのいわゆる社会規範のうちで、
他の規範にない法のもつ特性とは、
その社会の誰をも公平に、
普遍主義的原理に基づいて扱おうとすることと、
違法者への物理的強制力の行使を国家に付与することを
国民が認めている点である。

2

法と社会システムの関係は、時代によって変化する。
現代の社会システムは、経済、政治、教育、家族、
医療、福祉、宗教、法などが相互に関連しながら均衡維持し、
社会秩序を保っている。このような社会システムにおいて、
法は、社会統合機能の一翼を担う。
法が社会統合のために成す方法は、社会統制機能である。

3

法の存在は、違法者の出現を必然とする。
社会統合、社会統制が不十分なため、あるいは
成員の欲求不満が高じて逸脱行為、
違法行為に走るという立場にアノミー論、
社会そのものが統合のために逸脱者を
作り上げるという立場にラベリング論がある。

1. 法と社会規範

A. 慣習、道徳、法

[1] 慣習と法

社会の成員が、それに合わせるように、同調が求められる一定の標準である社会規範には、昔から一般的になされているしきたり、エチケットのような慣習があるかと思えば、逆に、流行のようなこれまでになかった新奇なものまでも含まれる。その形態は、倫理・道徳、宗教、習慣、慣習・慣行・習俗、常識、エチケット、流行の規則などであり、法もまたその重要な形態の1つである。

デュルケムは、社会規範の個人に対する外在性と拘束性を指摘し、それを集合表象と呼んだ。慣習や良風美俗といわれるものは、個人が決めるものではなく、個人の判断、好き嫌いを越えて、世間や社会が決めることである。法もまた、まさに、この個人心理には還元できない社会的事実であり、集合表象である。法は、個人がその法の内容を熟知しているか否かにかかわらず、あるいは、その法を悪法と受け止めているか否かにかかわらず、個人を拘束する。法の成立根拠と妥当性は、個人を離れて社会の中に存在するのである[1]。

マックス・ウェーバーは、さまざまな社会規範における法の特徴を「慣習」「習俗」「習律」「法」の関係で次のように説明している。

ある社会的行為の内容を決定づけるのが、何らかの物的、心的強制によるのではなく、ある一群の人びとのあいだで行われている斉一の行動故にそれに従う場合、ウェーバーは、それを慣習と呼び、その慣習の実行が、長い間のしきたりによるとき習俗と呼んでいる。

また、社会的行為は、その社会の示す正当的秩序に違反すると、人びとから非難をうける可能性があり、このような秩序をウェーバーは習律という。そして、特に、そのために設けられた国家、司法機関のような中枢機関が、その遵守を強要するとか、侵害に懲罰を加えるといったような物的または心的な強制がなされることが認められているとき、この正当的秩序を法という[2]。一般に、法に基づく国政が行われている国家を法治国家と呼び、また、具体的事件を条文・学説・判例に基づいて、公正、公平によりよい結論を導き出そうとする姿勢をリーガル・マインド（法的思考）と

社会規範
social norm

デュルケム
Durkheim, Émile
1858 ～ 1917

集合表象
représentation
collective （フ）

ウェーバー
Weber, Max
1864 ～ 1920

慣習
Brauch （ド）

習俗
Sitte （ド）

習律
Konvention （ド）

法
Recht （ド）

リーガル・マインド
leagal mind

いう。

　ここでは、ウェーバーの慣習、習俗、習律をまとめて、慣習という用語を充てておきたい。そして、それを道徳、法と対置しておく。そうすると、ウェーバーの支配の3類型、伝統的支配、カリスマ的支配、合法的支配のうち、伝統的支配が慣習に、合法的支配が法に対応することとなる。

[2] サンクション

　一般に、個人の行動を是認、容認、支持したり、あるいは、逆に非難、制裁、処罰をしたりすることをサンクションという。前者を正のサンクション、後者を負のサンクションという。

サンクション
sanction

　サンクションの科し方には、慣習と法では相違がある。掟のような慣習に違反した者への村八分などには、その基準に一貫性、公平性が欠けている。それに対して、法の示す強制力は、一貫性と公平性を旨としている。すなわち、同一の法が適用される社会においては、何人も等しく同一の人格的価値が認められ、それを尊重するという普遍主義的原則がある。

B. 法と道徳

　「人は嘘をついてはいけない」「他人を騙してはいけない」という教え、戒めは、道徳（倫理）である。道徳（倫理）には、人がそれを踏み外すと、非難というサンクションを受けることが多い。それも「人間として許せない」という風な非難である。このような非難は、先に述べた慣習に従わないから非難を受けるということと次元を異にしている。慣習に従わないで受ける非難や法的制裁の多くは、その社会の約束事に反し、社会的秩序を乱すとみなされて受ける負のサンクションである。それに対して、道徳的非難は、その社会の価値に強く規定されていながらも、それだけではない、そこから抜け出した視点、人間が本来もち備えていると想定された人間性、人間的自然から見ての善悪を問うという観点が入っている。いわゆる自然法的視点につながっている。このように、道徳（倫理）には、人間として、より望ましい志向、方向性という側面が含まれている。

道徳
morality

　法と道徳（倫理）のもう1つ重要な違いを社会福祉士というプロフェッションのケースで考えてみよう。日本社会福祉士会の「社会福祉士の倫理綱領」には、社会福祉士に求められる倫理とその行動規範が示されている。たとえば、利用者に対する倫理責任の1つとして「秘密の保持」に関して、「社会福祉士は、利用者や関係者から情報を得る場合、業務上必要な範囲にとどめ、その秘密を保持する。秘密の保持は、業務を退いた後も同様と

法
law

65

する」と倫理基準を明記している。実を言うと、社団法人日本社会福祉士会の倫理綱領に定められた「秘密の保持」条項と同様の条項が日本国家の定めた「社会福祉士及び介護福祉士法」にもある。

それでは、社会福祉士に求められる「秘密保持」に関する倫理と法の違いはどこにあるのだろうか。それは普遍的サンクションが明記されているかどうかにある。社会福祉士および介護福祉士法には、「罰則」という章があり、この法律で定められた幾つかの条項に違反した際の罰則が明記されている。秘密保持違反については、「一年以下の懲役又は三十万円以下の罰金に処する」（50条）とある。これがサンクションである。

このように、倫理綱領は、それを遵守する誠実さを第一義とし、倫理的自覚、自発的遵守を促すことを第一義とするものである。それに対して、社会福祉士及び介護福祉士法は、遵法を求めると同時に、個人の遵法意識の度合いに関係なく結果に対して普遍的サンクションを国家が科す、という強制力を明記したものである。

このように、道徳は、個人の内面的原理、自覚を第一義とする。それに対して、法には、外面的強制力が伴っているのである。

2. 社会と法の発展

A. 法以前の世界（慣習優位の社会）と法的世界（法優位の社会）

法と社会の関係は社会の進化、歴史によって違いがある。社会の変化を成員相互間のコミュニケーションのあり方という観点から考えてみると、地縁、血縁優位で、対面的接触が可能の世界においては、その社会の秩序を維持していく社会規範は、顔から顔、口から口の言い伝え、申し送りで伝達可能であり、相互の諒解も可能であったとイメージできる。このような共同体においては、何が守るべき社会規範であり、また、それを破ったときには、どのような制裁がなされるべきかについても相互諒解がなされやすかったであろう。ところが、政治、経済、社会関係の範囲がより広範になり、間接的接触が増えてくると事情が異なってくる。また、社会が急激な社会変化を被ると、伝統的な社会規範は新しい環境変化を解釈できなくなってしまう。このような環境変化において、社会規範の正当性を誰にでも公平に、普遍的に適用できるようにする装置が、法というものである。

B. 社会システム分化と法の実定化

　国家の定めた法のうち、憲法は国家の基本法で、法律が憲法に反することは許されない。憲法と他の法との優先順位は、憲法－法律－政令－省令の順である。しかし、このことは、いろいろな法の変更がより高次の法の許容範囲であるという整合性において生じることを意味しない。ルーマンの指摘するように、法の実定性（所定の手続きにより人為的に形成しうること）は、憲法や一個の根本規範との論理的関係から生ずるものでもなく、新しい法は、社会の発展から発生し、社会システムの機能的分化により、これまで想定できなかったような事象、可能性が生起するような変化に対応しようとするのである。要するに、法の実定性は社会の構造と相関している[3]。

　現実の生活の中で培われてきた慣習法や成文化された制定法、実際の判決に基づく判例法などを実定法という。この実定法の考えは、人間の本性（自由、平等、博愛など）に基づく自然権からなる自然法に理念的に規定されると考えることも可能であるし、また、そこから自由であることも考えられる。ただ、永遠不変の人間性からくる法とみる自然法やキリスト教の聖書、イスラム教のコーランなど宗教の聖典が現実社会の法を完全に規定しているとすると、環境の変化、社会の変化に従った法の変化を説明できなくなる。

　実定法への注目は、法のあり方は社会のあり方と強く結びついているものであり、環境変化に適応するために、社会が変化すれば、それに応じて、法も変化をするという考え方である。さらには、法が社会の変化を促す機能を果たす場合もあるとの考え方である。社会システムが機能分化をすれば、それに応じて、その部分システムのための法が整備される。

　ルーマンが指摘するように、社会システムが複雑化し、不確定性が増す社会状況においては、人びとに安定性をもたらす準則が求められる。たとえば、「訪問時間は日曜日の11時から12時まで」という準則を不特定多数の何人にも適用するものとすれば、人は、日曜日に訪問時間をいちいち確認する必要はなくなる。このように、法は、ものごとを省略、単純化、負担軽減することで、複雑性と不確定性から人びとの意識を解放してくれる[4]。

　社会福祉の供給主体は現在「家族」「行政」「市場」と大別されるが、しかし、以前はそうではなかった。家族や親族・近隣の相互扶助でその機能を充足するのが当然とみなされていた時代がある。しかし、社会システムの機能分化により、社会福祉の供給主体として行政が、そして、近年、市

ルーマン
Luhmann, Niklas
1927～1998

法の実定性
Positivität des Rechts
（ド）

実定法
positive law

自然法
natural law

場が関与することとなった。このような機能分化に応じて社会福祉関連法規が整備されてきたのである。社会の変化、新しい事態に対応すべく法令が新設、改正される現代的事例をもう1つ示すなら、サイバー犯罪に対応する法律が挙げられる。1999（平成11）年に公布され、近年改正された「不正アクセス行為禁止等に関する法律」は、他人のIDやパスワードなどを不正に使用してネットワークに侵入する「不正ハッキング」や侵入後ファイルを改ざんしたり消去したりする「クラッキング」を禁止、処罰する法律である。このように、新しい法規は新しいものごとの複雑性と不確定性から生じる負担を人びとから軽減してくれるのである。

　社会と法の発展については、法規の改正、新たな制定にとどまらず、ときに、法システムの変更も成される。近年においては、1999年以降の司法制度改革における「新司法試験」の導入、「裁判員制度」の導入がある。新司法試験制度は、法曹人口の大幅な増員と、多様な知見をもつ幅広い人材の登用を企図し、裁判員制度は、司法に対する国民の理解の増進とその信頼の向上を目指すものとされた。これらはまさに、社会システム分化による複雑化に法的に対処しうる体制を整えることと、それらが国民からの信頼によって支えられることを目指したものであった。

C. 第一次準則と第二次準則

ハート
Hart, Herbert Lionel
Adolphus
1907 ～ 1992

第一次準則
primary rule

第二次準則
secondary rule

　慣習優位ではなく、法優位の法的世界において、法は、ハートの命名した「第一次準則」と「第二次準則」のセットによってその機能を果たす。先述したように、法には物理的強制力がある。しかし、法はこのセットがあることで、他の命令、服従、習慣、威嚇とは相違するものとなる。

　第一次準則とは、ある行為がその人が望むか否かにかかわらず求められる準則であり、法的に見て許されるものか否かを示す法規そのものである。それに対して、その法規に法としての妥当性があるか否かを示し、その法規が法として機能するように法的根拠を与えるのが第二次準則といわれるものである。ハートは、第二準則を3つのカテゴリーに分けている。1つは、「承認のルール」である。これは、その法律が立法府において制定されたものであるとか、長い間の慣習が法として認められているものであるとか、裁判での判例がその法律の妥当性を示しているとか、いわば、「法

法源
source of law
①制定法
②慣習法
③判例法

源（法律の妥当する根源、根拠）」によって法律の法的妥当性を示すルールである。2つ目は、「変更のルール」である。第一次的タイプの新しいルールを導入し、古いルールを廃棄、あるいは修正することへの共通認識が社会成員にあるのである。3つ目は、「裁判のルール」である。第一次

準則が侵害されたかどうかの争いはいつも起こる。この場合、違反の有無を効率的に最終的権威をもって確定する機関が必要である[5]。

3. 法と社会秩序

A. 社会秩序・社会統合・社会統制

　法の目的が正義および公平の原理にしたがって、社会を規律し、法的秩序を維持することにあるとしても、そのことは、法が社会秩序、社会統合を保障することを意味しない。むしろ、後述するように、法があることが脱法行為を引き起こすといえる。

　ところで、社会秩序、社会統合は、よく似た概念である。ここでは、社会秩序、社会統合、社会統制の意味の違いをまず示しておく。

[1] 社会秩序

　社会秩序とは、制度でいえば、経済、政治、家族、学校、法、道徳、宗教など諸分野の相互連関からなる社会編成を指している。注意すべき点は、秩序という言葉から、それを一枚岩的なものとして捉え、社会秩序維持とは、全く意見対立がなかったり、紛争が皆無であることを意味すると誤解しないことである。たとえば、法システムという部分システムで考えると、刑事事件であれ、民事事件であれ法制度の手続きに則って事件、紛争が解決されれば、脱法行為そのものは秩序を乱すものではあるが、法秩序は維持されていることとなる。2018（平成 30）年に導入予定の「司法取引」（日本版）では、刑事事件において、検察官と被告人・弁護人の間で、軽い処分での決着をつける方向で取引がなされるが、その際に「虚偽の供述・偽証」などの危険もあり、取引で得た供述は、裁判官において、厳しくその信用性判断をする必要がある。これは、法秩序維持の観点から重要なことである。

　これまでの解説で分かるように、特に現代になると、社会秩序は、経済、政治、教育・研究、家族、医療、福祉、宗教、法などに分化した機能システムの相対的な自立性を前提にしたシステム間の動態的な関係として編成されるようになり、社会秩序の要が特定の個人や特定機関に集中することは、あり得ない。

社会秩序
social order

司法取引
plea bargaining

［2］社会統合

上で述べたように、政治、経済、法、メディア、軍事・保安、教育、家族、文化などと機能分化した社会における社会秩序は、要素間の対立、葛藤を含み込んだ形でのダイナミックなバランス、均衡維持によってなされる。このような社会システムにおいては、種々の下位システムがそれぞれの機能を果たしている。その機能の１つに、社会統合機能がある。

社会統合
social integration

かつて、ホッブズが、『リヴァイアサン』（1651）において、当時のイギリス市民社会の状態を「万人による万人に対する闘争」状態と述べた状況を避けるために、社会や集団には、構成要員の行動を規制し、その相互関係を調整しつつ調和ある秩序的全体をつくりだす努力が絶えず要請される。パーソンズが、「個人と社会」問題を「ホッブズ問題」と呼び、社会システムの維持・存続の基本的要件の１つとして「統合」を強調した理由もそこにある。

社会統合のために用いられる方法には大別して２つあり、その２つは相互に関連している。１つは社会統制である。これは、行動を外的規制によって統制しようとするもので、さまざまな規範や規則を設定して、これからの逸脱を処罰し、成員に一定の行動様式を守らせるものである。その典型が法であり、司法機関、警察・保安機関がその実行エージェントである。

教化
indoctrination

社会化
socialization

２つ目は教化といわれるものである。その多くは、社会化によって成されている。家族、学校などさまざまな社会化の過程を通じて、規範的行動様式を諸成員に学習させ（内面化）、自発的に規範的行動様式に従うようにする。その他、教化については、宗教、マスメディアも重要である。

［3］社会統制

社会統制
social control

社会統制は、集団や個人の逸脱を抑止し、社会的期待に同調するように強制を加える過程であるが、その社会統制が有効に機能するために、サンクションを必要とする。法においては意図的でフォーマルなサンクションが、所定の手続きをとおして行使される。サンクションには、行為を是認、奨励する正のサンクションと行為を否認し、罰する負のサンクションがある。行為を否認し、罰する負のサンクションとしての法には、逸脱行為が他の分野に広がらないように隔離するメカニズムがある。刑務所への収監は、そのようなものである。また、割れ窓理論という考え方がある。この

割れ窓理論
broken windows theory

考え方によれば、建物の窓が壊れているのをそのまま放置すると誰もその地域への関心がないという印象をもたれ、他の窓も全て壊されるようになり、犯罪を起こしやすい環境を作り出す。それ故、軽微な犯罪を取り締まることは、凶悪犯罪発生を抑止する効果があるというものである。このよ

うに、刑罰という明確な否定的サンクションは、犯罪者そのもののみならず犯罪者になる可能性のある人びとにも向けられているのである。

　法を社会統制機能という観点からみるとき次の2点に留意する必要がある。1つは、法のサンクションの実施にはいろいろな形があるものの、そこに国家の理念、意思が反映されていること。しかも、法のサンクションは、究極的には物理的暴力にまで行き着くものである。しかし、むやみな暴力の使用は社会の秩序を破壊する危険があるので暴力の行使は徹底的に制限されなければならない。2つ目は、社会統制のみが法の中心的機能ではないということ。社会統制からみた法は、極めて限られた力しかない。法は、むしろ、法違反のあることを前提とし、それに対して、サンクションの行使によって規範に則した状態の維持、すなわち社会秩序の維持を現在と将来に実現しようとするのである。

法の社会的機能
①社会統制機能
②活動促進機能
③紛争解決機能
④資源配分機能[6]

B. パーソンズ社会システム論における「法と社会統制」

　社会統制による社会の統合という考え方は、デュルケム以来あるものだが、ここでは、その典型ともいえるパーソンズの社会システム論における法と社会統制を見てみよう[7][8]。

　パーソンズの社会システム論の集大成ともいえる AGIL 図式における A とは、Adaptation（適応）という機能要件のことである。社会は、外部の環境に適応しなければならない。そのために必要な資源を調達する部門を、社会は有している。G とは、Goal（目標）という機能要件のことである。社会は、具体的な目標を成員に示しその達成を志向しなければならない。I とは、Integration（社会的統合）という機能要件のことである。社会は、社会成員を統制し、成員の逸脱を防ごうとする。L とは、Latency（潜在性）ということで、pattern-maintenance（社会の潜在的なパターン維持）と tension-management（緊張の処理）に関する機能要件を意味している。社会は、成員の緊張を和らげる機能を果たす部門、そして、新しい社会成員を育成する部門を有している。これらの下位システムの具体例を全体社会で考えると、A は経済領域、G は政治領域、I は法などの領域、L は文化、教育、家族などの領域である。

　要するに、パーソンズ理論において、社会システムの均衡状態を可能とするためには、社会的価値への個人、集団の同調が必須の要件と位置づけられている。そのために、法などの社会規範が外的規制を成し、同時に、この価値への同調が行為者の欲求充足につながっていることが必要である。このことは、裏を返せば社会的価値に適合する内的欲求をもった成員を生

パーソンズ
Parsons, Talcott
1902 ～ 1979

AGIL 図式
➡ p.88　図 5-1 参照。

み出せばよいこととなる。つまり、社会統合は社会化と連結している。AGIL 図式の Integration と Latency は、強く結びついているのである。付言すれば、この２つは、本節で社会秩序・社会統合・社会統制と三区分したうちの社会統合にどちらも含まれるのである。

　パーソンズにとって、法は、全体社会で制度化されたフォーマルな社会統制メカニズムであり、法の第一次的機能は、社会統合の維持・促進・回復である。パーソンズによれば、社会成員が法に準拠することで社会のコンフリクトは最小限に抑えられ、社会は存続できるのである[9]。

C. オートポイエーシスから見た「法と社会システム」

オートポイエーシス
autopoiesis

　ルーマンは、もともと生物学の概念であったオートポイエーシスを彼の社会システム論に取り入れた。オートポイエーシスとは、システムが環境と相互作用する中で、自己のメカニズムに基づいて自己の閉鎖性を保ちつつ自己を再生するメカニズムのことであり、ルーマンはこのことを「自己言及的オートポイエティック・システム」と呼ぶ。生命体のシステムでは、生命が、たとえば神経細胞が、神経システムを自力で再生産し、存続する。同様に、社会システムは「コミュニケーション」を通じて自己適応的に再生し、存続する。オートポイエーシスとは、社会システムにおいてはコミュニケーションの継続を意味する。コミュニケーションが理解されなかったり拒絶されたりすれば、そこでコミュニケーションの過程は停止することになるが、しかし現実には、社会は一時にコミュニケーションを停止することはできず、社会のオートポイエーシスは、理解不足や拒否反応があっても、そのようなコンフリクトを包み込むような形でオートポイエーシスの継続を保証する強力なメカニズムを作りだしてきたのである。

　たとえば、法についてみてみよう。法は、これまでにない新しい案件、コンフリクトが生じた際には、既存のこれまでの判例、学説、準則を適用し、その案件、コンフリクトを法的に処理することで法の統一を保とうとする。法は、さらに、将来生じそうなコンフリクト、案件を予期し、その起こりそうな結果に適応できるように法的規範を整備し、複雑性を縮減する。法は本来、法的処理を法以外のもの（たとえば、政治的、経済的利害や宗教的、思想的主張）に左右されない「自己言及的オートポイエティック・システム」なのである。法は、法によって支えられる。

　高度に発展した社会では、社会システムの機能分化で、それ自身がオートポイエーシス的な統一を保持する法システムをもち、そしてその法システムは、機能分化で複雑性の増した社会システムにおけるコミュニケーシ

ョンの不一致を、法規範的閉鎖性（外部要因の排除）と対環境的開放性、適応性（新しい事態を学習し、修正対応すること）との統一によってコントロールしている。前章で述べた、社会システム分化と法の実定化とは、このようなことを指しているのである[10]。

4. 逸脱

社会的価値、社会的規範からの逸脱は、多様な現象として現れるが、その中に、犯罪、違法行為もある。

ここでは、社会統合、社会統制が不十分なため、あるいは成員の欲求不満が高じて犯罪行為に走るとみるアノミー論、そして、社会そのものが社会の統合維持のため犯罪者というカテゴリーを生み出すとみるラベリング論を紹介しておく。

アノミー論
anomie

A. アノミー論から見た犯罪、違法行為

[1] デュルケムのアノミー論

デュルケムは、犯罪と社会の関係を次のように主張した。社会が正常な状態で、その社会がまとまろうとすれば、社会は常に犯罪を必要としている。犯罪は社会という体が正常を保つための苦痛である[11]。また、デュルケムは、犯罪ではないが、社会からの逸脱現象であり、犯罪とは表裏の関係ともいえる自殺について次のような考察をしている。

デュルケムは、無規制状態を意味するギリシャ語 anomie を社会的分業の不正常な状態を指す言葉として用いた。そして、自殺の社会的要因を探ろうとした著『自殺論』（1897）において、社会的統合の強弱と自殺の増減の関係を論じ、その中で、自殺の類型の1つを「アノミー的自殺」と命名した。これは、道徳的秩序の崩壊によって、成員の欲求が無規制状態となり、欲求不満や焦燥感がもとで人が自殺の傾向をもつ、というものであった[12]。

デュルケムの自殺の4類型
①宿命的自殺
②集団本位的自殺
③個人本位的自殺
④アノミー的自殺

[2] マートンのアノミー図式から見た犯罪、違法行為

マートンは、アノミーの概念を独自に再定式化し、「社会構造とアノミー」の関連性を分析した[13]。その分析枠組みとして、「文化的目標」と

マートンのアノミー図式

マートン
Merton, Robert King
1910 ～ 2003

「制度的規範」の２概念を設定した。文化的目標とは、その社会に支配的な社会的価値であり、成員の大多数が望ましいものと認めている。制度的規範とは、文化的目標を獲得、達成するための手段、方法のうち、制度的に承認されたものを意味する。

図 4-1　個人的適応様式の類型論

適応様式	文化的目標	制度的手段
Ⅰ 同　　調	＋	＋
Ⅱ 革　　新	＋	－
Ⅲ 儀礼主義	－	＋
Ⅳ 逃避主義	－	－
Ⅴ 反　　抗	±	±

　具体的分析としては、アメリカの社会における「金銭的成功」への個人の対応を取り上げ、文化目標としての金銭的成功とそれを達成するための制度的手段に対して、個人がどのような志向を示すかを分析した。マートンの示した「個人的適応様式の類型論」（**図 4-1**）のうち、「同調」以外の４つ、「革新」「儀礼主義」「逃避主義」「反抗」が逸脱行動、アノミー現象である。そのうち、儀礼主義は、経済的成功などの目標獲得を積極的に目指さないで、型にはまって程々にやり過ごすタイプであり、文化目標に対して消極的であるという点では逸脱しているが、制度的手段、制度的規範は受け入れているので、犯罪、違法行為は為さない。

　残り、３つ、「革新」と「逃避主義」と「反抗」類型の中にアノミー現象としての犯罪、違法行為が存在する。それぞれ、経済行為で例示すると、「すばしこい抜け目のない成功」で福祉事業を拡大し、最後は事業での違法性を問われる人物。詐欺を働く成功者。これらは、革新タイプに相当する。精神病者、自閉症者、最下層民、身寄りのない者、放浪者、無頼漢、浮浪人、慢性のアルコール中毒者、麻薬常習者。これら逃避主義のタイプの中に犯罪、違法行為に該当する場合がある。経済的成功を社会的価値、文化目標とする社会そのものの改変を目指す社会運動、政治運動に参加するタイプが反抗である。このような行動は、その社会から違法行為のレッテルを貼られることがある。かつての日本社会で、社会主義社会、共産主義社会を目指す共産党が、非合法の団体と法律で定められたケースはその極端な例といえよう。

B. ラベリング論から見た犯罪、違法行為

　ラベリング論とは、ラベルを貼るという語源に由来し、他者、社会が、特定層の人たちへの人物評価、社会的位置づけのためのラベルをその人たちに貼り付けるという理論である[14]。関連概念としては、スティグマがある。英和辞書では、①汚名、恥辱、②（欠点・異常などを示す）特質、印、③（奴隷・罪人などに押した）焼印、烙印などとなっている。

　ゴッフマンは、『スティグマ』（1963）で、「社会的逸脱者」と社会からみなされる人びととして、売春婦、麻薬中毒者、非行者、犯罪者、ジャズ演奏家、ボヘミアン、ジプシー、カーニバルの香具師、ホボー、安葡萄酒中毒者、旅芸人、賭博常習者、波止場ルンペン、性的倒錯者、再起しようとしない都会の貧乏人などを例示している[15]。また、シャーは、『被害者なき犯罪：堕胎・同性愛・麻薬の社会学』（1965）で、堕胎、同性愛、麻薬常用癖については、被害者がいないにもかかわらず犯罪としている国家が多いことについて、ラベリング論的観点からの問題提起をしている[16]。

　逸脱者に対して、犯罪者であるというラベルを貼ることによって、人は犯罪者になるのであって、統制する側からのラベリングがなければ犯罪者にはならない、犯罪は存在しない、というこの理論の意義は、次の3点であろう。①殺人など、何を行っても、警察すなわち統制機関に発見されなければ、その人物は犯罪者ではない。逆に、取り締まり、統制を強めれば、犯罪は増える。②統制側が、行ってはいけないことのリストを増やせば、いくらでも逸脱者を生み出しうる。逆に、規範を緩くしたり、無くしてしまえば、逸脱者は減少する。③一旦、逸脱者、犯罪者というレッテルを貼られた人間は、他者、社会からのまなざしに耐えられず、あるいは、本当の自分を守るために、外部、社会から与えられた逸脱者、犯罪者の役を再び演じてしまう危険性がある。

　ラベリング理論は、社会統制がかえって、逸脱の増加をもたらすという逆説をわれわれに教えるだけではなく、客観的で絶対的な善悪の基準は不可知である、ということをわれわれに訴えている[17]。

ラベリング論
labeling theory

スティグマ
stigma

ゴッフマン
Goffman, Erving
1922 ～ 1982

シャー
Schur, Edwin M.
1930 ～

被害者なき犯罪
victimless crime

注）

(1) デュルケム，É. 著／佐々木交賢訳『社会学的方法論』学文社，1973，pp.4-39.

(2) ウェーバー，M. 著／世良晃志郎訳『法社会学』経済と社会，第 2 部第 1 章，創文社，1974，pp.29-54.

(3) ルーマン，N. 著／村上淳一・六本佳平訳『法社会学』岩波書店，1977，p.224.

(4) 前掲書（3），pp.37-47.

(5) ハート，H. L. A. 著／矢崎光圀監訳『法の概念』みすず書房，1976，pp.88-108.

(6) 田中成明『法学入門』有斐閣，2005，pp.38-45.

(7) パーソンズ，T.著／佐藤勉訳『社会体系論』現代社会学大系：第14巻，青木書店，1974，pp.297-319，訳者解説　pp.557-561，pp.571-572.

(8) パーソンズ，T.＆スメルサー，N.J.著／富永健一訳『経済と社会．I，II』岩波現代叢書，1958，1959，分冊I　pp.26-31，pp.72-105.

(9) 佐藤勉「パーソンズ」潮見俊隆編『法社会学』社会学講座9，東京大学出版会，1974，pp.234-235.

(10) ルーマン，N.著／土方透・大澤善信訳『自己言及性について』国文社，1996，pp.7-40，pp.278-307.

(11) 前掲書（1），pp.94-101.

(12) デュルケーム，É.著／宮島喬訳「自殺論」世界の名著47『デュルケーム　ジンメル』中央公論社，1968，pp.195-239.

(13) マートン，R.K.著／森東吾他訳『社会理論と社会構造』みすず書房，1961，pp.121-178.

(14) ベッカーズ，H.S.著／村上直之訳『アウトサイダーズ―ラベリング理論とはなにか』新泉社，1978，pp.16-29.

(15) ゴッフマン，E.著／石黒毅訳『スティグマの社会学―傷つけられたアイデンティティ』せりか書房，1970，p.235.

(16) シャー，E.M.著／畠中宗一・畠中郁子訳『被害者なき犯罪：堕胎・同性愛・麻薬の社会学』新泉社，1981，pp.9-21，pp.221-236.

(17) 河合幹雄「逸脱と統制」棚瀬孝雄編『現代法社会学入門』現代法双書，法律文化社，1994，pp.328-329．を参照した.

▌理解を深めるための参考文献

● 村山眞維・濱野亮『法社会学（第2版）』有斐閣アルマ：specialized，有斐閣，2012.
　法社会学の基礎的な考え方を分かりやすく説明し、その上に立って、現代日本の法制度、そして、日本の法と社会を分析している。

● 矢野達雄・棚澤能生編『法社会学への誘い』法律文化ベーシック・ブックス，法律文化社，2002.
　現代日本社会における法現象の実態、特質、問題点を、法社会学的視点から、日本社会の構造との関連に留意しつつ、いくつかの領域ごとに明らかにしている。

● 宮澤節生・武蔵勝宏・上石圭一・大塚浩『ブリッジブック法システム入門―法社会学的アプローチ（第3版）』ブリッジブックシリーズ，信山社，2015.
　法律を作ったり使ったりするプロセス、法律を使うことを仕事としている人びと、そして法システムを使うことの効果等の「実態」を「初めて」自分で学ぼうとする人へ、法社会学者の発想から基礎知識を解説している。

第5章 経済と社会システム

1

社会学的視点での市場は交換の場といってよい。
市場経済化はしかし、社会関係を
互いに自己の目的を達成するための手段
とみなす関係に塗りかえた。
また「豊かな社会」を現出させた
大衆消費社会の虚構性について指摘する。

2

経済発展は市場と分業の発達でもあるが、
ここでは分業の社会的機能を重視した
デュルケムの「有機的連帯」に着目する。
次いで企業社会における労働の三側面、
人格とは切り離せない労働市場の特異性、
労使関係の基本図式について小括する。

3

パーソンズのAGIL図式に依拠して
社会システム論を概略する。
その社会システム論が日本的雇用慣行において
機能してきたことを例証し、
そこには互酬的交換が
貫かれていたことを記す。
その上で互酬性を伴わない今日の問題点や逆機能について、
雇用システムの動揺を中心に取り上げる。
そしてインバランスの打開策の1つとしての
「ワーク・ライフ・バランス」について触れる。

1. 経済の社会化と市場経済の概念

　社会生活は、資源の稀少性を背景に労働力を利用してなんらかの生活物資を獲得することから始まる。生活物資の存在を無視しては生活が成り立たないなかにあって、経済的行為が物資・糧の獲得を目的としたものに限定されようとも、経済生活は社会関係の枠から自由ではありえない。各々の経済的行為は、相互に関連しながら有機的に社会生活を築き上げている。人々の経済的欲求の充足は多数の他者との協働・組織化・交換・競争・支配といった社会過程あるいは社会関係から切り離せないのである。こうした営みは「社会の経済化」ではなく、「経済の社会化」と形容してよい。

A. 経済主体の相互関係

社会関係
社会関係とは、さまざまな欲求充足のために、他者に働きかけ・働きかけられる過程で自己あるいは他者が期待している行動を引き受けたり、期待を担うといった相互の交換や作用をさす。そこでは地位の承認と役割の期待・規制を派生し、様式化される[1]。

　社会関係は種々の欲求充足のために、それらの過程で互いに期待し（され）規制しあう関係をいうが、それは意思と責任をもつ家計（社会学的には家族と置き換えてもよい）・個人、企業（経営体・組織体）、政府（財政）、外国といった経済主体間の相互依存関係にもあてはまる。

①家計・個人は、企業などに勤めたり商売や農業を営んで所得を獲得し、これをもとに企業の生産する製品やサービスを購入し、消費する経済行動の基本単位である。それがどう具体的に存在し、どう行動するかは家族の制度、形態や機能およびその変化と無縁ではない。

②企業は、家計・個人から労働力を雇い、資本・労働力・土地を結合して財やサービスを商品として生産し、これを市場で販売して利潤を得る。いいかえれば、利潤獲得を目的とし、資本を利用しながらいろいろな生産要素を合理的に購入し生産・販売を行う組織体である。広義には、生産物やサービスを市場に供給する経済主体と解しておこう。この経済主体は家計・個人から労働サービスの供給がなくては成り立たない。また家計・個人は生産物を需要する消費者でもある。生産と消費が分離しているなかで、家計・個人と企業は機能上相互に依存し合っているのである。

財政経済
public finance

私的な経済
private economy

③国家・地方自治体のような財政経済を運営する政府は、主に家計・個人や企業のような私的な経済からの租税を収入源とし、国民生活の維持・拡充のため企業から財・サービスを購入するとともに、公共財（道路、ゴミ処理、警察、消防、公衆衛生）を供給するなど投資活動も行う。ま

た老人・失業者・生活困窮者などに社会保障費を支出している。併せて
私的経済に対して制約・禁止・勧奨・保護などの強い権力をもち、今日
その比重が大きくなっている。景気変動のリスク回避や富の配分を含め
た計画化の導入、社会保障や完全雇用などの福祉社会の実現への対応と
いった公共経済を組み入れた仕組みはポリシーミックスと称される。

ポリシーミックス
policy mix

　それぞれの経済主体は財・サービスの流れ（経済循環）を通して密接に
結びついている。経済主体の相互依存関係（経済学的には需要と供給の相
互関係）はそれを媒介する市場をもたらす。つまり基礎的集団である家族
と機能集団である企業とでは、労働サービスの売買を行う労働市場、消費
生活のための消費財市場、家計の貯蓄に関する金融市場が形成される。

B. 市場経済化と社会関係

[1] 交換としての市場—その社会学的視点

　一般に市場は、商品交換（売り買い）が行われる場所をいうが、魚市場
や取引所などにおける商品の売り手と買い手が直接・間接に出会う組織を
指したり、世界市場、国内市場などのように一定の商品に対する需要と供
給とが相対して価格と取引量とが決定される抽象的なことをも意味する。
単に流通のシステムと捉えてもよい市場は、市場経済と置き換えた方が理
解されやすい（両者は厳密に区別されていない）。

市場
market

　社会学的な視点で市場を捉えれば、交換という相互行為の場となろう。
この相互行為では、それぞれの交換が成立するとそれで行為が完結し、社
会関係としての特徴が見出しにくい。市場は集団や組織を構成しないので、
「準社会」とみなしておく[2]。ともあれ市場は、家族や企業などの経済主
体ないし集団・組織をつなぐ交換のパイプとして機能的に依存しており、
産業社会の不可欠な構造的要素となっている。

　次に、財を獲得する目的は、他の財や有償的な人間行為（サービス）を
求める交換行為として出現する。社会学的にはいまひとつ、非市場的・非
貨幣的ともいうべき社会的交換関係がなされている。富永健一は、地位、
権力、威信、名声、暖簾など社会関係からなる財を関係財（社会財）と称
した。関係財は、個人および社会システムの目標を達成する際に役立つ用
具もしくは報酬として交換・配分・所有される[3]。経済財と統合した概念
でもある関係財はしかし、必ずしも実物財のように所有・交換されるとは
限らず、また文化財のように伝達・学習されるとはいい難い面がある[4]。

ゲマインシャフト
Gemeinshaft（ド）

ゲゼルシャフト
Gesellshaft（ド）

テンニース
Tönnies, Ferdinand
1855 ～ 1936

[2] ゲゼルシャフトと社会関係

　近代社会の趨勢を、社会関係の類型ともいうべきゲマインシャフト（共同社会）からゲゼルシャフト（利益社会）への過程としての社会変動論を織り込んだのはテンニース[5]であった。

　ゲゼルシャフトでは、①個体性を軸に共同性は二次的に合成され、互いに他者を自己の利害と目的に基づいて手段視する打算的関係を特色とする。反対給付や返礼との交換なしには他者のために何も与えないのである。そこでは、あたかも「各人は一個の商人」のようにふるまう。②個人所有（私有財産制）を前提に、利益は個人に分配されるが、その場合、利得は必ず何かと引き換えでなければならず、そこに交換の場、つまり市場が形成される。③財を獲得するために他の財や有償的なサービスを提供する行為は、交換手段としての貨幣を媒介とした間接的な関係に染めあげられ、貨幣の獲得が中心課題となった。

　あくまでもモノを介しての関係であった市場の取引関係は、取引する人を互いに自己の目的を達成するための手段とみなす「目的－手段関係」に塗り替えた。社会生活全般にわたって社会関係が市場の網の目のなかに組み込まれ、よそよそしい非人格的関係が支配的となったのである。

自由主義経済
market economy

C. 市場機構と自由主義経済

　元来、市場経済は経済主体間の商品・労働・貨幣の売買・取引をめぐる自由競争を通じて価格が成立する場や機能をいい、この市場メカニズムを通じて需給調整と資源配分が行われる。市場価格の変動を目安に需給調節が可能であるという柔軟性が備わっていれば、どんな形態・規模の経営体・所有形態も市場経済に適合されよう。個人・企業の自由な取引および市場参入は、資源の稀少性を背景に効率が追求される。そこでは対等な関係での完全競争、それを担保する機会の均等および情報の対称性・開示、自己責任を伴う意思決定、私有財産権などの前提条件が必要となる。

アダム・スミス
Adam Smith
1723 ～ 1790

　自由競争を前提に市場の原理を価格の自動調節機能に求めたのは経済学の父スミスであった。スミスは『諸国民の富』[6]で、私的利益の追求は市場機能という「神の見えざる手」の働きによって社会全体の利益を促進すると説いた。公益は公共心からでなく、私的な利益追求の帰結として実現される。そして市場への政治の介入や政府等の保護・規制などは、市場（自由な経済活動）にとって有害であるとし排除すべきとした。この考え方はレッセフェール（自由放任主義）とも呼ばれる。

レッセフェール
laissez-faire（フ）

　ただし、スミスは安定的な財源を確保し、公平なサービスを提供する観

点から政府が公共事業を行い、公的資金による投融資を営むことは容認した。むしろ特定の商工業者が金や銀の獲得を「国富」に名を借り、政府を利用して私利を蓄える活動（重商主義）が自由を阻害することを批判した。この点は現代産業社会においても重要な指摘であり課題である。

　商品経済の発達とともに拡大・発展してきた市場とその軌跡は、資本主義社会の成立・成長過程と重なる。自由な経済活動と競争原理が資本主義経済の強みに他ならないと喧伝される市場秩序の礼賛には、しかし多くの欠陥や問題が顕在化している。すなわち、市場の不確実性がつきまとう景気変動（殊に不況）のリスク、優勝劣敗の顕在化・貧富の格差拡大、さらには資本力・技術力・組織力に勝る大企業への一層の利益増大、その結果としての寡占・独占企業（少数の大企業への生産・資本の集中）による国民経済の主要な産業部門の市場支配など、市場主義への批判は枚挙に暇がない。資本主義経済に組み込まれた市場経済の仕組みは、その胎内に矛盾を宿していたといわなければならない。

D. 大衆消費社会の経済社会論

[1] 経済的厚生と大衆消費社会

　私的利益と公的利益の調和といった経済学の命題は、ピグーの『厚生経済学』[7]によっても受け継がれる。ピグーは社会の経済的厚生を各個人の効用の総和とし、効用の最大化ないし個人間の分配の最適化を課題とした。厚生は満足か不満足の人々の意識の状態であり、直接もしくは間接に貨幣の尺度に関連づける部分を経済的厚生と呼んだ。そしてこの経済的厚生を実現するものとして国民所得（国民分配分）の概念を導入し、①国民所得を増大させ、②国民所得全体の増加は、貧者の所得増加に寄与しうる平等化につながり、③国民所得の変動の減少は安定化を促す、とした。なるほど経済成長は、豊かな消費生活、フローとしての所得向上とそれによる平等化、失業の回避と社会保障制度の拡充による安定化をもたらした。

　また、『経済成長の諸段階』を著したロストウは、「近代社会の生涯における大分水嶺」としての「離陸」さらに「成熟への前進」を経て、「高度大衆消費社会」の出現を捉えた。「高度大衆消費社会」になると「社会の関心のバランスは供給から需要へ、生産の問題から消費の問題へ、そしてより広義の福祉の問題へと移っていく」と考えた[8]。今日では、社会保障の拡充や所得再分配、完全雇用の実現、消費需要の創出などが有機的に連関する経済政策と相まって、「福祉なくして成長なし」といった福祉社会に向けた合意の形成が重要視されるようになった。

ピグー
Pigou, Arthur Cecil
1877 ～ 1959

ロストウ
Rostow, Walt Whitman
1916 ～ 2003

離陸
take off

所得再分配
redistribution of income

完全雇用
full employment

［2］「豊かな社会」の虚構性と「消費の記号化」

豊かな社会
affluent society

　経済成長の果実を享受しているかにみえる「豊かな社会」はしかし、"何のための豊かさか、誰のための経済成長か！"を問わずにはいられない。「豊かな社会」では、生理的必要を満たす絶対的窮乏から解放された消費大衆に、巧みな広告宣伝などの手段を利用して、感覚的欲望が創出される。そこでは計画的に商品・サービスを陳腐化するビジネスが繰り出さ

依存効果
dependent effect

れる。絶え間なく欲望を満足させる過程（生産）に依存する「依存効果」[9]によってGDPの成長が図られ、さらに需要そのものをも操作の対象とする。かかる「豊かな社会」のメカニズムは、ガルブレイスによって「新しい貧困」と形容され、その「社会的アンバランス」が鋭くえぐられた。

　一方、消費大衆は自己の茫漠たる不安から「同時代人の送る信号にレー

デモンストレーション効果
demonnstration effect

ダー網をはり、絶えず細心の注意を払って」同調する「他人指向型」[10]と重なり、見栄っ張りの競争にかりたてられる「デモンストレーション効果」の虜として、欲望創出の罠にはまってしまう。もはや商品は真に必要なものから"体裁の象徴"へと変じてしまう。「他人指向」にみるような他者に同調するしかない（選択の自由や適応する能力を欠いている）「（経

経済的アノミー
「経済的アノミー」はすでにデュルケムが自殺の原因論の文脈でとして指摘されていた（デュルケーム, É.著／宮島喬訳『自殺論』第2編第5章, 中央公論社, 1985.）。

済的）アノミー型」適用様式[11]は、市場経済の無規制な拡大による欲望の肥大化・慢性化により、ある種の強迫観念にさらされ、他律的に煽られる中で焦燥感や虚構性を醸造・派生することになる。

　ガルブレイスらが指摘するように、社会を形成する活動としての消費それ自体に内在する他者との関係性にまつわる閉塞感は拭い去れない。生活様式、消費生活の画一化、平均化、物神化といった問題性を睨んでボード

ガルブレイス
Galbraith, John Kenneth
1908〜2006

リヤールが捉えたのは、商品の機能の消費から記号の消費といった、モノの記号的意味を消費している状況であった。

ボードリヤール
Baudrillard, Jean
1929〜2007

　ボードリヤールによれば、消費大衆は豊かさを享受する正当な権利を有していると思い、夢の幻覚的な記号によって日常生活を意味づける秩序を体感せずにはいられない「シミュラークル」[12]の世界の欲望に従属しているという。メディアの広告が醸し出す幸福や威信を示す記号は、現実の提

消費の記号化
記号化で消費財がさまざまに形容されるイメージや印象を与えるとしても、筆者はボードリヤールのいうように記号化を言語活動として捉えるのには疑義をはさまざるをえない。

供さえできなくなって、現実だと思わせるために空想だけを提供するにすぎないと予想した。そこにおいて消費や商品はもはやモノの機能的な使用や所有ではなく、個人や集団の権威づけの機能でもない。消費はコミュニケーションの交換のシステムとして、絶えず発せられ再生される記号のコード・言語活動として定義される。人びとは商品を、機能、性能、品目といった物的価値とは無関係に、デザイン、カラー、容器、パッケージなどに付与されたブランド、ブランドネームによって表象された、感覚性やイメージを消費するのである[13]。

2. 社会的分業と労働

A. 社会的分業

[1] 分業の経済的機能

スミスは『諸国民の富』で、分業こそ生産力増大の源泉であるとした。社会的分業が発達すると、個人・企業・政府の間の財貨やサービスを交換する場所や機関が必要となり、市場を形成する。需要と供給の調整（メカニズム）を通じて組織する手段としての市場の発展は、分業の発展を促し、それが労働の生産性を増進させるという。

"division of labour" と英語表記されるように分業は、労働ないし仕事の分割分担であるが、分業には個別的分業（企業内・工場内での分業）と社会的分業の2通りがある。前者は、個人が単独で行っていた作業を複数の部分労働に分け、各分担者の作業を再び統合し全体として1つの作業を行う共同作業をいう。後者の社会的分業は、社会で必要とする種々の生産物をそれぞれ異なる経済主体が生産していることを指す。すなわち、商品経済の社会では生産・流通・消費・廃棄が各方面で分業化され、さらにその分業が内部的にも専業的に分化（専門特化）して、各々別々の独立した組織・企業を運営している。併せて生産力の増大・経済成長は、農林水産業から工業へ、そして商業・サービス業へと発展した。産業構造の変化・高度化は、これに対応する多様な職業・就業機会を拡大した。就業構造は精神労働が肉体労働から分離し、医師、弁護士、建築士、芸術家、ジャーナリストなどの知的職業や専門的職業が増大した。

また、分業のシステム・専門分化への依存は都市的生活様式の拡大でもある。家族機能の機能集団への代替・外部化は、自己完結的にあるいは家族の生活問題を共同的に対応できなくなったことから、社会的に処理・解決する必要性を増大させている。そこでは衣食住をはじめ出産・扶養、教育、娯楽、宗教、医療・衛生・福祉サービスなどを専門処理システム・機関・施設に委ね、いわゆる「生活の社会化」が広範に進展している。家族機能の解体に伴う「生活の個人化」ゆえの都市的生活様式における「生活の社会化」は、家族本来の機能（安定化、社会化）とともに、そのあり方が問われている[14]。

［2］ 分業の社会的機能

　上記の経済的機能による分業は、生産力を増大させ経済効率を高め、物的豊かさをもたらした。しかしながら、いまひとつ社会的機能に基づく分業があることをデュルケムはコントから受け継ぎ、発展させた[15]。

　デュルケムにとって分業の発達は、個人意識が優位する近代社会にあって個性ある個々人が相互の依存関係により社会的連帯の感情を強めるように作用するものであった。分業は、「機械的連帯」から「有機的連帯」へと進化するという。分業が未発達の前近代社会では、集合意識を基底に個人が窒息してしまう。そこでは類似した同質的な成員が機械的に結合した形態（諸環節の一体系）である「機械的連帯」が支配的であった。ところが分業が発達すると、独立した人格を有する異質な成員が能動的に自らの個性・特殊な役割に基づく結合形態としての「有機的連帯」が重要となる。社会全体の幸福は個人の仕事に、個人の幸福は社会全体の総労働にそれぞれ依存することが自覚され、異質な諸個人の相互依存の体系が道徳的連帯を培う。「有機的連帯」が社会的統合・秩序を保持するという。

　しかし、あらゆる「有機的連帯」が社会的・道徳的な連帯を結実するわけではない。デュルケムは無規制的分業、拘束的分業などの異常形態が現れ、社会の依存関係が錯乱する事態も指摘していた。労働や分業システムをめぐる問題は依然として横たわっているのである。すなわち、個性の発揮やキャリア形成がままならず、労働は細分化・標準化・規格化・歯車化され、非人格化する官僚的組織や資本の論理に埋没して自己を見失う実態も見逃せない。そこで次に、改めて労働について捉えてみよう。

デュルケム
Durkheim, Émile
1858 〜 1917

コント
Comte, Auguste
1798 〜 1857

機械的連帯
mechanical solidarity

有機的連帯
organic solidarity

B. 労働の三側面、労働市場、労使関係

［1］ 労働の三側面

　いわゆる「3K 職場」（きつい、汚い。給料安い）などのイメージがつきまとうように、近年、労働という言葉が忌み嫌われているようだ。労働は、①自然に対して働きかけ生活に有用なものを生産する。②非遊戯的であり、肉体労働に代表されるように苦痛を伴う。③賃労働としての性格、すなわち生産手段をもちえない労働者は自らの労働力を商品として売らなければ生活できないのであり、ここに階級・階層分化を生じさせる。労働はこうした3つの側面から捉えられる。

　ただし、働くことの意味を考えると、尾高邦雄のいう職業の三要素（生計の維持、個性の発揮、社会的役割の実現）は重要である。

労働
labour

苦痛
travile

職業
occupation

[2] 労働市場の特異性

　市場経済の下では、単に労働生産物のみならず人間の労働も商品として売買される。労働用役（サービス）・労働力が取引される場が労働市場である。そうであれば労働市場も生産物市場、金融市場など一般の市場と変わりない。商品市場における取引あるいは売買は、その商品に対する所有権・支配権の移転を意味している。

　労働市場で売買されるのは労働用役であり、労働力は商品化されている。けれども労働用役はその提供者である彼（彼女）の人格から切り離せない。したがって、労働用役の購入（需要）者は労働者の人格を所有したり、人権を侵すことはできない。通常、企業など労働力の購入者は所定の作業・仕事を行うにあたり、労働用役を利用するにすぎないのである。人権や個人を離して労働用役は存在しないにもかかわらず、時として企業が労働者の人格を所有したり、不当な人権侵害を行うことがある。

　こうした労働市場の特異性は、それゆえに市場で公正な競争が行われるよう政府の適切な措置を必要とする。同時に公正な取引秩序を維持するために、人権の尊重、勤労権の擁護を明記しておかねばならない。雇用政策および賃金政策の必要性、失業保険・老齢年金・労働災害保障といった社会保障の拡充、幼少年労働の禁止・女子深夜労働の禁止・児童手当制度などの労働保護の政策は、かかる労働市場の特異性に基づくものである。

労働市場
labour market

[3] 労使関係の基本図式—その二面性

　労使関係は、「雇用主対従業員」としての個別的労使関係と、「経営対労働組合」という２つの労使関係を成立させる。前者は、狭義には上司と部下との人間関係を主題とした、いわば雇用契約に基づく相互の協力を特徴とする関係であり、人事労務管理活動として扱われる。一方、一般に労使関係と表現される後者は、労働者が自らを代表する労働組合を組織して経営との関係を取り結ぶ集団的労使関係と称される。集団的労使関係では、雇用契約の締結、賃金、労働条件、さらに経営問題を団体交渉や労使協議などによって決定し、労使関係制度を成立させる。

　労使関係は、労働力の提供とその使用者との間にみられる地位および役割の相互関係と定義されようが、それは次のような二面性がある。

①企業は資本利潤の極大化であれ適正利潤の重視であれ、物財およびサービスの提供といった商品生産を行い、これを実現するために労働者を雇用する。労働力商品の売買を内容とする自由な雇用契約による労使関係は、半面で労働者の雇用主への従属的性格をもつがゆえに、利潤の追求と賃金・配分、労働条件などをめぐって労使が対峙することとなる。労

雇用主対従業員
employer-employee
relations

経営対労働組合
employer-union
relations

経営者支配
形式上では資本家が専門経営者に利益を信託し、科学的知識技術をもつ彼らが高度に発達した企業の経営の実権を握っていることをさす。しかし専門経営者の自律性は必ずしも強いとはいえない。

働者は対等でない関係において、個人では実現困難な賃金や労働条件の改善などの要求を労働組合の結成や団体交渉を通じて、その実現を図る。そこでは「従属と抵抗」という労使関係が成立する[16]。

②ところが、現代の企業では所有（資本）と支配（経営）が分離し、経営者支配が一般化している。こうした中で経営者は、労働組合との関係改善に努力しなければ企業の利潤追求も達成しえない。むしろ、労働組合をパートナーの役割に仕立て上げながら積極的な共存関係を演出することになる。一方、労働組合は配分の原資となる利益（付加価値）の増大を実現することなしには、多くの賃金の獲得や労働条件の向上は望めない。ここにおいて労使は共通の利害に立つことになり、その関係は「対立と協調・調和」の二面性として捉えられる。

企業別労使関係（組合）
企業別労働組合は、個々の企業で働く従業員を対象として組織された労働組合。企業の枠を超えて組織される産業別組合などが主力の欧米とは対照的である。

日本では労使関係の基本図式に示したようなせめぎあいやダイナミズムが後退し、企業別労使関係（組合）が労使協調となって経済成長を促す役割を担ってきた。企業別労働組合は「会社あっての組合」という観念が強く、経営側に組み込まれる弱点を抱えるが、年功（賃金）制や終身雇用制とともに日本的雇用慣行の3本柱として、労使の利害の調整機能を果たし、経済成長と安定化に寄与してきた。その日本的雇用慣行は、日本の社会構造をあるいは戦後の社会システムを集約・具現してきたといっても過言ではない。こうした動態を交えて、荒削りだが日本的雇用慣行を例に、社会システムの理解を得る手がかりとしてみよう。

3. 社会的交換と社会システム

A. 社会システム論─パーソンズの AGIL 図式を中心として

一般に社会システムは、目標の達成および環境に適応するため必要な活動・パフォーマンスなどの体系をいうが、これを充足するに際してさまざまな障害や「予期せぬ結果」を生じる。そうした場合、システムを構成する諸機能・下位体系間で相互に補完しあって欠陥を防ぎ、システムを生命維持の仕組みのごとく恒常的に復元し、進化による変容を含めて社会的統合や均衡維持が図られるもの（体系・構造・組織）とされる。たとえば日本の企業経営もまた不況や社会的緊張に幾度となく襲われたが、それを乗り越えてきたパフォーマンスに、以下で触れるパーソンズ流の社会システ

ムが有効に機能してきたと管見する。ただし、そうしたこれまでのシステムあるいは成功体験がそのまま延長する手法で済むとは限らない。ともあれ、社会システム論の中心であるパーソンズの説明を聴いておこう。

　パーソンズ[17]によれば、社会システムの維持・存続には、環境への適応（A）、目標達成（G）、統合（I）、価値パターンの維持と動機づけの緊張処理（L）といった4つの機能的要件の充足が求められ、どのようにして満たされるかが主要な課題となる。これに応じるために提唱されたのが、機能的要件を担う AGIL 相互間でのインプット－アウトプットの交換システムである。これを概略したのが**図5-1**である。

- A とは Adaptation（適応）の機能を担う下位体系で、あらゆる行為は環境に適応し同時に環境を活用する働きを司どる。システムの目標達成に必要な諸資源を環境から調達しなければならないので、これは経済（生産）と置き換えてよい（企業でいえば財務、学校では経理部門）。

- Goal（目標）を意味する G 部門は、上記 A 機能が環境から調達してきた諸資源を目標に向かって合理的に組織し、その成果を享受するための機能を担う。目標を実現する意思決定の機能にかかわるので、政治がこれにあてはまる（企業では製造および営業部門、学校では授業）。

- I は Integration（社会的統合）。機能的に分化した役割間あるいはその役割を担う行為者間の連帯を維持し、成員相互の協力・調整、活動の円滑な組織化・秩序の維持などをつくり出す。具体的には成員の自発的組織化を前提に社会共同体、自発的結社、利害調整機関、マスコミュニケーション、裁判所がこの機能を受けもつ（企業では労務管理や広報活動の部門、学校では各種委員会）。

- L の Latency（潜在的緊張処理）は、潜在的なパターン維持と動機づけの緊張処理・緊張を緩和する活動を担う下位システムである。L には世代から世代へ文化を伝え教育するといった機能があてはまるが、個々人の肉体的・心理的緊張をほぐすとともに、上記 AGI がそれぞれ円滑に機能できるよう個人を動機づけ、当面する問題を解消する機能をもつ。家族、教育、文化の領域で示される（企業にあっては教育訓練や福利厚生、学校ではクラブ活動）。

　目標の達成を目指しながら存続・発展するために充足しようとする上記4つの要件には、それぞれの中に AGIL が内包される。併せて4部門が密接にからみ補完しあい、有機的に相互依存しながらシステムとして均衡を維持しようとする。この交換システムは、資源動員システム（A ⇆ G）、政治的支持過程（G ⇆ I）、連帯コミットメントシステム（I ⇆ L）、労働・消費市場システム（L ⇆ A）、権威正当化システム（G ⇆ L）、分配基準シ

パーソンズ
Parsons, Talcott
1902 ～ 1979

AGIL

交換システム
exchange system;
system of interchange

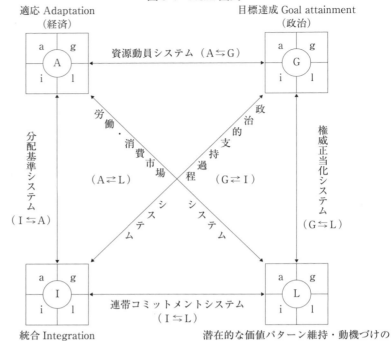

図 5-1　AGIL 図式

出典）Parsons, T. 著／倉田和四生訳『社会システム概論』晃洋書房，1978. を参考に作成.

ステム（I⇆A）といった 6 つのインプット－アウトプット交換によって構成される。その交換システムにおいて各部門は、他の部門の機能を自己の要素として投入（インプット）し、それぞれ相当する機能的要件を満たすための社会的資源を産出（アウトプット）する。こうして機能的要件は満たされ、社会システムは存続・均衡することになる。

B. 日本的雇用慣行にみる社会システム維持の若干の例証

　AGIL 図式は、戦後社会の安定と経済成長（ケインズ流の福祉国家と産業社会の両立）、日本的雇用慣行や人事労務管理の構造と機能についても演繹しうるものでもあった。後者についての一端を記しておこう。
①技術・技能の習熟度の反映と生活給的性格を併せもつ年功賃金制は、「まぎれもないルール」[18]として秩序づけられた。併せて終身雇用と称せられる長期雇用保障は、従業員にとっては生活の安定であり、企業からすれば従業員の定着とそれによる技能・生産性の向上である。かかる雇用保障において企業利益と個人の成長が一枚岩となった。

年功賃金制
年功賃金制は、経験と勤続年数を積み重ねるにつれて職務時序列を昇進し、昇給していく仕組み。

終身雇用
ひとたび企業等の組織に就職した正社員は、定年まで長期にわたって勤続するという慣行。

②企業別労働組合は、団体交渉を基盤にしながらも労使協議制や苦情処理制度さらには経営参加を通じて、個別・特殊な問題に弾力的に対処し、「労使紛争を制度化」しながら、統合と緊張を緩和してきた。それらは体制内再編成の一環と揶揄されたとしても、統合の社会システムを維持する協調的労使関係の一翼ともなった。

③「人間関係論」に基づくインフォーマル・グループの発見とその活用、帰属意識を基底にしたモラールの高揚は、組織の凝集力や「われわれ感情」を醸造しながら感情の論理による「社会的技能」を駆使し、緊張の緩和や精神治療の機能を果たし、組織への貢献に寄与してきた。

④従業員への福利の目的・内容には、低賃金の補完、退職後・不時の場合の生活保障や医療保障を含めた社会保障の一部代替、帰属意識あるいはモラールの高揚を意図した上述の人間関係管理の一環、労働力再生産のための健康維持管理や社員旅行・保養施設などが挙げられる。福利厚生には労務管理上のみならず、潜在的緊張処理の機能および組織への一体感を醸し出す社会的統合の機能が保たれていた。

C. 社会的交換システムとその動揺

[1] 互酬性と社会的交換

上述の均衡維持システムにまつわる日本的雇用慣行の文脈には、互酬的関係（交換）が貫かれていたことが読みとれる。年功賃金制における内部労働市場の正当化、労使の利害の協和などは互酬的交換の好例である。

互酬的交換について述べる前に、G.ジンメルによって先鞭をつけられ、その後ホーマンズやブラウに継承された社会的交換を説明しておく必要があろう。ここではブラウ(19)のそれに依拠して要約するにとどめる。

Bの利益となるような財やサービスを供与するAは、Bに相応の義務を負わせるが、この義務を果たすためにBはAに対して利益を返済しなければならない。供与・受容・返済の義務を伴う利益の授受が交換である。一方でそこには、徹底した打算による経済的交換があり、その対極には愛や献身といった内的感情の交換がある。ただ、実際の交換はその中間というケースが多くみられる。たとえば、パーティーに招待されると、他日、相手を招待することで返礼される。また職場で仕事上のアドバイスを得たい部下・後輩は、上役・先輩のそれに対して尊敬をはらったり服従することで負債を返す。すべてこれらは社会的交換といえる。社会的交換の場合、返済するものの内容や返済時期が明確に特定されておらず、返礼する側の裁量にゆだねられて、交換関係は人格性を帯び、信頼を伴う。これをブラ

インフォーマル・グループ
informal group

モラール
morale
集団の概念では士気や団体精神、個人のそれでは勤労意欲を意味する。

交換理論のアプローチ
exchange
交換理論については、本文で述べる社会学的接近のほか、マリノフスキー（Malinowski, Bronislaw Kasper）や「贈与論」で知られるモース（Mauss Marcel）など人類学の交換理論がある。そしてチボー（Thibaut, John Walter）＝ケリー（Kelley, Harold Harding）の「集団の社会心理学」などによる社会心理学からの交換論があることを付記しておく。

ホーマンズ
Homans, George Casper
1910 ～ 1989

ブラウ
Blau, Peter Michael
1918 ～ 2002

互酬性
reciprocity

社会的誘引
social attraction

ウは「特定化されない義務と信頼」と称した。

　こうした交換が互酬に基づくか否かは決定的に重要である。互酬は当事者の間の社会的誘引を強化拡張することによって対等統合を促し、社会的統合を生む。これに対して互酬が不能になる場合、つまり相手からの供与で返済できないインバランス（不均衡）の場合はどうなるか。おおよその選択肢は、①強制力によって相手から収奪する、②他の主体や源泉から必要なものを入手する、③入手を断念して我慢する、④相手に服従するという形で返報する、といった４つが想定される。上記のうち①〜③が不可能な場合には、相手の意思に従い、相手が要求するサービスを供与しなければならず、従属を余儀なくされる。インバランスは権力と服従を派生し、互酬的でない交換は地位・権力の差を帰結する。こうして互酬的交換には統合が、他方、互酬を伴わない交換は地位の分化をもたらす[20]。

　また、短期的にはインバランスを生じたとしても長期に報酬バランスがとれれば、成員間の良好な互酬性が成立し、社会システムの安定や存続にとって有効な働きとなろう。年功制、終身雇用制、企業別組合、企業内教育訓練には、そうした互酬的の交換がなされていた[21]。年功制を賛美するわけではないが、たとえば、若・壮年期における「貢献＞賃金」の不等式と、中高年期の「貢献＜賃金」の逆不等式といった生計費曲線と生産性曲線は、職務遂行能力が横這いないし低下気味になる中高年従業員にとって、家族を含めた生活保障機能と年功報酬による恩恵的意義をもつのであり、長期勤続によって生涯賃金のバランスがとれる仕組みでもあった。

［2］　インバランスの顕在化

　これまで述べてきた互酬的関係や枠組、そして日本の最も強みとされた「統合の機能（Ｉ）」も、日本的雇用慣行が揺らぐ中で脆弱なものとなった。加えて従前の AGIL それ自体とその相互補完によるシステムの復元力も弱体化しつつある。とはいえシステムの均衡維持を主眼とする AGIL 図式には、その胎内に構造的ともいえる逆機能が宿されていた。また、社会的交換には、インバランスのみならず互酬的交換それ自体に矛盾が横たわっていたと管見する。その問題性の証左を若干挙げてみよう。

①ひるがえって考えれば、終身雇用などといってもその主な対象者は転職経験のない男性正社員（標準労働者）であり、もともと稀少であった。

②情報化・サービス経済化の進展や世界的価格競争による固定的人件費削減を背景に、就労（雇用）形態の多様化や雇用の流動化が増大している。雇用者中 37.5％にも達した（2016〔平成 28〕年、「労働調査」）いわゆる「非典型雇用」としての非正社員には、低賃金、困難なキャリア形成、

就労（雇用）形態の多様化
パートタイマー、アルバイト、派遣社員、臨時・季節工、嘱託、再雇用など正社員以外の雇用形態をさす場合が多い。しかしながら多様な働き方という観点でいえば、自営業・自由業、情報ネットワークを利用したテレワーク・在宅勤務・SOHO（スモールオフィス・ホームオフィス）など弾力的な勤務形態も含められる。いずれも情報化・サービス経済化が背景にある。

非典型雇用

各種の条件・権利・恩恵の適用除外とともに不安定就労問題が指摘される。不安定就労の代名詞ともなったフリーターは、その期間の長期化が目立ち、それが悪循環として潜在的失業を堆積する事態ともなっている。

③成果・業績主義にあっては人材の市場的価値が喧伝される。長期にわたる人材育成が後退し、短期の成果による「賃金競争」が煽られる。そこでは"強い個人"の前提と経済的金銭獲得欲が最大の関心であるとする「ホモ・エコノミックス・モデル」を演出してしまう。

④巷間いわれる「会社人間」は、ホワイトのいう「オーガニゼーション・マン」[22]の性格と重なる。"子飼い社員"としての役割期待を振る舞い、日本的雇用慣行の均衡維持に貢献してきた「会社人間」[23]は、職場・家族・コミュニティのバランスを欠き、長時間労働を甘受し、自我を控え目にする美徳を拠り所としてきた。だが、それが働きがいや自己の成長に結実するものであったかを問わずにいられなくなった。

こうして捉えてみると、席巻する市場経済化と無縁でない「個人化」、各種格差の顕在化・階層分化、雇用不安の増大、「組織人モデル」の限界は、これまで経済成長を促し平等と安心の構造を有した社会システムと、そこにみられた互酬的交換が働かなくなった事態を示すものといえよう。

[3] 不可欠なワーク・ライフ・バランス

「会社中心主義」による長時間労働、介護や育児のために離転職を余儀なくされる実態、男女機会均等を欺くような女性への負担・しわ寄せなどが目立つ。かかるインバランスや逆機能の顕在化に対して、そのあるべき方向性・克服への有力な打開策として「ワーク・ライフ・バランス」が注目・進展しつつある。仕事と生活の両立を原点として2007年に策定された「ワーク・ライフ・バランス憲章」は、各人が家族や地域生活を含めて、仕事上の責任を果たしつつ、働きがいをもちながら、子育て期・中高年期など人生の各段階に応じて多様な生き方が選択できる社会をめざすものである。

「ワーク・ライフ・バランス」の実現には、①個人生活を尊重する雇用システムと働きがいの創出が、ひいては労働生産性の向上に結びつく。②仕事と家庭の調和とは、両者を天秤にかけるのではなく、職業キャリアが広義の人生・ライフキャリアに包括される形で捉える。③育児・介護などライフステージに対応した柔軟で多様な働き方に向けて、社会基盤としてのネットワークによる小規模多機能型の福祉供給サービスの整備・拡充・活用。④そして、労使協議の対象としての取組みを装置化するとともに、管理職の理解と意識変革が重要な要諦となる。

フリーター
15〜34歳の卒業者でアルバイトやパートタイマーとして働いている若者およびその周辺に位置する若年無業者も包含する。

成果・業績主義
知識・技能・努力などよりも、結果としての業績・成果を重視して賃金（報酬）が決められ、短期的な成果で評価され、それにより賃金や昇進・処遇に大きな格差をつける手法である。しかし、賃金競争は逆に労働意欲の低下をもたらし、評価システムおよび評価結果が従業員から納得を得られず、情報開示が不十分との指摘がなされる。

ホモ・エコノミックス・モデル

ホワイト
Whyte, William Hollingsworth
1914〜2007

オーガニゼーション・マン
全人格的に組織にコミットし、集団への同一化や帰属意識(Group Identification)への強い願望を抱く存在。

会社人間
間宏に習っていえば、日本の「集団主義」に依拠した行動様式・意識を身につけ、会社を運命共同体と捉え、従業員の欲求充足に先んじて企業の存続、繁栄を最優先して考える価値を内包する存在でもある。

ワーク・ライフ・バランス
work life balance
1980年代から欧米の企業で注目・発展した「ワーク・ライフ・バランス」の課題は、仕事のストレス、女性と子どもの将来プラン、機会均等、労働時間法制、有給休暇などであった。

注)

(1) 濱嶋朗・竹内郁郎・石川晃弘編『社会学小辞典』有斐閣，2005，p.250.

(2) 富永健一『近代化の理論──近代化における西洋と東洋』講談社学術文庫，1996，p.104.

(3) 富永健一『社会変動の理論──経済社会学的研究』岩波書店，1965，pp.249-253.

(4) 前掲書（1），pp.88-89.

(5) テンニース，F. 著／杉之原寿一訳『ゲマインシャフトとゲゼルシャフト──純粋社会学の基本概念』岩波文庫，1957，pp.34-35，p.91.

(6) スミス，A. 著／大内兵衛・松川七郎訳『諸国民の富』，岩波文庫，1959-1966.

(7) ピグー，A. C. 著／気賀健三他訳『厚生経済学』東洋経済新報社，1953-1955.

(8) ロストウ，W. W. 著／木村健康・久保まち子・村上泰亮訳『経済成長の諸段階──1つの非共産主義宣言（初版）』ダイヤモンド社，1961.

(9) ガルブレイス，J. K. 著／鈴木哲太郎訳『豊かな社会（初版）』岩波書店，1958.

(10) リースマン，D. 著／加藤秀俊訳『孤独な群衆（上）』みすず書房，2013，p.112.

(11) 前掲書（10），下，p.138.

(12) ボードリヤール，J. 著／竹原あき子訳『シミュラークルとシミュレーション』法政大学出版局，2008.

(13) ボードリヤール，J. 著／今村仁司・塚原史訳『消費社会の神話と構造』紀伊国屋書店，1995，p.121.

(14) 倉沢進「生活の社会化」高橋勇悦他編『地域社会』テキストブック社会学（5），有斐閣，1977.

(15) デュルケーム，É. 著／田原音和訳『社会分業論』現代社会学大系第2巻，青木書店，1971，pp.62-63，pp.65-67，pp.146-151.

(16) 齊藤幹雄「労使関係の地平」安藤喜久雄編『企業社会の構図』学文社，2000，pp.119-121.

(17) パーソンズ，T. & スメルサー，N. J. 著／富永健一訳『経済と社会（第1）』岩波現代叢書，1958，pp.23-36，pp.62-105.

(18) 小池和男『日本の熟練──すぐれた人材形成システム』有斐閣選書，1981.

(19) ブラウ，P. M. 著／間場寿一・居安正・塩原勉共訳『交換と権力──社会過程の弁証法社会学』新曜社，1974，pp.87-98.

(20) 塩原勉「交換理論」『季刊労働法・別冊』総合労働研究所，1980，pp.108-116.

(21) 安藤喜久雄「終身雇用の再検討──組織・システムとの関連性を中心とした」関東学院大学文学部『1994年度紀要』第73号，1995，p.12.

(22) ホワイト，W. H 著／岡部慶三・藤本保・辻村明・佐田一彦訳『組織のなかの人間　オーガニゼーション・マン』東京創元社，1959，p.4.

(23) 間宏『経済大国を作り上げた思想──高度経済成長期の労働エートス』文眞堂，1996，pp.218-234.

▌理解を深めるための参考文献

● 上林千恵子編『よくわかる産業社会学』やわらかアカデミズム・＜わかる＞シリーズ，ミネルヴァ書房，2012.

産業社会学ならびに産業労働に関する現代的課題やキー・コンセプトを簡潔にとりまとめ，事始めの人にもわかりやすい。

● 小川慎一・山田信行・金野美奈子・山下充『「働くこと」を社会学する──産業・労働社会学』有斐閣アルマ，2015.

「働くこと」の意味を主題に，キャリアや組織などを折り込み，多様に変化する働き方について若者，労働時間，性的役割分業，グローバル化，少子高齢社会など，コンテンポラリーの観点から分析・論考した文献である。

第6章 組織と官僚制

1

社会には人びとのさまざまな集まりがある。
これらの集まりは、「社会集団」の名で、あるいは
「集合体」の名で、あるいは「社会システム」の名で
表現する場合が多い。
ここでは、人間生活の集合、関連の諸相を
術語としては抽象度と含意がそれぞれ異なるが
〈組織〉と総称して検討していく。

2

現代社会は組織社会でもあるが、
組織の原理をなす官僚制はどのような仕組みなのか、
その生成と発展を学ぶ。

3

テイラーの「科学的管理法」や
メーヨーの「ホーソン工場の実験」から
いかなる問題点が露呈したのか、
そして、これらの研究がその後の組織論に
どのような影響を与えたのかを学ぶ。

4

官僚制がウェーバーの指摘する合理性を発揮するのは
どのような場面であろうか。
逆に、官僚制がマートンらの指摘する
さまざまな弊害にぶつかるのは、
どのような場面であろうか。
官僚制を乗りこえる方法を検討していく。

1. 組織の定義

組織
organization

　組織とは、特定の共同目標を達成するために、人びとの諸活動を調整し制御するシステムであると定義される。人びとを目標に向けて協働させる仕組みのことである。調整し制御するということは、そこになんらかの管理の主体が存在することを意味する。たとえば、路上の倒木を除こうとする数名の旅人の中の誰かの号令で協働が行われるとき、そこに一時的でも非公式の小さな組織がつくられることになるし、従業員が数万人の大企業は持続的な組織と管理層をもって活動している。

ウェーバー
Weber, Max
1864 ～ 1920

組織的集団
organized group

団体
Verband (ド) /
corporate group

　ウェーバーは、集団のうちで、指揮者や幹部の管理行為によって秩序づけられている組織的集団を団体と呼んだ。この意味でいえば、組織とは団体の中の組織のことである。それゆえ人びとの相互作用を管理する仕組みである組織は、学校という集団がその内部に学校組織をもつというように、また宗教教団という集団がその内部に教団組織をもつように、その集団の中身をなしているのである。

　しかし、今日のように大規模な組織が重要になるにつれ、組織という用語は、「組織された集団」それ自体を意味するようにもなった。そして集団や団体の中身である組織への関心の強まりは、組織論という学際的な研究を促進してきた。

　組織は、成員の相互作用における地位と役割の分化・明確化・制度化による集団の構造化を意味し、特定の目標を達成するために手段の体系化と成員の拘束性を伴い、諸個人および専門化した諸集団の活動を促し、調整するシステムと定義できる。この定義からは、地位と役割のシステムとしての「組織」が浮かんでくる。次に、目標達成に向けて成員が責任を分担し協力し合う人びとを組織という場合がある。成果の達成には、目標の明確化とその実現のための手段の整序・パターン化、成員の統制力が不可欠の条件となる。また、組織が形成され、存在および発展のために行われる、動的な過程とする捉え方、つまり、統一目標の達成に向けられた人間活動のシステムを「組織過程」という[1]。

組織過程
organizational process

バーナード
Barnard, Chester Irving
1886 ～ 1961

『経営者の役割』
*The Functions of the
Executive*, 1938.

　近代組織論を確立したバーナードは『経営者の役割』の中で、組織を「意識的に調整された人間の活動や諸力の体系」と定義し、組織をまさに協働体系として把握した。目標達成のために成員の諸活動を調整し、役割や責任の分担を決め、成員に特定の地位と権限を与える活動を指している

のである。すなわち組織目標達成にかかわる手段の合理的選択を指す意思
決定、その意思決定に必要なコミュニケーション（情報の伝達）、組織成
員のモチベーションを高めるリーダーの行動、組織の各部門間のコンフリ
クトの解決、組織を環境の変化に対応させるための活動が組織過程の要素
となっており、これらが適切に結合したところに組織が成立するという。

　なお、パーソンズは集団・組織を単なる個人の集まりではなく、社会体
系として捉えた。組織の目的を果たすために各サブシステムがあり、それ
を機能的には役割の体系、構造的には地位の体系とし、個人は役割関係を
規定され、同時に価値体系によって組織に統合されるとした[2]。

　組織の定義としては、公式組織論を展開したバーナードのものが基本的
に用いられるのであるが、この定義は狭義のものである。社会学ではより
広義の意味で「組織」という言葉が用いられることもあり、組織の定義が
一義に確定しないのにはいくつかの理由が考えられる。1つめの理由とし
て、社会学者は、組織（社会組織）という言葉で、社会的秩序の組み立て
や社会統合のあり方を意味して用いることがある。したがって、これらを
含意しつつ、かつ会社組織のような意識的に調整される協働体系をも説明
し得る包括的定義はきわめて困難である。2つめの理由として、これは私
たちの日常的な言葉の使い方とも関連しているのであるが、「組織」と言
いつつ「集団」、「団体」、「法人」さらには「管理」のことを指している場
合が多い。したがって、これらの用語と明確に区別される「組織」それ自
体の定義が成り立たなくなるのである。「組織」は、よく言えば多義的で
柔軟性があり、悪く言えば指示対象が曖昧で紛らわしいと言える[3]。

　そこで、広義の組織である全体社会の類型論については、**第2章**の「社
会生活と社会集団」を導入とし、本章では、狭義の組織（経営管理論）を
説明することにする。

パーソンズ
Parsons, Talcott
1902 ～ 1979

2. 近代官僚制の生成と発展

A. 近代官僚制の生成

　現代社会は組織の時代でもある。それは社会生活の多くが経営体によっ
て担われているばかりでなく、ボールディングがその著書『組織革命』の
中で、現在の社会で生活する人びとの行動が組織の原理に支配されること

ボールディング
Boulding, Kenneth
Ewart
1910 ～ 1993

『組織革命』
*The Organizational
Revolution*, 1953.

ホワイト
Whyte, William
Hollingsworth
1917 ～ 1999

を指摘し、また、ホワイトがその著書『オーガニゼーション・マン』（組織のなかの人間）で、ホワイトカラーでもブルーカラーでもなく、宗教的信者のごとく全人格的に組織にコミットし、集団への同一化や帰属意識への強い願望を抱く「組織のなかの人間」を描き出したように、それらは従来の社会のあり方を根底から変える特徴をもった組織社会の出現をものがたっている。組織の編成原理は官僚制を典型とするが、組織は、集団成員の相互作用における地位と役割の分化・明確化・制度化による集団の構造化を意味し、特定の目標を達成するための管理・運営の方法（手段）と成員の拘束性、諸個人および専門分化した諸集団の活動を動員し調整するシステムと定義できる[4]。

官僚制
bureaucracy

産業化の進展によって組織が大規模化・複雑化すると、それに対応するために合理的・効率的な管理・運営の方法（手段）が不可欠になる。合理的に整序された管理機構をもつ組織は官僚制（ビューロクラシー）と呼ばれる。官僚制の語源は、bureau= 事務用の大机と cracy= 支配の合成語であり、事務局の支配を意味している。組織が高い理想や目的の達成を目指しても、日常的な実務の担い手の管理や運営なしにはそれは実現されない。この実務の担い手たちの意識と行動の世界がビューロクラシーといわれる。この意味では、大規模な組織集団（私企業、学校、病院など）を伴う社会生活のいたるところに官僚制の現象を見いだすことができる。

B. 支配の 3 類型

ウェーバーは、比較歴史社会学研究のための道具箱をつくるべく数多くの「理念型」を提案したが、特に有名なのが「支配の三類型」であり、その中に位置づけられる官僚制概念である。ウェーバーは、命令と服従からなる支配という現象を、服従する側から服従することが恒常的に正当であると認められる根拠を「正当性」とし、それを基準に 3 つに類型化する。この「正当性」に支えられた支配の類型として次の 3 つを挙げている。

理念型
ideal type
学問のやり方を考える学問を方法論というが、理念型という方法論も有名である。概念は、それぞれの対象の特徴を強調しデフォルメすることによってできあがる。

正当性
legitimacy

合法的支配

伝統的支配

カリスマ的支配

第 1 は、法や規則が正しい手続きによって制定されたとみなすことを正当性の根拠とする支配の型であり、これを「合法的支配」（ないし合理的支配）と呼ぶ。第 2 は、支配者が体現する伝統の神聖性を正当性の根拠とする支配の型でありこれを「伝統的支配」と呼ぶ。第 3 は、宗教的指導者や軍事的英雄などの支配者がカリスマ（非日常的な能力）を所有しているとみなす正当性を根拠とする支配の型で、これを「カリスマ的支配」と呼ぶ。第 1 の合法的支配の最も純粋な形態が、官僚制的支配である。

C. 近代官僚制の理念型

　官僚制の第1の特徴は、三類型の定義にあるように、支配者個人ではなく法や規則そのものについて服従する側が信仰する点にある。つまり、ひとたび規則が制定されると、それがあらゆる場面に形式的に等しく適用され、支配者による恣意や情動、さらに実質的な判断が排除されることになる。ウェーバーは、この原理を形式合理性と呼んでいる。国家官僚制がこの形式合理性を備えているのは、近代社会の要請によるものである。

　官僚制の第2の特徴は、水平的および垂直的な権限の分割、すなわち職務が専門分化していることである。官僚制はハイアラーキー型の組織であり、官吏は専門的試験によって採用され、専門的訓練を受けている。官僚制概念が理念型として構想されている以上、これを適用すべき支配体制は古代エジプトの王朝以来さまざまあるが、特に社会学では、官僚制を近代社会の特性を捉えるものとして論じてきた。さらには、近代に至って、国家行政のみならず、大規模な組織集団（私企業、学校、病院など）にも官僚制のシステムを見いだすことができる。

● 家産官僚制

　ところでウェーバーによると、正当的支配には伝統的、カリスマ的、合法的支配の3つの純粋型があり、これらは現実にはさまざまな範囲と程度で混合しているのが普通であるという。3つの純粋型のうち、合法的支配の典型は近代官僚制であり、伝統的支配の典型は家産制である。この近代的な制度と伝統的な制度とが組み合わさった、いわゆる支配の混合型を、ウェーバーは「家産官僚制」としている。近代の絶対君主による支配のように、家産官僚制が近代官僚制から区別されるのは、そこにおける官吏は専門能力に基づいて資格付けられておらず、内部あるいは外部から不自由労働者として採用され、被支配者に対して身分的に分化していないといった点である。

形式合理性
formal rationality/
formale Rationalität（ド）

家産官僚制
patrimonial bureaucracy

D. 近代官僚制の特徴

（1）規則

　規則は、業務の全体を網羅し、生じうる不測の事態を可能な限り想定し、個々の規則が相互に矛盾しないよう、また成員の反則行為に関する懲罰の規定も盛り込んで、きわめて体系的に制定されている。

　官僚制的組織の構成員は合理的な規則に従って行為するように訓練される。したがって個人的には何かしたくても、規則上できないという場合が

出てくる。また、規則がすべて優先するところから、しばしば構成員は規則万能主義とか目的と手段の転倒と呼ばれる事態、つまり組織目的の達成よりも、その手段たる規則への服従そのものが行為の目標であるような錯覚に陥ってくる。

(2) ヒエラルヒー

地位のヒエラルヒーを明確に立てることで、意思決定や業務の遂行を速やかに行うことができる。つまり、官僚制の命令系統は一元的である。それぞれの職員はただ1人の直属の上司をもち、その命令に従う。職員は命令系統の一元性によって、複数の上司から矛盾した指示を受けたり、複数の上司に報告義務を負うことからまぬがれ、能率的に活動することができるのである。地位と権限のヒエラルヒーは、指揮・命令系統の一元化による速やかな業務遂行と責任の所在の明確化、権限の乱用防止という利点を有する。だがこれは、政策決定の上で少数のエキスパートによる支配を招き、ミヘルスのいう「寡頭制支配」を不可避的にする。

ミヘルス
Michels, Robert
1876 ～ 1936

(3) 専門分化

組織が大規模化すると、1人が組織全体を掌握できなくなる。むしろ特定の分野における専門的知識・技術を有する者がこれに専念することで組織効率を高めることができる。つまり、いくつもの部門に分かれ、分業して作業を進める。そこにはたとえば部長→課長→係長→平社員というような命令系統のヒエラルヒーがある。職員は、こうした水平的にも垂直的にも分化した組織の中でどんな位置を占めるかによって、職務や行使できる権限が明確に定められているのである。近代的経営組織にみられるラインとスタッフの分離はその典型である。

こうした専門分化の進展はしかし、専門閉塞に陥りがちとなり、ヴェブレンのいう「訓練された無能力」を露呈する契機にもなる。また、地位・権限のヒエラルヒーと専門分化がからみあうと、セクショナリズムや無責任をもたらしてしまう。

訓練された無能力
trained incapacity

(4) 規律

非人格的な規律は、個人の人格とその価値、規範、態度を考慮しないので、個人は組織において期待される役割や職務を忠実に果たすことが要求される。私情をさしはさまずに職務に専念することが求められる結果、そこでは凍りついた冷徹な人間性を作りだすことになる。

(5) 文書主義

官僚制の職員はあらかじめ文書で定められた規則に従って仕事をする。組織の新たな決定事項や業務の過程も、そのつど文書で確認される。こうした文書主義によって、官僚制の業務は、担当する職員が代わっても継続

性があり、組織の得た経験と情報が系統的に保存される。しかし、稟議書に象徴されるように、文書コミュニケーションが徹底される結果、瑣末な事柄にまでいちいち書類を書き、上司の承認を得なければならなくなる。多くの時間と手間が必要なうえ、いわゆる繁文 縟礼が蔓延するものとなり、かえって能率を低下させかねない。

(6) 公私の厳格な区分

　官僚制は職員が職務に専念できるよう、給与によって職員の生活を保障するとともに、その仕事に必要な設備や経費も組織の財政でまかなう。その代わり、職員が組織での自分の地位を利用して利益を得たり、予算を私的に流用することは禁じられる。この意味で官僚制は公と私の区別を厳格に定めた組織である。また、公私の厳格な区別は、個人の利害、主観、心情を交えることによる弊害を未然に防ぐ利点がある。とはいえ融通のきかない人間を作りだす場合がある。

●ストリート・レベルの官僚制

　ストリート・レベルの官僚制は、リプスキーによって提起された概念であり、政策執行の職務を通じて、市民と対面的な相互行為を恒常的に行い、そこでの裁量行為が市民の生活の便益や機会を形成あるいは制限する行政機関における最も末端部分の官僚制という意味である。具体的には、教員、警官、ソーシャル・ワーカー、窓口公務員などが、その担い手である。彼らの職務における判断と対応には、生身の対象者の個別性を把握しようとする感受性が要求されるが、その要求は官僚制がもつべく公平の原則とときには矛盾する。彼らは、資源と情報の慢性的不足を制約条件として、上司、同僚、対象者などからの相互に矛盾する両義的役割期待を受けながら、対面状況で即座に裁量行為の決定をしなければならない。

ストリート・レベルの官僚制
street-level bureaucracy

リプスキー
Lipsky, Michael
1924 〜 1986

3. 経営組織体と官僚制

A. テイラーの科学的管理法

　行政機関でみてきた官僚が、経営組織ではどのように展開されているか、それを次にみていくことにする。テクノロジーの進歩による大量生産方式を、合理的な組織運営を軸に実現させる契機になったのは、テイラーの『科学的管理法』によってであり、科学的な裏づけで管理原則を探求しそ

テイラー
Taylor, Frederick
Winslow
1856 〜 1915

『科学的管理法』
The Principles of
Scientific Management,
1912.

の体系化がなされてからといってよい。

　科学的管理法とは、ミッドヴェール製鉄所技師長であったテイラーの創案による工場管理技法であり、テイラー・システムとも呼ばれる。動作研究による課業の明確化、その達成に必要な標準作業時間の設定、出来高賃金制度、機能別職長制度、ライン・スタッフ制の導入などによって特徴づけられる。この科学的管理法に先立つ親方職工を中心とする成行管理、経験主義、労働者の怠業、さらには親方と労働者との反目といった事態に対して、この科学的管理法の導入は抜本的な改善を試みたものであった。

　科学的管理法は、動作研究ばかりでなく賃金管理にまで言及し、労働者が、できるだけ多く生産量を上げられるよう動機づけるためにさまざまな方法を追究し、賃金を仕事量によってのみ決定すべきなどとした。また、労働者自らが生産管理をする職長制度の導入も科学的管理法が始めたことである。

　人は利益ができるだけ大きくなるよう、損失はできるだけ小さくなるように行動すると考える見方を、功利主義的な人間観と呼ぶ。したがって、集団を合理的に組織化し、動作を合理的に組み立て、さらに金銭的な動機づけを与えれば、集団全体の作業効率が上がるとするテイラーの科学的管理法の考え方は、功利主義的な発想に立っているといえる。よく工場労働者は機械の歯車といわれるが、まさしく科学的管理法においては、人間の動作一つひとつが機械の歯車となる。こうした事態をウェーバーは憂い、テイラーは推進するという違いはあるが、組織の成り立ちや人間の行為を機械との類比で捉える発想はテイラーやウェーバーに共通している。そして、科学的管理法の延長上にフォード・システム、つまりベルトコンベア・システムを中心とする管理方式が現れるのである。

B. メーヨー：人間関係論

　科学的管理法に続く、組織管理の方法は「人間関係論」と呼ばれるものである。

　メーヨーは『産業文明における人間問題』の中で、人間関係の研究が重要であることを提示した。1927年に始まったシカゴにあるウエスタン・エレクトリック社のホーソン工場の実験は、メーヨーの指導の下、レスリスバーガーら多数の研究者が参加して行われた。7つほどの実験からなるこの調査研究の成果は、人間観（経済人）の転換を迫り、経営組織における「感情の論理」とその相互作用を重視する「人間関係論」を成立させることとなった。その成果を概括すると、その1つは、会社側が割り当てた

フォード・システム
（フォーディズム）
Fordism

メーヨー
Mayo, George Elton
1880 ～ 1949

人間関係論

『産業文明における人間問題』
*The Human Problems of
Industrial Civilization*,
1933.

ホーソン工場の実験
照明実験、継電器組立て実験を通じ、生産能率（労働意欲）向上にとって、物理的作業環境の改善や労働条件の改善は必要・不可欠な基盤・前提条件であるが、それ以上に社会的・心理的要因の方が大きいことがわかった。

レスリスバーガー
Roethlisberger, Fritz
Jules
1898 ～ 1974

感情の論理
logic of sentiment

フォーマルな課業や標準作業量といった要因よりも、労働者仲間のあいだで形成される動機や満足といった非論理的・感情的要因が、作業能率に大きな影響を及ぼすことを発見したことである。また、労働者の中で自然発生する集団を「インフォーマル・グループ」と呼び、この非公式集団が個人に課す行動準則を研究する必要があると論じたことである。こうしてホーソン実験は、従業員はいわば抽象化された「労働力」ではなく、一定の人間関係の中で存在し、感じ、意欲し、行動している存在なのであり、日常の小集団・仲間集団（職場集団）の特質と切り離しては、彼ら（個人）の態度、感情、行動を理解しえないことを痛感させたのである[5]。

効率を重視して合理的に編成される公式の組織に対して、インフォーマル・グループは、気風や趣味や相性といった非合理的な要因に基づいて自然発生的にできあがる。そして前者よりも後者のほうに、人間の感情や行動パターンを規定する力があるとすれば、労働現場の作業効率を上げたいという場合は、インフォーマル・グループをどうコントロールしていくかが焦点になってくる。こうして、ホーソン実験を出発点にして生まれた、集団や組織を人間の感情的な絆に力点をおいて捉えようとする考え方を人間関係論と呼ぶ。インフォーマル・グループは工場に限らず、組織化された集団にはたいてい存在するので、この概念の応用範囲もその分だけ広いことになる。

インフォーマル・グループとフォーマル・グループ
面接調査や配電器巻線作業の観察から、生産能率と人間関係との相関を明らかにした。経営組織や官僚制組織の研究では組織図に示されるような公式組織（フォーマル・グループ）の内部に、個人的な関係によって形成されるインフォーマルな集団があり、この集団の生み出す規範が、しばしばフォーマル組織の活動にも影響を与えていることが知られている。

C. 人間関係論の背景とその展開過程

人間関係論が生み出された1920年代のアメリカは、産業合理化運動に代表される生産性向上が指向され、労働運動の面では、従業員代表制ないし会社組合の増加による運動の変質が生じ、労使協調思想が、独占資本段階における「自由競争」経済のもとで広がっていった時期であった。こうした状況を背景に、人間関係論は、共同目的に向かって働く諸個人および社会組織の調和という考え方を前提において、そこから社会的技能の獲得・発達が説かれ、これによって工業社会における心理的・社会的諸問題の解決を目指す方向が提唱された。人間関係論がその後ももっぱら人間関係管理として、一般に広められたゆえんである。

人間関係論は、それ自体体系化された理論というよりは1つの見方であり、後に、行動科学的組織論の中に組み入れられて成員の動機づけ、職務満足、リーダーシップ様式などの概念として発展し、理論的に整備されていった。

4. 官僚制を乗りこえる方法

A. 組織社会学と官僚制

組織社会学
sociology of
organization

社会生活の組織化が進むにつれ、集団の本質や類型を論じていた集団社会学に代わって、集団内部の組織の動態を研究しようとする組織社会学が形成された。その出発点になったのが、ウェーバーの官僚制理論であった。しかし、名実ともに組織社会学が確立したのは第二次世界大戦後、特に1950年代である。マートンによる官僚制の逆機能に関する研究をきっかけにして、ウェーバーの官僚制理論を巨大な仮説の体系と受け止め、調査によって検証し修正しようとする研究が活況を呈した。グールドナーは伝統的な地域社会の中にあった石膏鉱山で、よそ者の工場長が規則どおりの工場運営を行おうとした結果、地元の従業員とのあいだに緊張が生じたことを論じた。また、ブラウは、組織の凝集性が弱体化すると、個々の地位に不安が生じ、過剰な同調作用や目標の転倒、保守化などが見られることを指摘するなど、彼らの業績は、官僚制理論を多くの点で前進させた。

グールドナー
Gouldner, Alvin Ward
1920 ～ 1980

ブラウ
Blau, Peter Michael
1918 ～ 2002

ところでウェーバーは、「制定された規則」に基づく管理一般を官僚制と名づけたが、産業の領域では、「誰が、どんな利益を求めて、どんな手続きをへて制定したか」が大問題である。グールドナーが調査した石膏工場の事例では、規則の制定には3つの様式があり、これに応じて官僚制的管理の3つの様式が区別できるとした。すなわち、①労使双方にとって利益が一致するゆえに、労使が合意し、協定した規則（たとえば安全規則）と、これに基づく代表官僚制、②管理者か労働者のどちらか一方の集団の圧力で制定、賦課されるような組織の規則（無断欠勤取締規則）と、これに基づく懲罰官僚制、③労使以外の第三者（政府）が決めた規則で、労使ともども守る気のない規則（たとえば防火規則）だが、守っているふりをしている模擬官僚制、がそれである。

代表官僚制
representative
bureaucracy

懲罰型官僚制
punishment-centered
bureaucracy

模擬官僚制
mock bureaucracy

B. マートンの逆機能論

ある社会生活の場面において、特定の行為者または行為者の集合体による行為または活動が他の行為者およびその場面に対してプラスまたはマイナスの作用結果をもたらすとき、その特定行為者または集合体が意図した

り認知したりしている主観的な作用目標と実際に生じた客観的な結果との間に不一致が生じることがある。

マートンは、行為者が意図も認知もしない、予期しないプラスとマイナスの客観的結果を潜在的機能と呼び、行為者が意図し認知し、その場面において社会的に要請された結果を、顕在的機能と呼んだ。

一方、事象のもたらす結果がなんらかの評価基準に照らして望ましい結果であるかそうでないかを評価し、貢献あるいは望ましい結果をもたらす場合を順機能、そうでない場合を逆機能と呼ぶ。この2組の機能概念を組み合わせて事象の機能をみることができる。

例えば、工場の第一次集団の機能が生産性に効果をもつというホーソン実験は、インフォーマル集団の潜在的機能の発見であり、ヴェブレンが『有閑階級の理論』で描いた「誇示的消費」は、高級材の購入がその財の用途とは別に、名声・地位の獲得あるいは確認という結果をもたらすことを示している。これは、ウェーバーの『プロテスタンティズムの倫理と資本主義の精神』に関する研究にみられるように、カルヴァン派の予定説に依拠し、禁欲を実践して救済を求めようとしたプロテスタンティズムの倫理が、意図せざる結果として、資本主義すくなくとも資本主義の精神の形成に貢献したということである。

●『プロテスタンティズムの倫理と資本主義の精神』

プロテスタントの禁欲的な職業生活は、意図せざる結果として、彼らに多くの富をもたらした。しかし、彼らは欲望や快楽を厳しく戒めていたので、隣人愛の実践により得られた利潤を物欲や感覚的な快楽のために消費できず、職業労働のために再投資したのである。こうして資本が形成され、その資本を活用して得た利益はやはり資本として役立てられ、どんどん資本は拡大してゆく。この繰り返しによって、期せずして資本が形成され合理的な産業経営の機構組織が作られていった。つまり近代資本主義が経済全体をおおうに至ったのである。経済の全面的資本主義化である。ここで資本主義はプロテスタンティズムという宗教から離れてひとり歩きを始める。

ところが、ひとたび合理的な経営機構ができあがると、その維持のために利潤を獲得することが必要となり、それまで信仰のゆえに営まれてきた職業労働は、今度は利潤獲得のための経済的な強制となって人々を追いたて、生活のスタイルを決定するようになるのである。

マートンが指摘する「官僚制の逆機能」とは、訓練に基礎づけられた行為や技能は、そのときには適切であったにせよ、条件が変化すると不適切な結果に至ることがあるという事態を指している。官僚制は、一定の目的

マートン
Merton, Robert King
1910 ～ 2003

潜在的機能と顕在的機能

順機能と逆機能

ヴェブレン
Veblen, Thorstein
Bunde
1857 ～ 1929

「誇示的消費」

世俗化
社会過程概念の1つであり、宗教の衰退を意味するが、より正確には、社会と文化の諸領域が宗教の制度ならびに象徴の支配から離脱するプロセスを意味している。

を合理的に達成するために手段が取り決められている。目的と手段が整合的であれば官僚制は期待される機能を首尾よく果たすのであるが、外部条件が変わることによって目的が変わることがある。目的が変わればそれに即して手段も変わらねばならない。

しかしながら、官僚制はあらかじめ取り決められた形式に従って遂行するよう成員を訓練し、知識・技術を身につけさせたものである。よって、手段の体系が厳密であればそれだけいっそう手段を変えるのは容易ではない。その結果、外部条件が変わっても柔軟に適応できないのである。

そもそも官僚制は合理的に目的を遂行するための仕組みである。マートンは官僚制を論じるにあたり「条件（外部条件）の変化」という観点を導入した。そして、官僚制に期待される機能を果たせないという意味で、「逆」機能を論じたのである。

C. マクドナルド化する社会

[1] マクドナルド化

グローバル化する社会現象の1つは、均質化と一本化にある。その最もわかりやすい例がマクドナルド化である。ウェーバーの合理化に着想を得たアメリカの社会学者リッツアは、マクドナルドのファストフード・レストランを規定している諸原理が（外食産業以外の）ますます多くの領域で、生産面のみならず消費の領域をも含む全生活過程において、さらに（米国以外の）いっそう多くの地域で影響力をもつようになっていく過程を「マクドナルド化」と呼んだ。

マクドナルドの原理とは、このファストフード・レストランの生産と販売および顧客による消費過程でみられる、「効率性」「計算可能性」「予測可能性」「制御」の4つの特質を意味している。

[2] マクドナルド化への批判

マクドナルド・ハンバーガー店にみられるこのような諸原理が浸透することによって、人間生活にさまざまな利便性がもたらされた。以前と比較して、商品やサービスの利用可能性が場所や時間に左右されなくなり、私たちは欲求や必要を即座に満たすことができるようになった。そして商品やサービスが高い規格性を持つようになったのである。

しかし一方で、マクドナルドの合理的システムは、効率性を追求するためのコストとして、個性的で豊かな人間性の喪失をもたらし、環境に対してもさまざまなマイナスをもたらしたのである。

リッツア
Ritzer, George
1940〜
マクドナルドの経営理念とそれを象徴する合理化が、現代社会のあらゆる場所に浸透しているとして、それをマクドナルド化と呼んだ。

リッツアは、ウェーバーが近代の特性として批判的に見出した合理化の非合理性、すなわち過度の合理性により、人間にとって非合理な状況が生み出されるという事態が現代社会の全生活過程において進展し、人間関係が非常に表層的かつ断片的になってきたことに警鐘を鳴らしているのである。

合理化の非合理性

D. 感情労働論

[1] 感情労働

私たちはさまざまな場面で感情のコントロールをもとめられている。ストリート・レベルの官僚制で述べたように、サービス労働者は精神的な受働と、それにともなう疲労に直面する。感情労働とは、感情が労働内容の不可欠な要素であり、かつ適切・不適切な感情がこのようにルール化されている労働のことである。

感情労働
emotional labour

ホックシールドによれば、人は感情規則に従うように社会化される。感情規則は感情表現だけでなく感情体験という人の内面世界を統制する社会規範である。感情規則に従うために人は感情表現と感情体験を自発的に管理する。これを感情管理という。

ホックシールド
Hochschild, Arlie
1940 〜
アメリカの社会学者。感情社会学という新しい分野を切り開いた。

現代社会にあっては、接客、対人サービスの領域において、人のこうした感情管理能力を組織的に利用し、感情を徹底して商品化するようになった。介護や看護の現場で働く人々が実践する援助技術も感情労働といえる。

感情規則
feeling rules

感情管理
emotional management

[2] 感情労働論から波及するテーマ

ホックシールドは、感情労働を「深層演技」と「表層演技」に分類している。

ホックシールドは、過度な深層演技を続けると感情労働者は、いわゆる燃えつきのおそれがあると指摘する。負担が過ぎると心身ともに疲れ果て、燃え尽きてしまうことがある。これを「バーンアウト」と呼ぶ。また、表層演技ばかりを続けると、欺瞞的な演技の責任を引き受けさせられ、それによって自己肯定感の低下をまねく危険があると指摘する。そこで、ホックシールドは、感情労働に従事する機会が増えるにつれ、人々は「本当の感情」を回復する価値あるものと考えるようになっている、という。しかし、感情の持ち方（感情規則）は、社会的に規定される側面も大きく、そもそも何が「本当の感情か」は一概にいえるものではない。むしろ考えるべきなのは、燃え尽きや罪悪感を回避するための生活環境の整備である。

表層演技／深層演技
表層演技では、本当にそう思っているかどうかに関係なく、上辺だけでも感情の読める表情がつくれていればいい。深層演技では反対に、心の底から感情のコントロールが求められている。「真心を込める」ことが要求されるのである。

バーンアウト

注)

(1) 齊藤幹雄「集団・組織の転回」久門道利・小原昌穹・齊藤幹雄・杉座秀親・石川秀志・宮島直丈・菊池真弓編『スタートライン現代社会の諸相』弘文堂，2005，pp.37-38.

(2) 前掲書 (1)，p.37.

(3) 小林修一編『社会学』社会福祉選書 15，建帛社，2003，p.104.

(4) 齊藤幹雄「産業・組織の人間問題」久門道利・齊藤幹雄・杉座秀親・山本一彦・石川雅典『スタートライン社会学』弘文堂，2005，p.121.

(5) 前掲書 (4)，p.121.

参考文献

- ウェーバー，M. 著／世良晃志郎訳『支配の諸類型』創文社，1970.
- ウェーバー，M. 著／大塚久雄訳『プロテスタンティズムの倫理と資本主義の精神』岩波文庫，1989.
- 齊藤幹雄「産業・組織の人間関係」久門道利・齊藤幹雄・杉座秀親・山本一彦・石川雅典『スタートライン社会学』弘文堂，2005.
- テイラー，F. W. 著／上野陽一訳『科学的管理法』産業能率短期大学出版部，1969.
- バーナード，C. I. 著／山本安次郎・田杉競・飯野春樹訳『経営者の役割』ダイヤモンド社，1968.
- ボールディング，K. E. 著／岡本康雄訳『組織革命』日本経済新聞社，1972.
- ホックシールド，A. R. 著／石川准・室伏亜紀訳『管理される心—感情が商品になるとき』世界思想社，2000.
- ホワイト，W. H. 著／岡部慶三・藤本保他共訳『組織のなかの人間—オーガニゼーション・マン（上・下）』現代社会科学叢書，東京創元社，1959.
- マートン，R. K. 著／森東吾他訳『社会理論と社会構造』みすず書房，1961.
- 宮島喬編『岩波小辞典社会学』岩波書店，2003.
- メーヨー，G. E. 著／村本栄一訳『産業文明における人間問題』日本能率協会，1967.
- 森岡清美・塩原勉・本間康平編集代表『新社会学辞典』有斐閣，1993.
- 森下伸也『社会学がわかる事典』日本実業出版社，2000.
- リッツア，G. 著／正岡寛司監訳『マクドナルド化する社会』早稲田大学出版部，1999.

理解を深めるための参考文献

- **齊藤幹雄「産業・組織の人間問題」久門道利・齊藤幹雄・杉座秀親・山本一彦・石川雅典『スタートライン社会学』弘文堂，2005.**

  本章でもたびたび引用したが，社会学の基礎を始めようとする人には適している。

- **土井文博・萩原修子・嵯峨一郎編『はじめて学ぶ社会学—思想家たちとの対話』ミネルヴァ書房，2007.**

  現代の社会問題を考察するために，汎用な理論をもつ社会学者にふれておくことをおすすめしたい。

第7章 社会構成

1

社会学において「人口」とはどのような意味をもつのかを
古典的な社会学理論から理解する。
「人口転換」を中心として近代化を考える。

2

産業化の観点から近代化を考察する。
古典的な近代化論を理解する。
産業構造・産業構成の変化から近代化を捉え、
脱工業化社会を考える。
現代日本の産業構成から社会を把握する。
職業構成から労働と職業を考える。

3

雇用形態の変化を構成上で把握し、現代社会の問題を考える。
産業化の進展がもたらした家族変動の結果、
変化した家族、多様化した家族のあり方は、
社会福祉に何を求めるのか、
現実を見つめよう。

1. 社会と人口

　社会学が人間や集団の諸関係、なかでも社会の構造と機能を研究対象とする社会科学である以上、社会を構成する人間の量的な側面からも、一定の地域に住んでいる人間の総数＝人口を取り上げることは重要である。もちろん、人口は量的な側面だけでなく、社会の質をも規定している。

リースマン
Riesman, David
1909 ～ 2002

社会的性格
social character

人口学
demographic

人口転換論
demographic transion
theory

家族計画
family planning

　人口学的発想の下に社会を考察した社会学者の 1 人に、リースマンがいる。リースマンはその著書『孤独な群衆』（1950）において、アメリカの上層中産階級に焦点を合わせながらも、歴史的発展段階における「社会的性格」を論じたことで有名であるが、社会的性格の 3 類型は、人口学における「人口転換論」に基づいて展開されたものであった。人口転換論とは経済社会の発展に伴って、社会の人口増加のあり方が「多産多死」から「多産少死」へ、さらに「少産少死」に至るという理論である。前近代社会の伝統的な社会では、飢饉、疫病、さらには戦争などによる高い死亡率により「多産多死」の社会となるが、資本主義の発展を伴う近代化プロセスにおいて、所得の上昇や医療・公衆衛生の発展によって乳幼児死亡率が低下し、それが社会全体の死亡率を低下させることにより「多産少死」の社会が出現する。さらに近代化が進行した社会では、家族計画により出生率を低下させ「少産少死」の社会が到来したと考えられた。

　リースマンが「伝統指向型」と名付けた、前近代社会すなわち共同体社会にみられる伝統や慣習に従う社会的性格は、「多産多死」という人口停滞期にあたる。また資本主義発展期における「信念」や「良心」といった自己の内面に従って行動する「内部指向型」という性格類型は、「多産少死」の人口が急増した人口変動期がその背景として存在する。さらに現代の大衆社会にみられるとする「他人指向型」は「少産少死」の時代であり、人口が停滞した状況に対応した社会的性格である。つまり「伝統指向型・多産多死」「内部指向型・多産少死」「他人指向型・少産少死」と、リースマンの社会的性格論は、人口動態のそれぞれの局面に対応して形成されたものであった。

　人口転換はイギリスでもっとも早期に、また典型的な形で実現されたといわれているが、ヨーロッパでは 18 世紀の産業革命を契機として、死亡率の低下に伴う人口の増加がみられた。この死亡率低下の要因とみなされるのが経済社会構造の近代化であり、それに伴う生活水準の向上は人びと

の衣・食・住における質の向上をもたらし、さらに公衆衛生の発展が死亡率の低下をもたらした。

　この近代化と結びついた人口増加という現象は、古典的な社会学説にも反映されている。フランスの社会学者デュルケムはその著書『社会分業論』において、分業の発展原因を「人口増加に伴う社会の密度と社会容積の増大」という社会の客観的変化に基因するものとみなした。分業の発展を経済的要因や、個人の欲求といった心理的要因に求めるのではなく、デュルケムは社会そのものに要因を求める「社会学主義」の立場をとった。分業の発展原因を「社会の物質的密度＝人口密度」と量に求め、この分業の発展が社会の諸機能の相互依存関係を生じさせ、そのことによって同質性に基づいた「機械的連帯」から、諸個人の異質性を前提とした「有機的連帯」へと社会が変化したとみなしたのである。しかし分化した社会的諸機能がうまく統合されないと「アノミー＝無規制的状況」が生じると考えたのである。

　イギリスに始まる産業革命は、他方で近代工業都市を生み出し、人口の増加とともに都市への人口集中を生じさせ、新たな都市問題をもたらした。都市へと流入した人口の多くが、自己の労働力を売る以外に生活手段をもたない無産の賃金労働者＝プロレタリアートであり、大都市には貧困層が居住するスラムが形成され、貧困を中心とした社会問題が発生した。このような背景の下、イギリスでは1834年に救貧法が改正され、さらに1870年には「慈善組織協会（COS）」がロンドンで結成されるに至るのである。

　現代都市の研究が本格的に行われるようになるのは、1920年代から30年代のアメリカのシカゴ学派によってであるが、その背景にはヨーロッパ各地から集まった資本と、大量の移民の流入によって急激に大都市へと急変したシカゴが抱えていた都市問題が存在した。スラムを中心とした犯罪や貧困の問題、またアメリカ社会特有の民族問題といった新しい都市問題が発生したことが、都市社会学を形成する契機となったのである。

　都市とは一般に①人口量の大きい②人口密度の高い③非農業従業者による人口によって構成される地域社会ということができる。人口学では出生・死亡・移動（転入・転出）をもって人口変動の3要素と呼んでおり、これらが一定の地域の人口量や人口密度、さらには人口構成を規定する。本章は人口の変動の観点から社会構成を見ることを目標としよう。

　人口構成は年齢、性別、人種、職業などさまざまな観点から考察することが可能であり、社会構成ではこの人口構成が重要となる。年齢や性別あるいは人種や職業などの指標によって分類される集団は、統計上の集団（統計集団）であり、集団意識や帰属意識をもつ現実の集団とは区別され

人口増加
population increase

デュルケム
Durkheim, Émile
1858 ～ 1917

社会学主義
sociologisme

アノミー
anomie

慈善組織協会（COS）
Charity Organization
Society

シカゴ学派
Chicago School

擬似集団
quasi-group

た社会的カテゴリーによって分類される集団であって「擬似集団」ともいう。次に産業および職業における人口構成から社会の変化を見てみよう。

2. 産業と職業構成

A. 近代化と産業化

近代化
modernization

産業化
industrialization

ウェーバー
Weber, Max
1864 ～ 1920

テンニース
Tönnies, Ferdinand
1855 ～ 1936

社会的地位
social status

社会の発展過程を前近代社会から近代社会へという二分法で把握する場合、その移行過程を一般に近代化という。しかし何を近代化の指標とするかによって近代化は多様に捉えることができるため、一義的には定義することはできない。たとえば、近代化を政治的な側面から捉えると、民主主義の発展プロセスと見ることも、また人間関係の側面からは個人主義化と捉えることも可能である。産業化ないし工業化は、経済的側面から捉えた近代化の過程であり、基本的には農業社会から産業社会への移行とその高度化として把握することができる。

近代化論の先駆的な研究を行った社会学者に、前節にあげたデュルケムや、その他にもウェーバー、テンニースがいるが、彼らの近代化論は産業化と結びついて展開されたものであった。テンニースは「ゲマインシャフト」と「ゲゼルシャフト」の概念をもって近代化を論じたが、ゲマインシャフト＝共同社会の典型は、資本主義が成立する以前の村落共同体を前提としており、そこでは人間の本質そのものを表す「本質意志」によって結びついた社会をいう。それに対しゲゼルシャフト＝利益社会は、諸個人が自らの目的を達成するために「選択意思」に基づいて形成させる社会関係をいう。それは近代の産業社会に見られるものであり、テンニースはゲマインシャフトが優位な社会からゲゼルシャフトが優位な社会へと移行していくとみなしたのである。

さらに「合理化」に注目したウェーバーは、職業労働を神聖な義務とみなし献身する「職業人」をもって近代資本主義の担い手を見いだし、産業社会を始めとして、あらゆる近代社会の組織にみられる「合理化」を指摘するとともに、最も合理的な組織として近代「官僚制」組織を位置づけたのである。「職業」は身分制が崩壊した近代社会において、諸個人の社会的地位を規定する重要な要因となり、職業構成は社会成層を始めその社会の特徴を示すといっても過言ではない。

社会的地位が変化・移動することを「社会移動」という。親と子の世代間で社会的地位が異なることを「世代間移動」といい、個人の生涯のうちで変動することを「世代内移動」という。また、ターナーは教育システムを基に、「競争移動」と「庇護移動」という2つの社会移動モデルを指摘した。「競争移動」とは競争の参加者すべてが競争に参加する機会が保証され、エリートの地位は競争に勝ち抜いた結果とみなされる。それに対し「庇護移動」は、既成エリートがエリートの基準を設定し、その基準に合う者が早期に選抜され、限定された成員だけが将来のエリート予備軍として育成することをよしとする規範に基づいた移動パターンをいう。

また、移動機会の大きさ、社会の開放性による社会移動を「純粋移動」というのに対し、職業構造や経済的変動といった社会的状況、外的要因によるものを「強制移動」という。

社会移動
social mobility

競争移動・庇護移動
contest mobility,
sponsored mobility

純粋移動
pure mobility

強制移動
compulsive mobility

B. 産業構造の変化

ところで、産業化は産業構造ないし産業構成の変化として如実に表れてくる。つまり農業従事者を中心とした第一次産業人口が減少し、第二次産業および第三次産業に従事する人口が増加するという傾向である。図7-1からも明らかなように、戦後日本の産業構造の変化を見るとこの傾向は明白である。1950（昭和25）年には48.6％を占めていた第一次産業人口は1970（昭和45）年には19.3％、さらに2015（平成27）年には3.6％までに減少している。第二次産業人口は1950年の21.8％から1970年には34.1％と増加したが、2000（平成12）年には29.8％、2015年には24.1％に止まった。それに対し第三次産業人口は1950年の29.6％から常に上昇し、

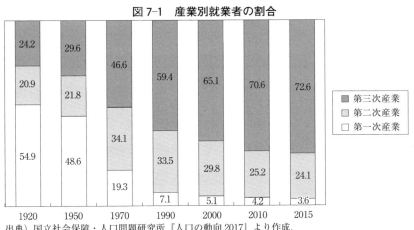

図7-1　産業別就業者の割合

出典）国立社会保障・人口問題研究所『人口の動向2017』より作成.

2015年には72.6%を占めるに至っている。

図7-2でも明らかなように、産業化・工業化が最も進んでいる先進諸国で、この割合は鮮明に表れており、とりわけ第三次産業人口が占める割合が非常に高くなっている。この傾向は1970年代以降、科学技術の発展、技術革新によって引き起こされた先進諸国にみられる変化であると考えられる。このような社会は、従来の産業社会とは区別されうる新しいタイプの社会として、情報や知識およびサービスに主軸をもつ「脱工業化社会」と名付けられる。

脱工業化社会論者として有名なベルはこの社会について、①理論的知識が社会の中心に据えられていること、②経済が財からサービス経済へ移行し、サービス業の労働人口が半数に達していること、③職業構成において専門職・技術職層が重要となること、④社会の方向付けに技術管理とそのアセスメントが行われていること、⑤政策決定において新しい知的技術とその担い手が重要となること、の5つの次元を指摘している。

ベルは社会経済構造の変化を、前工業化社会→工業化社会→脱工業化社会と捉えているが、同じく脱工業化社会を論じたトフラーも3つの時代区分によって把握している。トフラーはその著書『第三の波』において、農業革命に起因する第一の波の時代、産業革命に起因する第二の波の時代、そして情報技術革命に起因する第三の波の時代として現代を位置づけた。トフラーは社会構造の変化を技術革新に起因するものと捉え、第一の波は農業技術の発展により、第二の波は産業革命における機械技術の発展と革新によると考えた。この第二の波は①規格化、②専門化、③同時化、④極大化、⑤集中化、そして⑥中央集権化（6原則）をもたらしたが、第三の

脱工業化社会（脱産業社会）
post-industrial society

ベル
Bell, Daniel
1919〜2011
著書『脱工業社会の到来』

トフラー
Toffler, Alvin
1928〜2016
『第三の波』(The Third Wave)

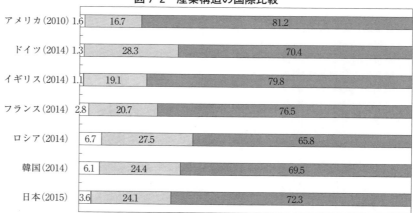

図7-2　産業構造の国際比較

国（年）	第一次産業	第二次産業	第三次産業
アメリカ(2010)	1.6	16.7	81.2
ドイツ(2014)	1.3	28.3	70.4
イギリス(2014)	1.1	19.1	79.8
フランス(2014)	2.8	20.7	76.5
ロシア(2014)	6.7	27.5	65.8
韓国(2014)	6.1	24.4	69.5
日本(2015)	3.6	24.1	72.3

出典）国立社会保障・人口問題研究所『人口の動向2017』より作成.

波はこの 6 原則に替わって①個性化、②総合化、③非同時化、④適正規模化、⑤分散化、⑥分権化の新たな諸原理を成立させるとみなした。

　ベルやトフラーといった脱工業化社会論者に共通している点は、社会構造上の変化を技術革新において捉えていることであるが、技術革新が産業構造の変化を促し、さらにはそこで生きる人びと、働く人びとの労働を変化させてきたことは否めない。職業構造・職業構成においてもそのことは顕著に表れている。次に産業構成と職業構成から社会を見ていこう。

C. 現代日本の産業構成

　産業の単位は企業体あるいは事業所であるが、社会的分業の発展と第三次産業の発達に伴い、その内部はさらに細かい分業体制から構成されている。農業・林業・漁業を合わせて第一次産業、鉱業・建設業・製造業を第二次産業、その他の産業を第三次産業と呼んでいるが、現在、国勢調査で用いられている産業大分類は、①農業、②林業、③漁業、④鉱業、⑤建設業、⑥製造業、⑦電気・ガス・熱供給・水道業、⑧情報通信業、⑨運輸業、⑩卸売・小売業、⑪金融・保険業、⑫不動産業、⑬飲食店、宿泊業、⑭医療、福祉、⑮教育、学習支援業、⑯複合サービス業、⑰サービス業（他に分類されないもの）⑱公務（他に分類されないもの）となっている。

　2015（平成 27）年における産業大分類の就業者割合をみると、「製造業」での就業者が最も多く 17.4％となっており、次いで「卸・小売業」が 17.1％、「医療・福祉」は 13.3％で第 3 位、「建設業」は 7.2％を占めている。

　とりわけ「医療・福祉」に従事する者の割合は年々増加傾向にあり、2010（平成 22）年には就業者全体の 1 割を超え 10.3％を占め、さらに 2015 年には 13.3％に上昇し、産業大分類別では最も割合が拡大した産業である（表 7-1）。また「医療・福祉」では女性の割合が 75.9％を占めており、女性就業者割合が最も高いという特徴がある。

　産業小分類にみる 2010 ～ 2015 年の就業者増加率においても、訪問介護事業など「その他の社会保険・社会福祉・介護事業」や「老人福祉・介護

国勢調査
Census
日本では 1920（大正 9）年に第 1 回調査が行われて以後、原則として 5 年毎に行われており、最も基礎的なデータを提供している。

表 7-1　産業別就業者構成割合の推移　　(％)

年	製造業	卸・小売業	医療・福祉	建設業
2000	19.0	18.1	6.8	10.1
2005	17.0	17.5	8.7	8.8
2010	16.1	16.4	10.3	7.5
2015	17.4	17.1	13.3	7.2

出典）厚生労働省『平成 24 年版労働経済白書』『平成 28 年版労働経済白書』より作成.

事業」など、産業大分類での「医療・福祉」を構成する業種が上位 20 位のうち 7 つを占めている。「医療・福祉」の分野では、急速に進む日本の超高齢社会において、将来的にも多くの人材が求められており、今後も増加することが予想される。

D. 職業構成

　労働は、われわれ人間が生きていく上で欠かすことのできない行為である。農作物を育てる、石油を掘る、工場で物を生産する、生産物を輸送・販売する、といった多様な社会的分業と協同に基づいた生産活動によってわれわれの生活が成り立ち、社会が成立している。この社会的分業を担う諸個人は、何らかの職業に従事することによって生計を立てている。職業に就くことは諸個人にとって生計を得るだけでなく、社会的な認知を得る手段としての意味もある。「欲求段階説」を提唱したマズローは、最も高次な欲求として「自己実現の欲求」を位置づけたが、職業はこの自己実現の欲求を満たす最適な手段とも考えられる。

　ところですべての労働が職業とみなされているわけではない。社会にとって必要不可欠ではあるものの、賃金が支払われない労働、市場経済に表れない労働、たとえば家事や子育てなどの家庭内労働は、一般に職業とはみなされない。このような労働をイリイチは「シャドウ・ワーク」と名付けた。職業という場合、諸個人が収入を得る目的で行われる持続性をもった活動であり、また社会的に認知され、期待された活動であるということ

欲求段階説
hierarchy of needs

マズロー
Maslow, Abraham
Harold
1908 ～ 1970
マズローは人間の欲求には階層性があり、低次の欲求から生理的欲求、安全への欲求、社会的欲求、自我欲求、自己実現の欲求へと欲求充足を図ると考えた。

イリイチ
Illich, Ivan
1926 ～ 2002
著書『シャドウ・ワーク』

シャドウ・ワーク
shadow work

表 7-2　職業大分類別就業者の推移　　　　　　（人）

職業大分類	2000 年	2005 年	2010 年	2015 年 （%）
総数 （千人）	63,032	61,530	59,611	58,919 （100.0）
管理的職業従事者	1,857	1,497	1,420	1,395 （ 2.4%）
専門的・技術的職業従事者	8,299	8,272	8,634	9,380 （15.9%）
事務従事者販売従事者	11,654	11,614	10,981	11,206 （19.0%）
販売従事者	9,662	9,118	8,094	7,411 （12.6%）
サービス職業従事者	6,306	6,810	6,845	6,857 （11.6%）
保安職業従事者	1,014	1,064	1,065	1,086 （ 1.8%）
農林漁業従事者	3,199	2,963	2,328	2,145 （ 3.6%）
生産工程従事者	10,462	9,609	8,471	7,960 （13.5%）
輸送・機械運転従事者	2,576	2,334	2,088	2,009 （ 3.4%）
建設・採掘従事者	3,543	3,223	2,676	2,591 （ 4.4%）
運搬・清掃・包装等従事者	3,719	3,893	3,706	3,897 （ 6.6%）
分類不能の職業	742	1,133	3,329	2,981 （ 5.1%）

出典）総務省・統計局ウェブサイトより作成. http://www.stat.go.jp/data/kokusei/2015/

ができる。わが国の国勢調査で使用される行政統計上の「職業」も上記のような意味で用いられている。

産業の単位が企業体や営業所であり、その種類に基づいて分類されたのが産業分類であるのに対し、個人が従事している仕事の内容に基づいて分類されるのが職業分類である。**表7-2**から明らかなように「事務従事者」の割合が最も高いが、「専門的・技術的職業従事者」「サービス職業従事者」の割合が一貫して上昇している。より高度な専門的・技術的知識がさまざまな職業で求められており、この傾向は今後も続くと予想される。

3. 社会構成の変化と社会福祉

職業構成を従業上の地位（①自営業主、②雇用者、③家族従業員）からみると、家族従業員の減少が最も著しく、次いで自営業者の減少がみられる。それに対し雇われて働いている雇用者は大幅に増加した。農林業や漁業の従事者の多くは自営業主に含まれ、また飲食店経営者の多くや個人商店の経営者、町工場の経営者などがここに含まれる。

大型スーパーや家電量販店といった大規模資本による大型小売店の全国展開により、多くの個人商店が打撃を受け、全国各地の商店街が衰退していることはわれわれの知るところである。またグローバル化の波により、海外の安い人件費や商品との競争で、日本の零細企業は廃業に追い込まれるケースもある。さらに第一次産業の衰退などと平行して、1953（昭和28）年には25.3％も占めていた自営業主は2016（平成28）年には8.2％と大幅に減少している。それに伴い家族従業者の割合も32.3％から2.4％へと減少した。それに対し雇用者の割合は1953年に42.4％であったのが2016年では89.3％となり、その構成比は増加の一途にあった（**図7-3**）。

この増加した雇用者層においても、その雇用形態の動向には大きな変化がみられる。雇用形態における構成を見ると、1980年代以降、正規の職員・従業員の割合は減少傾向にあり、それに代わってパート、アルバイト、派遣社員、契約社員といった非正規職員・従業員の割合が増加している。1985（昭和60）年には雇用者の83.6％が正規の職員・従業員であったが、2015年には62.6％へ減少した（**表7-3**）。これを男女別でみると、男性は72.8％が正規雇用であるが、女性では43.7％が正規雇用であり、非正規雇用が56.3％となっている。

115

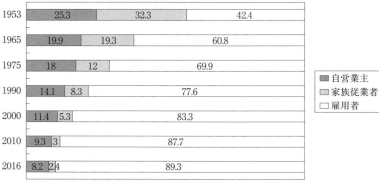

図7-3 従業上の地位別就業人口の割合 （％）

年	自営業主	家族従業者	雇用者
1953	25.3	32.3	42.4
1965	19.9	19.3	60.8
1975	18	12	69.9
1990	14.1	8.3	77.6
2000	11.4	5.3	83.3
2010	9.3	3	87.7
2016	8.2	2.4	89.3

出典）総務省・統計局ウェブサイトより作成.

表7-3 雇用形態別役員を除く雇用者の推移 （％）

	1985年	1990年	1995年	2000年	2005年	2015年
正規雇用者	83.6	79.8	79.1	74.0	67.7	62.6
非正規雇用者	16.4	20.2	20.2	26.0	32.3	37.4

出典）厚生労働省『平成24年版労働経済白書』『平成28年版労働経済白書』より作成.

　この変化は雇用形態・就業形態の多様化とも考えられるが、正規雇用形態を希望しながらも非正規雇用に甘んじなければならない場合、それは大きな社会問題を孕むことになる。「格差社会」といわれる問題の大きな要因としてこの非正規雇用が指摘され、「ワーキングプア」の問題もこの非正規雇用との関連が指摘されている。また若年者の非正規雇用者では、公的年金未加入者の割合も大きい。公的年金未加入者は将来の老齢年金だけでなく、障害年金も受け取れないため、より大きなリスクを抱えており、将来的には生活保護の受給者が増大することにもつながる可能性がある。

　産業化の進展は産業構成や職業構成に大きな変化をもたらすとともに、われわれの最も身近な集団である家族にも大きな影響を与えた。第一次産業を中心とした時代には、家族集団が生産や労働の基本的単位と考えられたが、産業化の進展は農業や個人商店を始めとする家族経営、経営体としての家族を衰退させていった。家族は生産の単位から消費生活の単位となり、さらに第三次産業の成長、サービス経済化の動向は女性の就労機会を大幅に作り出した。しかしこの動向は他方で、人件費の安いパートやアルバイト労働という新しい労働市場を生み出し、家庭内労働・家事労働のみを行っていた「専業主婦」からパート勤務を並行して行う「兼業主婦」を増加させることになった。

　産業化の進展に伴う家族機能の変化を、オグバーンは家族機能縮小として捉えた。近代工業が勃興する以前の家族は、経済・地位付与・教育・保

格差
disparity

ワーキングプア
working poor
働いているにもかかわらず、生活保護水準以下の収入しか得られない「働く貧困層」を一般にワーキングプアという。

オグバーン
Ogburn, William Fielding
1886～1959

家族機能
family function

護・宗教・娯楽・愛情という7つの機能を果たしていたが、産業化の進展に伴う企業や学校、病院、施設といった専門機関の出現により、家族は「愛情」以外の機能を専門機関に吸収され、家族からは失われるか、弱体化したとみなしたのである。

産業化の進展は家族機能だけではなく、世帯構成にも大きな変化を及ぼした。日本の伝統的家族と考えられた「直系家族」は減少の一途をたどり、「核家族化」「小家族化」が進行した。とりわけ急速に到来した日本の「高齢社会」において、一人暮らしの高齢者が増加していることは看過できない事柄である。65歳以上で一人暮らしをしている割合は、1975（昭和50）年には8.6%であったのが、2015（平成27）年には26.3%と増加している。夫婦のみで暮らしている65歳以上の人も13.1%（1975年）から31.5%（2015年）へと増加し、「老老介護」と呼ばれる現象を生み出した。それに対し、3世代世帯は大幅に激減し、子ども夫婦と暮らす65歳以上の人は1975年に54.4%と半数以上であったのが、2000年に26.5%、さらに2015年には12.2%と減少している（図7-4）。

3世代世帯が一般的であった時代には、高齢者介護を始め高齢者の世話は多くが家族集団によって担われてきた。そのため日本の社会福祉政策は家族の福祉機能を前提として展開されてきたともいわれている。しかし高度に産業化が進展した結果、家族のあり方は多様化し、もはや家族集団のみでそれらを担うことは不可能である。現状をみる限りでは、高齢者の独居世帯や高齢者のみの世帯は今後も増えると予想される。

また産業化の進展は女性の社会進出を促し、女性の経済的自立を可能にした。そのことが離婚率上昇の1つの要因ともいわれているが、多くの母

直系家族
stem family
両親と跡取りである一組の夫婦およびその子から成る家族。

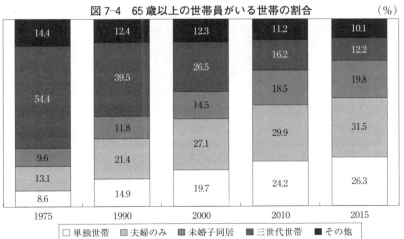

図7-4　65歳以上の世帯員がいる世帯の割合　　（％）

□単独世帯　■夫婦のみ　■未婚子同居　■三世代世帯　■その他

出典）国立社会保障・人口問題研究所『人口の動向2017』より作成．

子家庭が置かれている経済的状況は厳しく、労働市場でも不利な立場に置かれている母親が多いのが実状である。「少子社会」「高齢社会」が叫ばれて久しいが、さらには「格差社会」といわれる現代にあって、「ワーキングプア」といった新たな貧困問題もクローズアップされている。これらの問題に対し抜本的な解決は未だなされておらず、根本的な福祉政策の見直しが必要とされている。

参考文献

●リースマン，D. 著／加藤秀俊訳『孤独な群衆』みすず書房，1964.
●デュルケム，É. 著／井伊玄太郎訳『社会分業論（上・下）』講談社学術文庫，1989.
●ウェーバー，M. 著／大塚久雄訳『プロテスタンティズムの倫理と資本主義の精神』岩波文庫，1989.
●テンニース，F. 著／杉乃原寿一訳『ゲマインシャフトとゲゼルシャフト—純粋社会学の基本概念（上・下）』岩波文庫，1957.
●ベル，D. 著／内田忠夫他訳『脱工業社会の到来—社会予測の一つの試み（上・下）』ダイヤモンド社，1975.
●トフラー，A. 著／徳岡孝夫訳『第三の波』中公文庫，1982.
●マズロー，A. H. 著／小口忠彦訳『人間性の心理学—モチベーションとパーソナリティ（改訂新版）』産能大出版部，1987.
●イリイチ，I. 著／玉野井芳郎・栗原彬訳『シャドウ・ワーク—生活のあり方を問う』岩波書店，1982.

▌理解を深めるための参考文献

●富永健一『近代化の理論—近代化における西洋と東洋』講談社学術文庫，1996.
　近代化の多様性を念頭に置きながらも、社会学全般を射程としているため、基本的な社会学理論が盛り込まれている。また講義調で書かれているため、読みやすく理解しやすい。
●嵯峨座晴夫『人口学から見た少子高齢社会』アーユスの森新書，佼成出版社，2012.
　人口統計に基づいた日本の超高齢社会を分析・予測している。現状を理解するために役立つ。
●橘木俊詔『21世紀日本の格差』岩波書店，2016.
　正規・非正規格差、男女格差、健康格差等、現代日本における格差の現状を概観しており、格差の観点から女性や高齢者の貧困問題を取り上げている。

第8章 生活構造

1

「生活」と「生活構造」の定義を明確にする。
「生活構造」の基本要件である生活水準、生活関係、
生活時間、生活空間をそれぞれ具体的に把握する。

2

第2次世界大戦後の生活構造論の展開を概観する。
特に、社会政策学的生活構造論、
都市社会学的生活構造論の視点を概観した後、
家族社会学と生活体系論との関連も明確にする。

3

生活構造の変化を、戦後復興期、
高度経済成長期、低成長期に分けて概観する。

4

「生活の質」の捉え方を理解し、その実現を考える。

5

消費社会から高度消費社会への移り変わりを整理し、
現代における環境問題との関連性を把握する。

6

戦後日本社会におけるライフスタイルの変遷を概観する。
ライフサイクルとライフコース、
それぞれの視点の特徴を理解する。

7

生活の指標化の試みを把握し、
その目的と内容を理解する。

1. 生活構造の概念

A.「生活」の定義

「生活」について、ある国語辞典[1]には次のようないくつかの定義が記されている。

①生存して活動すること。生きながらえること。暮らしてゆくこと。

②世の中で暮らしてゆくこと。また、そのてだて。くちすぎ。すぎわい。生計。

生産と消費を連想させる②の定義は、生命の維持を想起させる①を実現するための手段であり、「生活」の第一義的な定義は、①にある。まずは、生物的な次元から生命を維持することがあり、そこを土台にして、個人として、あるいは社会の中で暮らしてゆくこと、という事態が「生活」を意味することになる。

次に、「生活」に相当する英単語「life」を見てみよう。

『ランダムハウス英和大辞典』によれば、「life」には20項目以上の定義があり、そのうちの主なものを整理すると次のようになる（出典の記載順に従う）。

①生命（現象）、（個人・個体の）命、生命、生存、寿命

②人生、実生活、世間、世の中

③（生涯の）一時期、全人生、生涯

④生活、（社会での）暮らし方、生計

⑤伝記、一代記、言行録、身の上話

⑥生気、活気、活発さ

⑦救い、新生、再生

④の定義に関しては、「ある特徴を持った」（要するに個人的・個性的な）生活、生き方と、「実社会での」（要するに社会的な）生活、生き方とを明確に区別している。③と⑤の定義にみられるように、時間的・歴史的次元を含みもつものもある。

このようにみると、「生活」と「life」は大筋で重なり合うものの、明らかに「life」の定義に含まれるもののほうが幅広い。本章では主に、「生活構造」の定義を整理していく前提として、英語の「life」の定義に含まれる幅広い語義を参照し検討する。

120

B.「生活構造」の概念と基本的要素

　「生活構造」に関する概念化は、日本で独自に展開されてきた「生活構造論」を抜きにしては語れない。この学問的展開に関しては、簡潔な形で後述することにして、ここでは、「生活構造」の基本的な定義とその構成要素を整理しておこう。

　『社会学事典』[2]によれば、「生活構造」とは、「人びとが営む生活を基本的に構成したり、そこにさまざまな条件として作用したりする要素と、それらの間の関連的構造をいう」。このやや曖昧な定義から即座に思い浮かぶ生活の基本的要件は、衣・食・住である。社会学の分野では、生活構造を基本的に構成する要件として、生活水準、生活関係、生活時間、生活空間の4つを挙げている[3]。以下、それぞれについて主要な点のみを簡単に説明しておくことにする。

生活構造

［1］生活水準

　最も一般的な定義は、国民一般の生活状態ということになる。しかしこの定義ではあまりにも一般的で漠然としている。より具体的には、ここでいう生活状態は、国民一般の物質的・経済的状態を指す。そして、われわれの暮らし向きが、程よい水準と内容を保ち、現実的な状態を示す指標・概念を生活水準という。この生活水準を図る指標として、所得水準、消費水準、1人当たりの国民所得水準などが挙げられる。しかしこれらの指標は決して絶対的なものではない。生活とはそもそも個別的な事象であるため、所得や消費の国民的平均値だけを把握しても、生活の現実的・個別的な状態を捉えていることにはならない。少なくとも、地域別、所得階層別、世帯類型別、産業別といったよりきめ細やかな捉え方は必要であるし、国際化が叫ばれ、グローバリゼーションが席巻する現代社会にあっては、通貨基準の各国による違い、風土、環境、文化といった要因も考慮に入れる必要がある。

生活水準
standard of living

グローバリゼーション
globalization

［2］生活関係

　生活関係とは、生活を営むにあたって、その主体が他者とかかわり合うといった関係のあり方そのものをいう。より具体的には、家族関係、近隣との関係、職場における関係、さらには階級関係などを含む。しかし、社会関係といったより包括的な概念があることを考慮すれば、生活関係とは具体的には、家族や世帯を構成するもの同士の関係である家族関係を指す場合が多くなってくる。生活関係としての家族関係の基本的形態の1つは、

生活関係

夫と妻との間で営まれる分業関係である。この分業関係は、性の分業（性的成熟、愛情）と労働の分業（生業労働、家事労働）を伴う。この分業関係もより相対的なものになってきている。いずれにしても、婚姻を契機にした比較的対等なヨコの関係を基点にしているのが夫婦関係である。もう1つの基本的形態は、親の子に対する扶養関係という、いわばタテの関係が含まれる。これは血縁による親子関係である。

［3］ 生活時間

生活時間
time budgets

生活時間は大別すると2つある。1つは、時間を秒、分、時、日、週、月、季節、年といった単位ごとに量的に把握するものである。労働時間、生理的休養時間、余暇時間などを把握する場合に用いられる。特に、人間が1日24時間をどのように過ごしているか、その過ごし方は、社会生活の最も基本的なものとして社会的・文化的指標の1つとなっている。もう1つは、生活時間を生活構造の全時間過程として捉えるものである。その主体を個人として把握する場合には、1人の人の人生全体の時間の配分を考える生涯生活時間がある。ここでは個人の誕生から死亡までの全生涯という生活時間が生活周期としてとらえられる。主体が家族として把握される場合には、その成立から消滅までの全期間は家族周期として把握される。

生活周期（ライフサイクル）
life cycle

［4］ 生活空間

生活空間
life space

主体としての個人や家族の側から生活空間を捉えると、活動空間、施設空間や資源空間、意識空間の3つに大別できる。活動空間の主なものには、個人やその家族が居住する住居、労働者の活動空間としての職場（工場、事務所、店舗など）、住居と職場の間の移動空間などが含まれる。施設空間や資源空間に関しては、個人が居住する地域において、生活するために活用可能なすべての施設・機関・資源が含まれる。一例を挙げると、文化・教育施設としての図書館や学校、行政機関としての役所、レクリエーション資源としての各種公園などである。意識空間は、たとえば地理的空間だけでは規定しきれないコミュニティといった心理的共同性を含んだものや、ごく最近では情報機器によって作り出される擬似環境とでもいうべきヴァーチャル・コミュニティもここに位置づけられる。テクノロジーが生み出した新たな空間の典型例である。

ヴァーチャル・コミュニティ
virtual community

2. 生活構造論の展開

　生活研究における生活の捉え方の中で、衣食住という生活の実体的側面に注目して実在論的に把握する家政学の視点はよく知られている。しかし、生活を「生活構造」の概念から理解しようとする場合、通常それは社会関係的な側面から社会学的にアプローチすることを指す。以下、第2次世界大戦以降の生活構造論に関する展開過程を素描する。

生活構造
life structure

　生活構造論は、社会政策学的な生活研究を1つの出発点にし、戦時下における労働力の維持・確保を意図して展開されたものである。個人の1日の生活24時間を形成する労働、休養、余暇といった側面の配分に注目し、それぞれの時間内におけるエネルギーの消費と補給の問題を研究課題にした。しかし、エネルギーの消費と補給を正確に測定することは実際上は困難なため、生活時間における労働、休養、余暇の時間配分に注目し、人間の営む生活状態を明確にしようとした。ここには、労働生活と私的生活を関連づけて社会関係的に把握していこうとする視点がみられ、戦後の社会政策学的生活研究にも共有されている。

社会政策
social policy

　戦後になると、社会政策学的な生活研究は、労働者の最低生活費の算出、労働力の再生産を阻害する要因としての貧困研究、生活場面を世帯単位で把握していこうとする傾向から生まれた家族社会学との接近などへと展開していった。世帯を単位とする家計費分析の研究からは、経済的・物質的基盤から消費生活の実態が明確にされ、日常の生活習慣として家族関係において独自に形成される消費システムが見いだされ、そこでの生活構造は生活環境に対置されることが明らかになった。この独自の消費システムを共有する集合体を社会階層とし、階級の下位概念に位置づけ、たとえばこの独自のシステムを共有する階層の考え方から、貧困層の実証的研究へと展開されたりもしている。

家計
household

家族関係
family relationship

消費システム
consumption system

　生活構造の概念は、戦後の都市社会学研究でも社会構造を補足する概念としてもち出された。都市住民の生活には、時間的周期性と地域的整序が観察され、農村住民とは異なる時空の秩序からなる生活構造において彼らは暮らしている。特に生活の空間的秩序の指摘は、社会政策学的生活研究には欠けている視点だった。これは、シカゴ学派の都市研究の影響によるものである。シカゴ学派の都市研究は、人口の量的増大とその移動性への視点を軸に展開され、都市空間の拡大に伴う職場空間と居住空間の分離、

シカゴ学派
Chicago School

移動のための公共空間の発達、消費機能や娯楽機能などに特化した都市空間の地域的分化を明確にした。都市生活者は、こうして多様に機能分化した都市空間を、自らの必要性と欲求に応じて独自の生活空間として組織化し組み立てている。これらの知見を参考に展開する生活構造論によれば、世帯メンバーを中心に家庭、職場、地域が同心円状に広がる農村住民の生活構造とは異なり、都市住民の生活構造は、帰属の異なるそれぞれの世帯メンバーが家庭と職場の分離した多心円的な広がりをみせることが分かっている。

　農村、都市という地域構造と生活構造との関連に注目する視点は、当初の地域空間そのものへの関心から、生活構造を世帯や近隣、職場といった集団への参与の総体として捉える視点へと移行していった。生活構造を社会組織や規範、社会意識やパーソナリティなどとの関連から社会関係的に把握していく志向が強くなっていったのである。

　世帯単位の家計分析の研究は、戦後間もなくの社会政策学的研究から生まれてきたものだった。この研究は、生活構造を世帯や家族といった集団への参与の総体と捉える都市社会学的研究や、分析単位を家族とする家族周期論などの家族社会学と融合し展開したものである。特にライフコース論は、個人を分析単位にした生活構造論と家族を分析単位とする家族周期論を結びつけ、社会変動の視点をも取り入れたもので、生活構造論が本来担ってきたダイナミックで多角的な分析力を取り戻す上で大きな刺激になっている。

ライフコース
life course

生活体系論
life system

　生活構造へ社会システム論的アプローチを取り入れ展開させた生活体系論は、「構造」よりもさらに包括的な「システム」の概念を採用し、生活構造を個人の生活行為の体系として一般化した。個人の生活行為の構成要素は、ある特定の状況下における動機、役割、規範、手段、目標からなり、それらが互いに有機的に機能連関し合い１つのシステムを構成する。この生活行為は別の生活行為と連結し合い、その繰り返しが生活行為の慣習体系を作り上げる。日常生活で作り上げている生活体系は、この慣習体系そのものをいう。この生活体系の中で、消費生活、職業生活、地域生活などは人間の生活行為を形成し、概念的には生活システムは、行為システム、文化システム、社会システムの媒介項となり、包括的な概念を構成するのである。生活体系論はこうして、戦後生活構造論の１つの集大成を形成しているとも言われているが、その一般性・抽象性の高い理論形成のゆえに、生活構造論が本来持ち合わせていたダイナミックで実証的な性格を損なうものにもなっている。

3. 生活構造の変化

A. 戦後復興期の生活構造

　第2次世界大戦が終結し、その戦後処理の時代はさまざまな側面において混乱期であった。社会・経済面では壊滅的な打撃を受け、戦争孤児、戦傷病による身体障害者が多数生み出され、500万人をも超える戦争引揚者の帰国とあわせて、多数の人が経済的困窮下に置かれていた。失業、インフレ、食糧危機、劣悪な環境・衛生上の問題などは、人間の生死にかかわる問題であり、喫緊の対策を必要としていた。生活全般に大きな影響をおよぼす経済的困窮、国民総飢餓状況下における栄養改善の問題、劣悪な環境・衛生状態がもたらす伝染病の蔓延、これらの問題に対しては、個人の問題を個別的にというよりも、社会構造上の問題をマクロな視点から法制上の改革として改善していく必要があった。

　生活関係の中核を占める家族関係も「再編」「再形成」を要していた。戦争や戦災によって、家族の一員やパートナーを失った家族は、それでも生活の基盤を立て直す必要があった。離別した家族が再開を果たし立て直すこともあれば、新たなパートナーとともに家族を再構築するといった場合も多くあった。そうした中で、1947（昭和22）年には婚姻率が人口1000に対し12を記録し最高値を示した。1947年〜1949（昭和24）年生まれの出生数の爆発的増加は「団塊の世代」を生み出したが、この爆発的増加は、貧困問題に拍車をかける要因にもなり、人口の増加の陰に隠れる形で、堕胎実施件数が100万件を超える（1955〔昭和30〕年）数字にも連なっている。

婚姻率
nuptiality

B. 高度経済成長期の生活構造

　1960（昭和35）年の池田内閣による所得倍増計画は、産業構造と就業構造の著しい変化の中で打ち出された。1950（昭和25）年と1970（昭和45）年の産業別就業者比率を見ると、第一次産業は48.5％から19.3％、第二次産業は21.8％から34％、第三次産業は29.6％から46.6％へと変化している。これは、農林水産業中心の社会から、製造業を中心とした第二次・三次産業中心の社会への移行を示すものであり、それに伴い多くの給

第一次産業
primary industry

第二次産業
secondary industry

第三次産業
tertiary industry

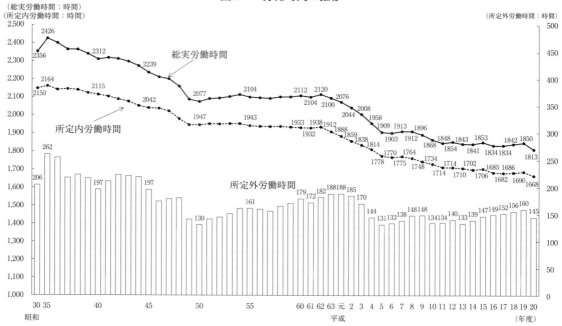

図 8-1 労働時間の推移

注：1) 事業所規模 30 人以上。
2) 数値は、年度平均月間値を 12 倍し、小数点以下第 1 位を四捨五入したものである。
3) 所定外労働時間は、総実労働時間から所定内労働時間を引いて求めた。
4) 昭和 58 年以前の数値は、各月次の数値を合算して求めた。
出典）厚生労働省「毎月勤労統計調査」。

人口移動
migration

与所得者（サラリーマン）が企業に雇用されるようになった。こうした労働のシフトに伴い、若年層を中心にした、農林漁村部から都市部への人口移動が増加した。1955（昭和 30）年に創設された日本住宅公団は、中心的受け皿となる多くの団地を都市部・都市近郊に建設した。また、都市部に移動してきた給与所得者はよく働き、1961（昭和 36）年〜1970（昭和 45）年の実質経済成長率 10％以上を支えていた。ちなみに、1960（昭和 35）年の平均労働時間は年 2425.5 時間と最も長く、1972（昭和 47）年まで 2200 時間台を推移している（図 8-1）。

核家族

こうした社会変化は、家族形態や家族規模にも大きな影響をおよぼした。1955（昭和 30）年〜1975（昭和 50）年の 20 年間で、親族世帯に占める核家族の割合は、45％から 53％に増加し、平均世帯人員は 5 人弱から 3.35 人へと減少した。都市への人口移動は、農林漁村部に多い三世代同居世帯を減少させ、都市部を中心にした核家族世帯を増加させた。都市部における核家族世帯では、家業を継がせる必要のない 1 人か 2 人の子どもを、他の子どもとの競争に勝って独力で「食べて」いけるよう、教育に力を注ぐ「教育ママ」が出現し、ときにそうした母親像が注目を集めたりもした。

C. 低成長期の生活構造

　1973（昭和48）年のオイルショック以降、先進諸国とともにわが国も低成長期へと突入していく。イギリスの「サッチャリズム」やアメリカの「レーガノミクス」は、1980年以降の新自由主義による行財政改革を意味し、小さな政府、規制緩和、民活・民営化、社会保障給付費の抑制などの動きを推し進めた。こうした動きとともに、わが国においても低成長期を迎えると、産業構造は、その中心が製造業からサービス業へと転換し、就業・雇用形態も終身雇用型の正規雇用から雇用調整可能な非正規雇用への転換が見られた。サービス産業の拡大は、女性の就業機会の拡大をもたらし、雇用形態の変化は非正規雇用形態（派遣社員、契約社員、パート社員、出向社員など）の多様化へとつながっていった。結婚・出産後も働き続ける女性が増加し、結果として共働き世帯が増加した。こうした非正規雇用形態も規制緩和という名の下に企業論理が優先されすぎると、正規雇用労働者と非正規雇用労働者の格差が問題になり、企業責任よりも自己責任が主張され、これまでと違った貧困問題も生まれてきた。

　オイルショック以降も、家族の小規模化が進み、多様化の現象も目立ち始めている。未婚化、晩婚化、空の巣化、高齢化などの進行による、単独世帯、夫婦のみの世帯、高齢者単独世帯が増加した。恋愛や結婚の自由化には、その背景に女性の高学歴化、女性の経済的自立がある。離婚の自由化も目立ち始め、母子世帯や父子世帯などの1人親世帯が増加し、また、子連れの再婚によるステップファミリーもみられる。家族の小規模化や多様化を支える社会の責任が問われる時代に突入してきているのかもしれない。

サッチャリズム
Thatcherism

レーガノミクス
Reaganomics

新自由主義
neo liberalism

正規雇用
regular employment

非正規雇用
non-regular employment

格差論
gap theory

ステップファミリー

D. 生活水準と生活時間の変遷

　戦後復興期から高度経済成長期を経て低成長期までの生活構造の変遷を概観してきたが、その間の生活水準（所得）を統計上の変遷から捉えたのが図8-2である。もちろん、生活水準と生活時間という側面だけから生活構造の全容を把握することはできない。それでも戦後復興期の圧倒的な物質的・経済的不足状況から、社会の劇的変化を伴いながら飛躍的な経済的伸びをみせる高度経済成長期、低成長期の安定状態を所得水準の側面からも垣間みることができる。また、物質的・経済的状況が満たされてくると、今度は生活における時間的ゆとりが必要になってくることが、労働時間の減少（図8-1）という側面から推測できるのである。経済的な右肩上がりの成長にかげりがみえ、安定期から、右下がりの時代にあっては、「生活

生活水準

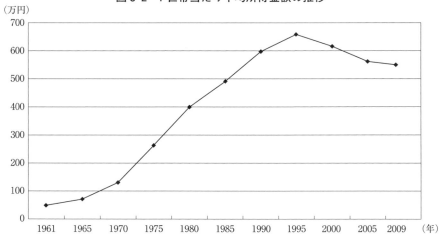

図8-2　1世帯当たり平均所得金額の推移

出典）「世帯統計の歩み─国民生活基礎調査」38巻16号，厚生統計協会，1991．「世帯統計の年次推移─国民生活基礎調査から」55巻16号，厚生統計協会，2010 国民生活基礎調査（平成22年）を元に著者作成．

フランクル
Frankl, Victor Emil
1905〜1997

実存的欲求不満
物質的・経済的充足だけでは得られない、生きていることの意味を見出せないがために生起する欲求不満。

の質」が問われてくるのである。『夜と霧』の著者として有名な精神科医フランクルが、物質的・経済的不足状況（欲求不満）を脱した人間が、一定量の満足を得た後に、今度は、実存的欲求不満状況に陥るという事実を指摘している。物質的・経済的に豊かになった人間の新たな危機状況を考える上でも「生活の質」の問題は重要である。

4. 生活の質

三種の神器
（白黒）テレビ
（電気）冷蔵庫
（電気）洗濯機

3C
カラーテレビ
自動車（カー）
クーラー

生活の質
quality of life
ここでは、「生活の質」「生命の質」「生の質」「人生の質」と区別して使っているが、基本的には本章1節の「生活」（life）の定義に基づいている。

A.「生活の質」（クオリティ・オブ・ライフ）の理解

　1950年代には「三種の神器」、1960年代には「3C」がそれぞれ各家庭に普及し、物質的・経済的に一定の量的達成が遂げられると、今度は徐々に生活における質的問題が問われ始めた。1970年代初頭のオイルショックをきっかけに、いつまでもこれまで通りの経済的な「右肩上がり」は見込めるものではなく、むしろ経済的・物質的繁栄に隠れて見過ごされてきたものに、徐々に目が向くようになっていった。「生活の質」（クオリティ・オブ・ライフ）の問題が注目され始めたのもちょうどこの頃である。「生活の質」への視点を整理すると、次のような6つの系譜にまとめることができる[4]。

第1に、国民経済の経済指標上の考え方の変化が挙げられる。従来の国民総生産を補完する指標として、国民生活の福祉的側面に注目した国民純福祉という指標が導入された。これは、国民生活に密着した生活の質的側面を福祉指標という形で取り入れようという具体的表れである。

第2に、社会システムとの関連において、豊かさ、福祉、「生活の質」がどのような状態にあるかを体系的に把握しようとする社会学的視点が挙げられる。具体的には、有病率、児童福祉施設数、持ち家比率などの実物的指標を通して、福祉指標、「生活の質」指標を含む社会指標の体系を構築しようとする営みである。

第3に、医学・生命倫理学的系譜が挙げられる。延命治療と尊厳死の問題、先端医療によって命を救われた障害者の生の問題、臓器移植の問題などは、医の倫理とともに当事者にとっての「生命の質」の問題と密接にかかわっている。人生観、生きがい、活動性などの「生（そのもの）の質」の尺度化も試みられている。

第4に、（社会）心理学的視点では、一般の生活者を対象にその生活意識を把握するための尺度、具体的には、生活満足感、幸福感、不安感などの心理学的尺度を開発し、欲求の質的把握を試みている。上述の医学・生命倫理学的視点との関連で、健康度や痛みの自己評価による尺度構成も試みられている。

第5に、具体的な福祉政策とのかかわりから「生活の質」を検討する社会福祉学的視点が挙げられる。ノーマライゼーション、ソーシャル・インクルージョンといった基本的考え方の下で、障害者と健常者が地域の中でどのようにしたらともに生きることが可能なのかが問われている。医療と福祉の連携・統合・協働を巻き込んだ形で、当事者とともに専門職や一般生活者がどのようにしたら共生社会を構築していけるかということは、同時にそれぞれの人にとっての「人生の質」をも問う試金石になっている。

第6に、前述してきたそれぞれの視点・系譜・考え方を、高齢者の「生活の質」に焦点を絞って展開していこうとする社会老年学的な考え方がある。特に近年のリハビリテーションの視点の下における ADL や IADL の尺度構成は、日常生活における高齢者の機能的活動を通して、その「生活の質」を把握する試みである。

以上6つの系譜は、それぞれの学問的背景によって異なるものであるが、それぞれの対象となる人間・当事者の生命、生活、人生、生の意味を理解する試みであり、視点である。また具体的に可視化した尺度である。それでは、こうして具体化された生活の質的次元をいかにしたら実現可能なものにできるのだろうか。

国民総生産
GNP: Gross National Product

国民純福祉
NNW: Net National Welfare

福祉指標
welfare indicators

社会指標
socal indicators

尊厳死
right to die

ノーマライゼーション
normalization

ソーシャル・インクルージョン
social inclusion

共生社会
convivial society

ADL: Activities of Daily Living
日常生活動作

IADL: Instrumental Activities of Daily Living
手段的日常生活動作

B.「生活の質」（クオリティ・オブ・ライフ）の実現

人間の福祉

　周知の通り、社会福祉の基本理念は「人間の福祉」にある。「人間の福祉」とは、その社会で暮らす人間一人ひとりがその人らしくいきいきと生きていけることを目指す実践的理念といってもよいだろう。この実践的理念を実現すべく、各種福祉サービスを含んだ社会サービスがあり、こうしたサービスを有効活用しながらその利用者への支援を図る活動が社会福祉の実践活動としてのソーシャルワークである。ソーシャルワーク活動における援助者の基本的態度として「個別化」の態度が挙げられる。これは先の「人間の福祉」を実現するべく取られる援助者の基本的態度でもある。援助サービスの利用者を、他の誰でもないかけがえのない独自の存在として理解し、その福祉の実現を図る担い手が社会福祉の援助者であるといえよう。こうしてみると、「人間の福祉」とはまさに「生活の質」的次元を実現していくことであり、それは実践的には援助者の具体的態度の中で実現可能となってくるということである。

個別化
individualization

マズロー
Maslow, Abraham
Harold
1908 ～ 1970

自己実現
self-actualization

物的・経済的次元における実現
reality, realization

他者との関係の中で実現されること
actuality, actualization

　心理学者マズローが、人間の基本的欲求である生理的欲求や社会的欲求が満たされた後、最終段階で果たされるべき欲求として、当の人間がその人らしく生きていける「自己実現」の欲求を提示していることはよく知られている。「自己実現」とは、「生活の質」を究極的に実現できている状態といってもいいかもしれない。ところが、このよく知られているはずの「自己実現」の概念は、物的・経済的次元における実現ではなく、他者との関係の中で実現されることである[5]。それは援助という状況だけに限定されるのではなく、対人関係や集団、地域社会の中で実現されるはずのことである。共生社会とはこの意味で、障害者と健常者、援助者と利用者などの隔たりを越えて、誰もが当事者として支えあう社会のことである。「生活の質」とは、共生社会がどの程度まで構築されているかどうかという点において、文字通り社会的に判断されるのである。

5. 高度消費社会論

　現在われわれは、たくさんのモノに囲まれて生きている。多くの人が、誕生日やクリスマスにはおもちゃなどを買ってもらったり、アルバイトをして貯めたお金で自分の好きなモノを買ったりしたことがあるだろう。中

には趣味にお金をつぎ込んだり、高いお金を支払って高級ブランドの服を購入する人もいるだろう。さらにはオリンピックやサッカーのワールドカップが開催される前にはテレビの買い換えがニュースになり、新聞の経済面をみるとヒット商品を売り出した会社の株価が上昇した、という記事が掲載される。このように、われわれは消費することに対して強い関心をもっており、モノに囲まれた豊かな社会を生きている。このような社会のことを高度消費社会と呼ぶ。

　この高度消費社会の変容により、消費社会が高度化したものである。では、消費社会とは何か。まずここから考えてみたい。

　ヨーロッパでは 17 ～ 18 世紀において市民革命・産業革命が起こり、社会が近代化していく。急速に技術が発達し、大量の工業製品を生み出していくシステム、すなわち大量生産・大量消費のシステムが 20 世紀初頭までに確立する。そしてこのようなシステムの急速な発達は資本主義という仕組みによってもたらされたものであり、絶えず利潤を生み出そうとする資本家による経済活動によって発達していった。一部の豊かな資本家と、その資本家による経済活動によって搾取される労働者とが存在するわけだが、両者の間には生活水準においてかなりの格差が存在した。ヴェブレンが『有閑階級の理論』で描いた、お金持ちによる、自らの地位や身分を他者に示すために高額な商品を購入するような誇示的消費がみられる一方で、エンゲルスが『イギリス労働者階級の状態』で描いたように、労働者は劣悪な環境の中で働かされ、狭い住宅の中で貧困にあえいだ。

　この大量生産・大量消費に基づく資本主義的な生産様式は、工場などで作り出した製品を買ってくれる消費者がいてこそ成り立つ。しかし、自由主義経済の下では、消費者が工場などで作られた製品を必ず買うとは限らない。しかも、消費者のニーズを読み取るマーケティングの技術が発達した現在においても、生産者は消費者の需要を正確には捉えることができるわけではない。その結果として、モノが売れる好況とモノが売れない不況とが周期的に繰り返されることになる。だから産業革命を成し遂げた国々は市場を求めて植民地の獲得に血眼となり、それが世界大戦の引き金となったのである。

　第 2 次世界大戦以降は植民地が次々と独立し、先進産業国は国内市場、つまり国民の購買力と購買意欲を喚起せざるを得なくなった。ここから、工業製品を購入する消費者を作り出すために、まずは国民生活の安定が資本家にとっても、国家にとっても重要課題となっていく。日本の場合にも、すでに戦前期から健康保険や年金制度が一部開始されているように、政府は各種社会保障制度を重要課題として担うようになる。また 1960（昭和

高度消費社会
mass consumption society

消費社会
société de consumption
（フ）

資本主義

ヴェブレン
Veblen, Thorstein Bunde
1857 ～ 1929

誇示的消費
conspicuous consumption

エンゲルス
Engels, Friedrich
1820 ～ 1895

マーケティング
marketing

35）年に池田勇人首相によって掲げられた国民所得倍増計画を通じて政府が産業開発や国土開発を主導してくことになる。その結果、国民総生産（GNP）の成長率が年平均10％という高度経済成長が成し遂げられたのである。企業も労働者側との協議の中で賃金を上げていき、その他会社内の福利厚生などにも積極的に取り組むようになる。ただし、このように企業側から賃金アップや福利厚生を勝ち取るのは大企業の労働者に限られ、大企業の下請けを担う中小企業に雇用される労働者の生活は厳しいままであった（このことを、労働市場の二重構造という）。

福祉国家化

このように先進産業国では、経済成長しつつ国民の社会保障や雇用を確保する福祉国家化が実現した。多くの労働者が各種耐久消費財を購入できるようになり、人びとの生活水準は日々の食べ物に苦しむ段階から、モノを大量に消費することで豊かな社会を実現するに至った。このころには国民の9割が自らのことを中流と考える「一億総中流社会」が成立したのである。さらに人びとの消費意欲は高まっていき、誇示的消費が大衆的規模でなされるようになる。この段階では、どのような「機能」かではなく、どの「ブランド」か、ネーミングか、デザインか、というように他者との差異化を行うための消費が追求されるようになる。このようにモノの差異＝記号に基づく消費がなされる社会のことを消費社会と呼ぶ。

一億総中流社会

ボードリヤール
Baudrillard, Jean
1929 ～ 2007

消費社会について分析したボードリヤールによれば、このような消費スタイルは資本主義というシステムと不可分に結びついているという。他者との差異を求めてあくなき消費を行う大衆は資本主義を安定的に維持していくために欠かせない存在となる。そして人びとの欲望を喚起するために派手な広告を作成するなど企業はさまざまな手段を用いる。テレビコマーシャルを見て新製品が出たからといって衝動買いをして後悔したり、ファッション誌に載っている服がかわいいからといって買ってみたものの翌年にはもう着なくなったりしたことはないだろうか。その当事者は、高度消費社会において差異に基づく消費にどっぷりつかっていることになる。

他方、このような高度消費社会の成立とは別に注目しなければいけないのが文化的再生産である。文化的再生産とは、親から子への階層的地位や職業的地位の伝達における文化的な要因の影響のことである。豊かな社会が成立しても、依然として上層階層の子どもの進学率が高く、それ故に有利な職業的地位を獲得しやすいという現実がある。そこにおいては、学校教育のカリキュラムに親和的な文化的実践を上層階層の子どもほど家庭において受けているというメカニズムが働いている。たとえば言葉遣い、音楽や美術などの文化的活動、その他お稽古ごとなどである。家庭においてそういったものに日頃から触れている子どもは、教育・学習において他者

よりも有利な立場にあり、それが進学率、ひいては有利な職業的地位の獲得へとつながってゆく。そのような形で身につけた文化的な蓄積をフランスの社会学者のブルデューは「文化資本」と呼び、資産などの経済資本とは別の階層固定化の要因を指摘した。

　高度経済成長の時代においては、おおむねすべての階層が所得を増大させているため、文化的再生産のメカニズムが見えにくくなる。しかし低成長時代に突入した日本においても1990年以降から「格差」が指摘され始めており、改めて親から子への地位の伝達メカニズムについて議論する必要性が指摘されている。

6. ライフスタイルとライフコース

　日本社会が高度消費社会へと変化するということは、われわれの生活の仕方もそれにあわせて変化したはずである。ここでは戦後日本社会を念頭におき、人びとの生活の仕方や人生設計がどのように変化してきたのかを、ライフスタイルとライフコースという視点でまとめておく。

A. ライフスタイル

　われわれが日常生活でライフスタイルという言葉を聞くとき、主として人びとの行動の対象に注目が集まる。たとえば、テレビで見る芸能人が高級住宅地に大きな家を建てたとか、現在このブランドの服が流行しているとか、会社を辞めてボランティア活動をしたり農業に転職する人が増えているとか、そういったニュースが世の中を駆けめぐる。しかし、社会学において人びとのライフスタイルを考える際、①消費の対象だけでなく、②誰が、③どのような意識のもとで、そのような行動を選択しているのか、という点が重要になってくる。どんな人がブランドの服を買っているのか、ボランティア活動をしたり農村へ移住する人はどんな考えでもってそのようにするのかという観点である。

　これらの点をふまえると、ライフスタイルとは、個人または世帯が社会的な慣習や意識に基づき行う日常生活課題への対応の仕方、ということになる。ここでは、上記のライフスタイルの定義をふまえて、戦後社会における日本人が、どのようにライフスタイルを変えてきたのかをみていきたい。

ブルデュー
Bourdieu, Pierre
1930 ～ 2002

文化資本
capital culturel（フ）
cultural capital

ライフスタイル
life style

第8章●生活構造 ── 6・ライフスタイルとライフコース

133

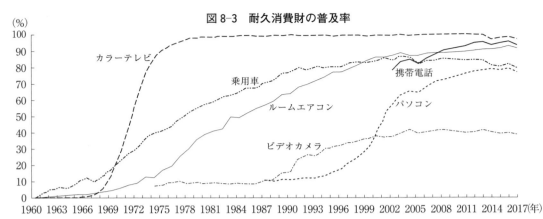

図8-3 耐久消費財の普及率

出典）内閣府経済社会総合研究所景気統計部「消費動向調査」を元に著者作成.

　まず前近代的な社会におけるライフスタイル＝生活課題の処理の仕方についてみておくことにしよう。そこでは一部の人びとを除くほとんどの人が集落という共同体において他の成員と協力しながらさまざまな生活課題を克服してきた。一緒にお米を作り、協力して川の補修作業を行い、さらにみんなでお祭りをした。そうしないと生きていけなかったからである。このような前近代的な社会は基本的に第2次世界大戦後の1950年代の後半まで続き、1955（昭和30）年から1973（昭和48）年までの高度経済成長期において、日本社会は近代社会へと変化していった。

　3節でみたように、高度経済成長期において、科学技術の発達、産業構造の転換、農村部から都市部への人びとの移住など日本は多くの変動を経験した。特に家庭における家事に注目すると、1950年代後半には三種の神器である電気洗濯機、電気冷蔵庫、白黒テレビが急速に普及するようになり、1960年代後半からは3Cといわれるカラーテレビ・自動車（カー）・クーラーが普及する（図8-3）。

耐久消費財
consumer durable goods

社会変動
social change

　これら耐久消費財が各家庭に導入され、食事や洗濯など家事にかかる時間が大幅に削減された。他方で仕事の面でも会社に雇用される人が増えていき、農業や自営業などに従事する人は減少していく。このような社会変動の結果、共同体の他の成員と協力しあわなくても生活課題を世帯員だけで解決できるようになった。その上、男性は会社で働き、女性は自宅で家事に従事するようになる（性別役割分業システムの確立）。右肩上がりの経済成長の中で人びとは「消費は美徳」と考えるようになり、このような意識に支えられて高エネルギー消費型のライフスタイルが確立していった。この時代には日本人の9割が自らの暮らし向きを「中流」と捉えるようになり、このことを村上泰亮は「新中間大衆の時代」と呼んだ。

村上泰亮
1931～1993

　しかし、高度経済成長の負の影響ともいうべき問題が出てくる。1つは

環境問題の発生である。1960年代後半から1970年代にかけて、4大公害の発生や各地における開発行為による自然破壊は各地に住民運動を産み出した。さらに近年における、温暖化や異常気象など地球規模での環境問題も人類の共通課題となりつつある。環境保護意識の高まりとともに、環境保全活動やロハスに人びとの注目が集まりつつある。

その他にも、日本社会が近代化する中で確立された性別役割分業システムに対する批判が出てくる。女性の大学進学率が高まる一方で、女性が企業で総合職や管理職に就く比率は男性と比較して著しく低かった。性別役割分業システムのもとでは、企業は女性を「結婚したら退職して家庭に入る」存在として捉えており、それゆえに男性と女性の間で職業上の差別が生じていた。このような職場での待遇において差別を受けてきた女性たちの運動が盛り上がったのもこの頃である。1985（昭和60）年には男女雇用機会均等法が制定され、法律面において男女間での雇用機会の平等が明記された。それに伴い、働く女性が徐々に増えているが、現時点においても採用や職種、待遇面における平等が達成されたとは言い難い。しかし近年では男性も子育てや家事を担うことが社会的に求められており、家庭内の役割分担においては徐々に平等化に向けた機運が出てきたと言えよう。

このように、高度経済成長期に確立したライフスタイルが近年見直されつつあり、多様な意識、多様な消費行動に支えられたさまざまなライフスタイルが登場しつつあるのが近年の特徴である。

B. ライフサイクルとライフコース

さきほどのライフスタイルの項目でみてきたように、個々人は日常の生活課題に対してその都度選択を行って解決していく。しかし個々人は日常の生活課題だけでなく、一生の間に、高校や大学への進学、企業への就職、結婚、出産、親との死別などさまざまな出来事を経験する。それぞれの出来事をライフイベントと呼び、それらのライフイベントが個人の誕生から死に至る一生において規則的に生ずる推移のことをライフサイクルと呼ぶ。

図8-4には戦後日本人のライフサイクルの変化を示している。この図から見て取れる特徴を確認しておこう。

①長寿化：戦後すぐの時期の平均寿命は男性67.2歳、女性71.7歳であった[6]。約60年後の現在の平均寿命（2007年度）は、男性が79.2歳、女性は86.0歳であり、平均寿命はそれぞれ10歳以上も長くなっている。それにあわせて、定年後の期間が11.4年から19.1年へと長くなった。

②晩婚化：平均寿命が長くなっただけでなく、初婚年齢も遅くなった。男

環境問題
environmental issue

4大公害
水俣病、新潟水俣病、イタイイタイ病、四日市ぜんそく。

公害
environmental pollution

住民運動
neighborhood protest movement

ロハス
LOHAS: Lifestyles Of Health And Sustainability

男女雇用機会均等法

ライフイベント
life event

ライフサイクル
life cycle

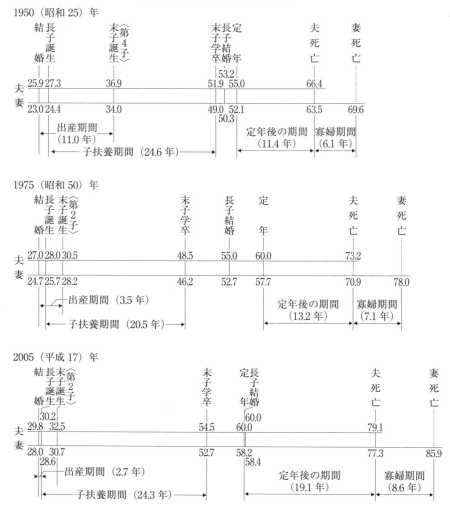

図 8-4 ライフサイクルの変化

注）寿命は各年の20歳の時の平均余命に基づき算出している．
出典）国立社会保障・人口問題研究所「人口統計資料集」より著者作成．

性は25.9歳から29.8歳へ、女性も23.0歳から28.0歳へと遅くなっている。
③少子化：戦後すぐの時期には女性は平均して3.65人の子どもを生んでいた。それが1975年には1.91人へ、2005年には1.26人へと減少した。それにあわせて、出産期間は11.0年から2.7年へと短縮した。しかし、子どもの就学期間が長くなったため、子どもの扶養期間は変わっていない。

ただし、ライフサイクルという考え方の前提である、誰もが就職し、結婚し、子どもをもつということは、現代社会においては誰もが経験することではなくなってきている。図8-4にもあるように初婚年齢が高くなる晩婚化が進んでおり、結婚しない人も増えている。さらにDINKSという共働きで子どもをもたない夫婦や、結婚せずに子どもをもつシングルマザー

DINKS: Double Income No Kids

と呼ばれる人たちも増えている。こうして、誰もが一生のうちで主要なライフイベントを経験することがなくなった時代では、ライフサイクルという考え方に代わってライフコースという考え方が使われ始めた。

ライフコースとは、「彼もしくは彼女がその生涯時間においてさまざまな出来事を経験していく過程」[7]のことを指す。個人の人生は、生きる時代によってさまざまな影響を受ける。社会の仕組みが変わったことによる影響（時代効果）や、戦争や不況など、人の一生を左右する出来事を人生のどのタイミングで迎えたのか（コーホート効果）が、人びとのライフコースを左右する重要な要素となる。不況の影響で仕事を失うのはどの時代に生まれようとも影響を被るが、就職活動をしたのが不況の時期だったか、そうでないかはその人の一生の職業生活に大きな違いを生み出す。同じように戦争に巻き込まれるのは時代効果であるが、青年期に戦争に巻き込まれればそのときの若者すべてが教育を受けるチャンスを失ってしまうのはコーホート効果である。人びとのライフコースは多様化するが、その多様化が何に起因するのか。時代効果なのか、コーホート効果なのか、それともその他の社会的要因なのかを見極めていくことが重要となる。

ライフコース

時代効果

コーホート効果
cohort effect

C. ライフスタイル・ライフコースの個人化

これまでみてきたように、約60年の戦後日本社会において人びとのライフスタイルとライフコースは多様化してきた。たとえばライフスタイルの変化についていうと、高度経済成長期までは家族構成員が同じテーブルで一緒に食事をとり、リビングのテレビで同じ番組を一緒に見るのが一般的だった。現在では子どもも個室をもつのが当たり前となり、テレビも1人1台の時代になった。食事も家族が一緒にとることが少なくなり、個食が多くなりつつある。家族構成員が異なるライフスタイルをとることも珍しくなくなった。ライフスタイルの個人化が進んでいるといえよう。

さらにライフコースに目を移せば、晩婚化や非婚化などがライフコースの多様化を作り出していることをみてきたが、それだけではない。雇用形態も変化し、すべての人が正規雇用として会社に雇われるわけではなくなった。パートや派遣労働者など非正規雇用者は2016（平成28）年には37.5％まで増加した。さらに近年では大企業の倒産さえみられるようになり、就職してから同じ会社で定年退職を迎えることが容易でなくなった。

このように「いい大学に入って、いい企業に入って、豊かな人生を送る」といった、かつての日本人が思い描いていた標準的なライフコースを、今を生きるわれわれはもはや思い描くことはできない。人びとが自分の将

ベック
Beck, Ulrich
1944 〜 2015

個人化

リスク
risk

来について予測できず、人生のそれぞれの時点で自らの人生を決定しなければならなくなった。このことをベックは個人化という[8]。個人化は、ライフコースがばらばらになったことを意味するのではない。近代社会においては、人びとの人生は国家や地域共同体や家族によってその安定性が保たれてきた。リスクは国家や地域共同体や家族からのサポートによってその回避できた。それは、ライフコースに標準的なものが存在し、それにあわせて人びとをサポートする仕組みが存在していたからだ。現在では国家の社会保障制度は多様なライフスタイルをとる人びとに対応できずにいる。地域共同体や家族は崩壊しつつあり、人びとはリスクへのサポートをあてにできない状態にある。

ベラー
Bellah, Robert Neely
1927 〜 2013

　個人主義化・個人化は、「個人」と「社会」との関係を問い直す。ベラーは『心の習慣』の中で、過度に個人が強調され、人を切り離そうとするラディカルな個人主義の台頭が、社会とのかかわりを、ひいては社会全体における共同性の脆弱化を招くと述べる。選挙における投票や納税などに対する規範意識の低下はその一例だろう。ライフコースの多様化と個人化とが社会にどんな影響をもたらすのか注視すべきである。

7. 生活の指標化

　われわれの生活は戦後 70 年の間に様変わりした。食べるものにも困っていた第 2 次世界大戦直後の時代から、高度経済成長を経て、現在は一見すると何一つ不自由ない、豊かな時代を過ごしている。しかしモノがあふれる現代社会において、人びとが豊かな生活を送っているかと問われると疑問が残る。われわれの生活は豊かになったのか。そもそも「豊かさ」とは何か。社会学や経済学を中心として、社会生活がどうあるのか、その客観的状況の指標＝生活の指標を測定することは重要な課題である。生活の指標がどのように策定され、測定されてきたのかをみていこう。

生活の指標
life indicators

　1956（昭和 31）年の『経済白書』には「もはや戦後ではない」というフレーズが掲載され、敗戦後の疲弊した日本経済が戦前レベルまで回復し、輝ける未来の日本を予感させた。実際、それを合図に高度経済成長が始まり、生活水準は確実に高まった。1968（昭和 43）年には日本はアメリカに次ぐ世界第 2 位の経済大国へと成長した（現在は、アメリカ、中国に続き第 3 位）。このときの指標が GNP である。GNP とは国民総生産のこと

であり、一定期間において新しく生み出された財やサービスのことである。食事をするにも、自炊するよりも外食したほうがGNPは高まる。工業化され、産業化された国ほどGNPが高く、それが自らの国の発展度を測る物差しと考えられた理由である。ちなみに、1993（平成5）年からはGNPよりもGDP（国内総生産）という指標が主流になり、2000（平成12）年以降は国民総生産という指標自体が使われていない。

　しかし、高度経済成長の結果として公害や自然環境の破壊が生じ、それによってたくさんの人が苦しんだ。企業活動に必要な社会基盤整備は進んだが、病院や学校の整備は遅れがちであり、自らの生活の豊かさを実感することはなかなかできなかった。こうして、人間の生活の豊かさは所得の面だけで測れるわけでなく、教育水準や自然環境の豊かさ、子育てや高齢者福祉の環境の確保も重要であると考えられるようになった。

　このような中、国民生活審議会調査部会が1974（昭和49）年に『社会指標—よりよい暮らしへの物さし』という研究結果を発表した。それは「豊かさ」を今までのように人びとの生活の豊かさを貨幣的な指標によってだけでなく、非貨幣的な指標を中心として体系的・総合的に測定する試みであった。社会目標と呼ばれる、社会が目指すべき価値や目的について、われわれがどのような状態におかれているのかを表す資料のことを社会指標と呼ぶ。1974年に社会指標が作られた際には、次の8項目、①健康、②教育と学習、③雇用、④余暇、⑤所得と財・サービスの消費、⑥物的環境、⑦個人の安全と法の執行、⑧社会的機会と社会参加、が重視すべき社会目標として設定された。たとえば物的環境ならば、「住宅の広さと有用性が向上すること」、「大気汚染による被害人口が少ないこと」など複数の項目について調査され、それぞれの項目の組み合わせから社会指標＝新しい生活の豊かさが求められた。このような社会指標は1985（昭和60）年に『国民生活指標』という形で社会目標が追加されたり計算方法が改良されるなど、時代背景などを勘案して変更されて現在に至っている。そしてこの社会指標をもとに、社会の変動を予測し、将来の社会目標達成のための政策形成が行われている。

注）
(1)　新村出編『広辞苑（第3版）』岩波書店，1983，p.1316.
(2)　見田宗介・栗原彬・田中義久編『社会学事典』弘文堂，1988，p.517.
(3)　青井和夫・松原治郎・副田義也編『生活構造の理論（オンデマンド版）』有斐閣双書，2003，pp.47-93.
(4)　三重野卓『「生活の質」と共生』白桃書房，2000，pp.59-63.
(5)　木村敏『心の病理を考える』岩波新書，1994，pp.28-37.
(6)　ここで記述したデータと図のデータは若干異なる.

(7) 正岡寛司・藤見純子・嶋崎尚子「戦後日本におけるライフコースの持続と変化」目黒依子・渡辺秀樹編『講座社会学 2 家族』東京大学出版会，1999，p.192.

(8) ベックの言う個人化は，本章 4 節で紹介した個別化とは全く異なる概念である．個別化が援助者に求められる基本的態度であるのに対して，個人化は，人とのライフコースの変化に示された社会変動の一側面である．

参考文献
- 岡村清子・長谷川倫子編『テキストブックエイジングの社会学』日本評論社，1997.
- 現代社会学編集委員会編『現代社会学 18』アカデミア出版会，Vol.10，No.1，1984.
- 国民生活審議会調査部会編『社会指標—よりよい暮らしへの物さし』大蔵省印刷局，1974.
- 佐和隆光『高度成長—「理念」と政策の同時代史』NHK ブックス 465，1984.
- フランクル，V. E. 著／宮本忠雄訳『時代精神の病理学—心理療法の 26 章』フランクル・セレクション 1，みすず書房，2002.
- ブルデュー，P.・パスロン，J.-C. 著／宮島喬訳『再生産』藤原書店，1991.
- ベック，U. 著／東廉・伊藤美登里訳『危険社会—新しい近代への道』叢書・ウニベルシタス，法政大学出版局，1998.
- ベラー，R. N. 著／島薗進・中村圭志訳『心の習慣—アメリカ個人主義のゆくえ』みすず書房，1991.
- ボードリヤール，J. 著／今村仁司・塚原史訳『消費社会の神話と構造』紀伊國屋書店，1979.
- 三浦典子・森岡清志・佐々木衞編『生活構造』リーディング日本の社会学 5，東京大学出版会，1986.
- 三重野卓『「生活の質」と共生』白桃書房，2000.
- 見田宗介『現代社会の理論—情報化・消費化社会の現在と未来』岩波新書，1996.
- 見田宗介『社会学入門—人間と社会の未来』岩波新書，2006.
- 宮本和彦編『臨床に必要な家庭福祉—家庭福祉論』福祉臨床シリーズ 11，弘文堂，2007.
- 村上泰亮『新中間大衆の時代—戦後日本の解剖学』中央公論社，1984.
- 渡辺益男『生活の構造的把握の理論—新しい生活構造論の構築をめざして』川島書店，1996.

▌理解を深めるための参考文献

- **青井和夫・松原治郎・副田義也編『生活構造の理論（オンデマンド版）』有斐閣双書，2003.**
  生活構造に関する基本的概念、基礎理論などを社会システム論の立場から詳しく検討を加えている。社会構造の概念を理解するためには避けて通れぬ著書である。
- **武田晴人『高度成長』シリーズ　日本近現代史 8，岩波新書，2008.**
  いわゆる "高度経済成長期" における日本社会の「経済と社会」の関連性がわかりやすく展開されている。
- **山田昌弘『少子社会日本—もう一つの格差のゆくえ』岩波新書，2006.**
  「少子化」という社会が抱える現象を、日本人のライフスタイル・ライフコースの変化を歴史的にたどることで明らかにし、その上で少子化問題への対応を説く著作である。

第9章 ジェンダー

1

私たちの身近な日常社会において、
ジェンダーとは何かについての理解を深める。
性別分業と性差別の現状と課題を
ジェンダーの視点から問いなおしてみたい。

2

現代社会において深刻化しつつある、
子育て不安や児童虐待、
老老介護や介護負担などといった
社会福祉の問題の現状と課題を
ジェンダーの視点から捉えてみたい。

3

わが国では、国際婦人年などを契機に、
さまざまな法整備と対策が進められている。
男女にかかわらず多様な生き方を尊重する支援など、
男女共同参画社会の構築に向けた課題を考える。

1. ジェンダーとは何か

A. ジェンダーとは

　私たち人間は、「生まれて」から「死ぬ」までの一生涯を通じた社会化の過程の中で、家族や友人などとの人間関係、学校や職場など個人が所属する集団との関係、個人の日常生活とともにある地域社会などとの社会関係から有形無形の影響を受けているといえる。そして、こうした私たちが過ごしている「あたりまえ」の日常社会の人間関係や現代社会のさまざまな事象を捉える上で、ジェンダー概念は重要な視点といえる。

ジェンダー
gender

　ジェンダーとは、社会的・文化的に構築された性別のあり方を指す言葉である[1]。簡単にいえば、「男はこう（あるべきだ）」「女はこう（あるべきだ）」といった性役割や、「男は男らしく」「女は女らしく」といった「らしさ」を意味するものである。こうしたジェンダーの視点は、生物学的な性差であるセックスと社会的・文化的につくりだされた性差であるジェンダーとを区別し、両者の不連続性を提起するものである[2]。つまり、私たち人間は、男性または女性としてこの世に誕生し、それぞれの生物学的基盤をかかえて生活し、行動している。しかし、「男らしさ」「女らしさ」の行動基準や性役割規範は、生物学的基盤のみだけで形成されるのではなく、その時代や異なる社会や文化、個人の社会化の過程において出会う人びとや集団などによって変化すると考えられる。

フェミニズム運動
feminist movement

ミード
Mead, Margaret
1901 ～ 1978

パーソンズ
Parsons, Talcott
1902 ～ 1979

ボーヴォワール
Beauvoir, Simone de
1908 ～ 1986

マネー
Money, John William
1921 ～ 2006

　このようなジェンダーの視点は、性差に関する研究の蓄積と現代フェミニズム運動とが出会った 1970 年前後に意味づけられるようになる[3]。その代表的な研究として、人類学ではミード（ミード，1961）、社会学ではパーソンズら（パーソンズ＆ベールズ，1981）などが挙げられる。また、実存主義哲学ではボーヴォワール（ボーヴォワール，1959）が「人は女に生まれない。女になるのだ」と女性というジェンダーの形成過程に男性中心的な社会が強く関与し、女性自身もその要請に呼応せざるをえないことを指摘している。さらに、生物学的性差の自明性そのものを問いなおす研究としては、マネーら（マネー＆タッカー，1979）の自己の性自認（ジェンダー・アイデンティティ）の研究などが精力的に発表されている。

　ここでは、アメリカ合衆国出身の文化人類学者ミードの研究したニューギニア地域の社会集団の中から、アラペシュ族、ムンドグモル族、チャン

ブリ族という比較的近隣に居住していた３つの社会集団を例に挙げ、ジェンダーについて考えてみたい。

　まず、アラペシュ族は、男女ともに「女性的」で優しく、子育てに強い関心をもっており、一方でムンドグモル族は、男女ともに「男性的」で攻撃的、子どもに無関心である。さらに、チャンブリ族は、男たちは繊細で臆病で衣装に関心が深く、絵や彫刻などを好むような「女性的」であるのに対して、女たちは頑固で管理的役割を果たし、漁をして獲物を稼ぐなど「男性的」な役割を果たしている[4]。

　このミードの研究の重要性は、その部族の文化によって人の気質や子育ての仕方が異なっていたり、ある部族では女性が生産労働に従事していたりと、国、文化、時代、地域などによって性役割や性意識が異なっていることを明らかにしたことにあるといえる。このことからジェンダー、つまり「男らしさ」「女らしさ」の行動基準や性役割規範は、生物学的基盤のみだけで形成されるのではなく、その時代や異なる社会や文化、個人の社会化の過程において出会う人びとや集団などによって変化するといえるであろう。

B. ジェンダーとセックス

　私たち人間は、この世界に生まれ落ちた瞬間から、「男」か「女」といった性別と深いかかわりがあるといえる。たとえば、出生証明書の性別欄から始まり保険証やパスポートなど、性別は私たちの身分証明の根拠の１つとなっている。さらに、社会福祉の現場においても、利用者の個別性・多面性を重視した客観的なアセスメントや地域住民の多様なニーズの把握を目的とした社会調査など、性別の把握は基本的属性の項目として重要であるといえる。

　セックスとは、英語で意味する「性別」のことである。従来、人の性別そのものはもちろんのこと、能力や性格などは生まれつきの性別、つまりセックスによって決定されるものと考えられていた。これに対して、1970年代にジェンダーが論じ始められた時期には、「生殖能力や身体的特徴など身体的・生物学的性別をセックスと呼び、変えられない性別である。一方、性役割分業など社会的・文化的に作られた性別をジェンダーと呼び、変えることができる性別である」という区分が一般的であった[5]。さらに、近年の動向から性の多様性を捉えてみると、今まで変えられないと思われてきた生物学的な性差であるセックスは、必ずしも２つに分けられるわけではないことが明らかになってきている。

セックス（性別）
sex

たとえば、性の多様性を考えてみると、①性器の形や大きさ、男性器と女性器とをあわせもつ両性具有者＝半陰陽者（インターセックスとも呼ばれる）など、②性染色体の分類をみても、Y染色体やX染色体の組み合わせなど、③性ホルモンのバランスをみても、女性ホルモンや男性ホルモンのバランスの違いなど、人によって性の多様性が存在することが明らかになっている。さらには、④自分が「男であるのか」「女であるのか」「中性であるのか」という性自認（ジェンダー・アイデンティティ）、⑤異性にのみ性的な関心を抱く人びと（異性愛者）、同性にのみ性的な関心を抱く人びと（同性愛者）、両性に性的な関心を抱く人びと（両性愛者）といった性的指向性、⑥異性の服装（女装・男装）を好む人、中性のスタイルを好む人といった性表現なども多様化している(6)。

性自認（ジェンダー・アイデンティティ）
gender identity

性的指向性
sexual orientation

わが国においても、性同一性障害（身体的には男〔あるいは女〕であるが、女〔あるいは男〕として生きることに安心感を覚える人）を抱える人に対して、性別適合手術を実施した事例、こうした当事者の切実な思いをテレビドラマや映画が取りあげるなど、性の多様性がクローズアップされるようになってきている。また、こうした性の多様性と「セクシュアル・ライツ」（性的権利性に関することは自己決定を第一に尊重しようとする考え）については、1995（平成7）年北京の国連世界女性会議でも提起されつつある。こうした動向からも明らかなように、性の多様性をめぐるさまざまな事例や議論を少数者の問題と片付けずに、私たちが過ごす日常社会や人間関係から改めて捉えなおしていくことが重要となるのではないだろうか。

性同一性障害
gender identity disorder
（GID）

セクシュアル・ライツ
sexual rights

2. 性別分業と性差別

A. 性別分業の現状と課題

20世紀後半に生じた第二波フェミニズム運動は、ジェンダー概念の成立に大きな関連性をもっているといえる。フェミニズムとは、男女平等思想や女性解放思想を意味するものであり、第一波フェミニズム運動とは、法律上も差別が明確に存在した時代において、法律上の平等などを求めて闘った婦人参政権運動などのフェミニズム運動をいう(7)。そして、婦人参政権の成立した1920年以来、アメリカ合衆国の女性たちの実質的な社会

フェミニズム
feminism

第一波フェミニズム運動
第一次フェミニズム運動
ともいう。

144

的地位はなかなか向上しない中で、「社会に根強く残る性別による家族責任や育児責任などの相違が、男女の社会参加や職業参加の相違を生み、結果として経済力や社会的地位の男女間格差を生んでしまっている」という疑問から生まれたのが、第二波フェミニズム運動である[8]。こうしたフェミニズムの思想や運動は、アメリカ合衆国や北欧を中心とする先進諸国における性別分業をめぐる状況に大きな変化を与えることとなる。

　たとえば、フェミニズムの思潮の原点といわれているフリーダンは、「女性は家庭、子どもを産み育てることが当然である」という性別分業が現代の性差別であると異議申し立てをした。こうしたフリーダンの問題提起は、女性たちの共感を呼び、伝統的な性別分業とそれを支える性役割規範を克服するためのフェミニズムの思想や運動に影響を与えていったといえる。とすれば、こうした影響は、日本における性別分業や性差別にどのような変化をもたらしたのだろうか。以下では、わが国の女性労働の現状から、性別分業とそれを支える性役割規範の現状を浮き彫りにしていきたい。また、職場環境に視点をあてながら、性差別の現状と今後の課題についても分析を試みたい。

フリーダン
Friedan, Betty
1921 ～ 2006

[1] 女性労働の現状

　2016（平成 28）年の総務省「労働力調査」によれば、全国の労働力人口は平均 6648 万人で、前年に比べて 50 万人増加（4 年連続の増加）している。性別にみると、男性が 3765 万人（前年比 9 万人増）となり、一方で女性は 2883 万人（前年比 41 万人増）である。また、15 ～ 64 歳（生産年齢人口に当たる年齢）の労働力人口は、2016 年平均 5865 万人で、前年に比べて 12 万人増加している。さらに、性別にみると、男性が 3293 万人（前年比 10 万人減）となり、一方で女性が 2572 万人（前年比 22 万人増）である。

　しかしながら、正規の職員・従業員が役員を除く雇用者全体に占める割合を男女別にみると、1985（昭和 60）年に女性 67.9%、男性 92.6% であったが、2016（平成 28）年には女性 44.1%、男性 77.9% にまで低下している。つまり、男女ともにパートやアルバイトなどの非正規雇用者の割合が上昇していること、特に女性の非正規雇用者の割合は過半数を占めていることが明らかである。

　こうした動向をみると、男女の労働力人口は近年増加傾向にあるといえるが、一方で、非正規雇用者の増加（特に女性）が顕著である。それでは、なぜこうした男女の労働力人口に差が生じてきたのであろうか。

　次に、総務省「労働力調査」から日本の女性の年齢階級別労働力率をみ

M字型曲線
m-shaped curve

ると、全体的に女性の労働力は上昇傾向にあるといえる。これは、女性の高学歴化や社会進出などが要因として影響していると考えられる。しかしながら、わが国は諸外国と比べて、女性の約70％以上が1度は就職するが、結婚や出産、育児にさしかかる30〜34歳頃に離職する者が多いという傾向にある。これらの現象は、労働力を示すグラフがM字カーブを描くことから、M字型曲線と呼ばれている（図9-1参照）。また、これらのM字型曲線は、現在もM字カーブを描いているものの、1976（昭和51）年に比べてそのカーブは浅くなっているといえる。さらに、M字の底となる年齢階級をみると、1976（昭和51）年は25〜29歳（44.3％）、2016（平成28）年は35〜39歳（71.8％）がM字の底となっている。

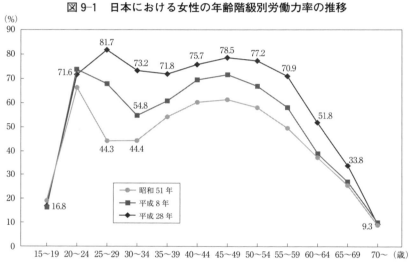

図9-1　日本における女性の年齢階級別労働力率の推移

注）「労働力率」は，15歳以上人口に占める労働力人口（就業者＋完全失業者）の割合．
出典）内閣府編『平成29年版　男女共同参画白書』勝美印刷，2017, p.65.

3歳児神話

　以上のことから、日本の女性労働の現状は、依然として子育て期に職を離れる人が多いことから、日本における性別役割分業の根強さをうかがうことができる。つまり、女性労働者が増加して、子育て期にも就労継続を希望する者が多くなりつつあるとはいえ、実際には就労できていない現状があるとすれば問題といえるのではないだろうか。これらの背景には、女性を一人前の労働力としてみない古い意識とともに、「女性は結婚したら家に入るのが当然」「乳幼児期、とりわけ3歳までは母親が育児に専念すべきだ」（3歳児神話）などという社会習慣の根強さが潜んでいるともいえる。

[2] 性別役割分業の現状

性別役割分業とは、夫である男性が家庭の外で有償労働に従事して妻子を扶養し、妻である女性は家庭内にとどまって家事・育児・介護などの無償労働に従事するものとして、労働を性別に分担する形態のことをいう[9]。

2016（平成28）年の内閣府「男女共同参画社会に関する世論調査」の結果から「夫は外で働き、妻は家庭を守るべきである」という考え方に対する意識をみると、男女ともに反対の割合（「反対」と「どちらかといえば反対」）が賛成の割合（「賛成」と「どちらかといえば賛成」）を上回っている。これらの結果を時系列にみると、反対の割合が男女とも長期的に増加傾向にあるといえる。さらに、2010（平成22）年の内閣府「少子化社会に関する国際意識調査」の結果から「夫は外で働き、妻は家庭を守るべきである」という考え方に対する5か国（日本、韓国、アメリカ、フランス、スウェーデン）の回答をみると、日本の場合は男女ともに「賛成」とする割合が最も高く、特にスウェーデンと比較すると性別役割分業の意識は強く残っているといえる。

次に、男女の家事・育児・介護の現状から性別役割分業の現状を取り上げてみたい。2011（平成23）年の総務省「社会生活基本調査」から6歳未満の子供を持つ夫の家事・育児関連に費やす時間（1日当たり）は67分となっている。また、妻の就業状況別に6歳未満の子供をもつ夫の1日当たり行動者率をみると、妻・夫共に有業（共働き）の世帯では「家事」が19.5％、「育児」が32.8％、夫が有業で妻が無業の世帯では「家事」が12.2％、「育児」が29.6％である。つまり、妻の就業の有無にかかわらず、夫の家事・育児を行う割合は妻に比べて著しく低くなっているといえる。このことから、近年は共働きの夫婦が増加傾向にあるとはいえ、男は「仕事」、女は「仕事・家事・育児・介護」という現状が浮き彫りになっているといえる。

以上のことから、性別役割分業の規範については、徐々に変化がみられるが、現実的には家事・育児・介護の役割を女性の多くが担っているという現状と規範とのギャップがみられる。そして、女性にとって出産・育児の仕事への影響が大きいこと、子どもは母親が育てるべきとする3歳児神話などのジェンダー意識がまだまだ根強いことが考えられる。また、特に男性の場合は長時間で過密な労働のために、家事・育児・介護に時間を費やすことができないことも問題であるといえるだろう。さらには、諸外国に比べて、保育所などの社会サービスの遅れ、税制や年金制度、男性の家事・育児分担の未成熟などの課題が指摘できるのではないだろうか。

性別役割分業
sexual division of labor

B. 職場環境における性差別と課題

性差別
sexism

男女雇用機会均等法

性差別とは、生物学的な性差によって一方の性のものが差別され、他の性よりも不利益な立場におかれることをいう。これらの性差別は、政治・教育・経済の不平等など多岐にわたっているといえる。

1985（昭和60）年に公布された「男女雇用機会均等法（雇用の分野における男女の均等な機会及び待遇の確保等に関する法律）」（1986年4月施行）は、労働における男女平等に向けた法律である。特に、1997（平成9）年に改正された「男女雇用機会均等法」（1999年4月施行）では、①従来は努力義務でしかなかった募集、採用、配置、昇進における性差別が禁止となったこと、②制裁措置として改善に従わなかった企業は事業所名が公表されること、③雇用における差別に対して、労働者側、使用者側の一方からの申し出で調停が行われること、④セクシュアル・ハラスメントには事業主に防止配慮義務などが定められている。また、2006（平成18）年に改正された同法（2007年4月施行）では、①男女双方に対する差別の禁止、間接差別の禁止など性差別禁止の範囲の拡大、②妊娠・出産などを理由とする不利益取扱いの禁止などの内容が加えられている。とすれば、こうした法律の施行や改正によって、わが国の男女を取り囲む労働環境は改善の方向へ進んでいるのであろうか。以下では、職場における男女間の賃金格差、職場におけるセクシュアル・ハラスメント問題の現状を取り上げて分析を試みたい。

［1］ 男女間における賃金格差の現状と課題

前述したとおり、近年のわが国の労働力をみると、パートやアルバイトという形態の非正規雇用者が増加している。

2016（平成28）年の厚生労働省「賃金構造基本統計調査」から一般労働者における男女の所定内給与額の格差をみると、男性一般労働者の給与水準を100とした場合の女性一般労働者の給与水準は73.0と、前年に比べ0.8ポイント縮小している。また、一般労働者のうち、男性正社員・正職員を100とした場合の女性正社員・正職員の給与水準は75.1となっている。さらに、雇用形態・就業形態間の1時間当たり所定内給与格差をみると、一般労働者における正社員・正職員を100とした場合の正社員・正職員以外の給与水準は66.6となっており、依然としてその格差は大きいといえる。また、一般労働者を100とした場合の短時間労働者の給与水準は58.0と低い水準にある。

このように、正規雇用者と非正規雇用者など形態の違いによる差は、男

女間の賃金格差、昇級・昇格の格差を生じさせる要因の1つとなっているといえよう。今後の課題は、間接差別の禁止、つまり性中立的な規定、基準、慣行などが、他の性の構成員と比較して、一方の性の構成員に相当程度の不利益を与えていないかどうかの確認が重要になる。また、2015（平成27）年4月に改正して施行された「パートタイム労働法（短時間労働者の雇用管理の改善等に関する法律）」でも見直されたように、パートタイム労働者の働き方の実態に応じた通常の労働者との均衡のとれた待遇の確保や通常の労働者への転換の推進など、パートタイム労働者がその能力を一層有効に発揮できる雇用環境の整備と改善が求められるであろう。

パートタイム労働法

［2］セクシュアル・ハラスメント問題の現状と課題

　2004（平成16）年の男女共同参画会議女性に対する暴力に関する専門調査会による報告書「女性に対する暴力についての取り組むべき課題とその対策」では、セクシュアル・ハラスメント（性的嫌がらせ）について、「継続的な人間関係において、優位な力関係を背景に、相手の意思に反して行われる性的な言動であり、それは、単に雇用関係にある者の間のみならず、施設における職員とその利用者との間や団体における構成員間など、様々な生活の場で起こり得るものである」と定義している。また、1997（平成9）年の「男女雇用機会均等法」改正では、企業が、職場における性的な言動を防止する配慮義務をもつと規定している。さらに、2006（平成18）年の同法改正では、女性だけでなく男性へのセクシュアル・ハラスメントの防止義務が定められている。

セクシュアル・ハラスメント（性的嫌がらせ）
sexual harassment

　日本におけるセクシュアル・ハラスメント問題は、まず1980年代末から1990年代前半にかけて労働現場の実態把握が進み、その後、大学などの教育機関においても同様の問題があることが指摘されるようになる。次に1990年代後半になると、小中高校などの教育機関、地域社会、介護や看護の現場においても、問題化が進行している。

　2015（平成27）年度に都道府県労働局雇用均等室に寄せられた「男女雇用均等法」に関する相談件数をみると、相談件数は2万3371件で、そのうち女性労働者からの相談件数は48.9％で全体の約5割を占めている。また、相談内容別にみると、「セクシュアル・ハラスメント」が9580件と最も多く、次いで「婚姻、妊娠・出産等を理由とする不利益取扱い」が4776件となっている。さらに、2016（平成28）年の警察庁「自殺統計原票データ」の自殺者数をみると、男性1万5121人、女性6776人で合計2万人を超えている。男女別にみると、男性は7年連続、女性は5年連続で減少傾向にあるが、男性の自殺者は女性の約2.2倍となっている。

このように、職場におけるセクシュアル・ハラスメント防止や自殺対策のためには、職場啓発、相談室の設置などが課題となるであろう。また、女性労働者からの相談が多いとはいえ、男性同士、女性から男性へのパワー・ハラスメント問題などにも目を向ける必要性があると考える。さらには、職場以外の学校におけるキャンパス・セクハラ、アカデミック・ハラスメントなどの多様な集団におけるハラスメント防止のための啓発、相談室の設置などが今後の課題となるであろう。

パワー・ハラスメント
power harassment

3. 現代社会の変化とジェンダー

現代社会の変化とともに、性別役割分業とそれを支える性役割規範の克服という課題は、先進諸国に共有され、その重要性が確認されつつあるといえる。わが国では、1975（昭和50）年の「国際婦人年」を契機に、1985（昭和60）年の「男女雇用機会均等法」公布、同年の「女子差別撤廃条約」批准、1991（平成3）年の「育児休業法」公布、1995（平成7）年の「家族的責任条約」批准、1999（平成11）年の女性の地位向上を図るための「男女共同参画社会基本法」施行など、男女共同参画社会の構築を目指した施策が展開されている。

国際婦人年
International Women's
Year

男女共同参画社会基本法

特に、「女子差別撤廃条約（女子に対するあらゆる形態の差別の撤廃に関する条約）」では、家族・雇用などあらゆる分野における性差別の撤廃、それらの背後にある性別役割分業の見直しを強く打ち出している。さらに、「家族的責任条約（家族的責任を有する男女労働者の機会及び待遇の均等に関する条約）」は、家族的責任の所在が男女労働者にあることを明記している。

女子差別撤廃条約
CEDAW

家族的責任条約
ILO 第156条約

しかしながら、前述したように、わが国の性別役割分業の意識については、徐々に変化がみられる一方で、家事・育児・介護の役割の多くは女性が担っているという現状が浮き彫りになったといえる。イリイチが指摘しているような家事・育児・介護といった賃金が支払われない労働であるシャドウ・ワーク、あるいは国際連合が提唱したアンペイド・ワーク（無償労働）の担い手となった主婦層は、自分の置かれた状況に対しての不満、不安などのストレスをため込んでいないのだろうか。

イリイチ
Illich, Ivan
1926 ～ 2002

シャドウ・ワーク
shadow work

アンペイド・ワーク（無償労働）
unpaid work

ここでは、現代社会の変化とともに深刻化しつつある、子育てにおける子育て不安や児童虐待、介護における老老介護、介護負担などといった社

150

会福祉の問題と課題をジェンダーの視点から分析を加えていきたい。

A. 子育てとジェンダー

　わが国においては、急速な少子化の進行とともに、乳幼児期の経済的支援や子育て支援サービスなどの充実化がはかられている。その一方で、私たちの身近な家庭では、子育て不安や育児ストレス、子育てと仕事の両立など、子育てをめぐるジェンダーの問題が山積しているともいえる。

　1997（平成9）年の経済企画庁国民生活局「国民生活選好度調査」の結果から子育て不安について「よくある」と回答した有職の女性と専業主婦を比較してみると、「育児の自信がなくなる」（有職者：9.7％，専業主婦：15.7％）、「自分のやりたいことができなくてあせる」（有職者：15.3％，専業主婦：19.7％）、「なんとなくイライラする」（有職者：19.4％，専業主婦：31.5％）といずれも専業主婦の方が有職者に比べて子育て不安が大きい状況である。このように、子育てに対する不安感、重圧感、母親業に対する理解が得られないという孤独感や不満感など、さまざまな面での女性の育児ストレスの現状が指摘できるであろう。

　また、近年増加傾向にある児童虐待の主たる虐待者の現状を2014（平成26）年「平成26年度福祉行政報告例」をみると、「実母」（52.4％）、「実夫」（34.5％）などといったように、実母が虐待の加害者となる割合が5割を占めている。こうした児童虐待の要因には、育児ストレスなどさまざまなものがあるといえるが、家庭の中で誰にも相談・交流できない中での女性（特に専業主婦）の社会的疎外感や孤立感などが指摘できるのではないだろうか。

　さらには、「夫は仕事で忙しく、子育ては妻まかせ」という子育てに協力できない（しない）といった性別役割の現状とともに、子育てにかかわりたくても仕事のために、それらに時間を費やすことができない男性の労働環境なども課題といえるのではないだろうか。こうした子育てを行う労働者の仕事と家庭の両立を支援する法律としては、1992（平成4）年に「育児休業法（育児休業、介護休業、育児又は家族介護を行う労働者の福祉に関する法律）」が施行されている。しかしながら、2015（平成27）年度の厚生労働省「雇用均等基本調査」から育児休業者割合をみると、1年間に在職中に出産した女性のうち、育児休業を開始した者（申請中を含む）の割合は、81.5％と前年度より5.1ポイント低下している。一方で1年間に配偶者が出産した男性のうち、育児休業を開始した者（申請中を含む）の割合は、2.65％と前年度より0.35ポイント上昇している。とはいえ、

児童虐待
child abuse and neglect

育児休業法

男性の育児休業取得者割合は女性と比較すると極めて低い状況であり、男女の育児休業の取得には、まだまだ男女差が大きいといえる。今後は、男性が育児休業を取得しやすい条件の整備とともに、職場の理解と協力が必要不可欠になるといえる。

B. 介護とジェンダー

　わが国では、高齢化の進展に伴い、寝たきりや認知症の高齢者が増加する一方で、核家族化の進行により家族の介護機能の低下がもたらす介護問題が深刻化してきている。こうした現代社会における介護問題をジェンダーの視点から捉えることは、今後の高齢者福祉の施策を考える上で重要なことであるといえる。

　2016（平成28）年の厚生労働省「国民生活基礎調査」より、要介護者と同居している家族の主な介護者（熊本県を除く）についてみると、「配偶者」（25.2％）、「子」（21.8％）、「子の配偶者」（9.7％）の順となっている。また、主な介護者の性についてみると、「男」（34.0％）、「女」（66.0％）と介護の担い手は圧倒的に女性の占める割合が多くなっており、介護をめぐるジェンダー問題が指摘できるであろう。

老老介護

　さらには、急速に進行する核家族化の影響による高齢者夫婦のみの世帯、一人暮らし世帯の増加は、在宅で介護する介護者の高齢化による老老介護、別居家族における遠距離介護などのさまざまな問題につながっているといえる。また、厚生労働省の認知症高齢者の将来推計をみると、2015（平成27）年には345万人、2020（平成32）年には410万人、2025（平成37）年に470万人となり、何らかの介護支援を必要とする認知症がある高齢者が全高齢者の12.8％に達すると予測されている。こうした状況からは、子育てと同様に、身体的、精神的な負担による介護ストレス、高齢者虐待などの問題の深刻化も予測できるであろう。

高齢者虐待

介護保険法

　このような現代社会の変化に伴う家族の介護機能の低下とともに、高齢者介護を社会全体で支える仕組みとして、1997（平成9）年に「介護保険法」が制定（2000年施行）され法整備が進められている。たとえば、2000（平成12）年から始まった介護保険制度は、こうした家族の負担の軽減につながっているといえよう。しかしながら、それは家族介護を主に担う女性の負担が軽減したとしても、一方でそれを代替するホームヘルパーや施設の介護職員など介護現場を支える多くの女性たちの負担へとつながっているともいえる。今後は、性や年齢を超えた家族介護を支える介護者に対する介護休業制度、介護支援の充実などとともに、社会的介護や社

会福祉現場を支える介護職員に対してもジェンダーを超えた専門職の養成と労働環境づくりが課題となるであろう。

4. 男女共同参画社会を目指して

　ここでは、本章で取りあげてきた性別分業と性差別、現代社会の変化とともに浮上してきたジェンダーを整理しながら、男女共同参画社会の構築を目指していくための課題について考えていきたい。

男女共同参画社会

　わが国の性別分業の現状をみると、性別役割分業の意識は徐々に変化がみられるが、現実としては家事・育児・介護の多くを女性が担っているといった性別役割の現状が挙げられた。また、職場環境では、男女間の賃金格差、男女に共通するハラスメントの問題も浮き彫りとなった。さらには、現代社会の変化とともに、女性たちが抱える子育て不安や育児ストレス、家族介護における女性への負担、介護の福祉現場を支える女性のケア労働者への負担などのジェンダー問題が明らかとなった。

　以上のような問題解決には、現在わが国が進めている 2007（平成 19）年 12 月に策定された「仕事と生活の調和（ワーク・ライフ・バランス）憲章」および「仕事と生活の調和推進のための行動指針」に基づく、男女共同参画社会の実現が課題となる。それらの実現には、職場・家庭・地域などにおける男女の固定的な役割分業の改善とともに、女性の場合は家事・育児・介護の負担軽減、男性の場合は家庭と長時間労働の改善などの仕事と生活が両立できるような社会構築が求められる。また、職場においては、育児休業や介護休業、勤務時間の短縮、パート労働の均等待遇、保育所の整備などの支援策が重要であろう。

ワーク・ライフ・バランス
work and life balance

　さらには、今日のジェンダー問題を考えていく上で大切なことは、多様なニーズを充足させるためのジェンダー教育や啓発とともに、それに必要な物的資源の整備および人的資源の理解と協力が求められるであろう。前者としては、ハラスメントや自殺防止のための啓発事業や相談室の設置などの物的な整備が共通の課題となる。また、後者の場合は、私たち人間を取り巻く家族や友人、学校や職場などの人間関係、日常生活における地域社会などの社会関係といった人的資源、つまり個人の生き方を支えるさまざまな人びととの理解と協力のネットワークが重要になるであろう。

注)

(1) 伊藤公雄・牟田和恵編『ジェンダーで学ぶ社会学（新版）』世界思想社，2006，p.7.

(2) 鎌田とし子・矢澤澄子・木本喜美子編『ジェンダー』講座社会学14，東京大学出版会，1999，p.1.

(3) 前掲書（2），pp.2-4.

(4) 伊藤公雄・樹村みのり・國信潤子『女性学・男性学—ジェンダー論入門』有斐閣アルマ：interest，2002，pp.8-9.

(5) 江原由美子・山田昌弘『ジェンダーの社会学入門』岩波テキストブックスα，2008，pp.10-11.

(6) 前掲書（4），pp.9-11.

(7) 前掲書（5），p.2.

(8) 前掲書（5），pp.1-2.

(9) 独立行政法人国立女性教育会館・伊藤陽一編『男女共同参画統計データブック2006—日本の女性と男性』ぎょうせい，2006，p.196.

※ 本章は，以下の既出論文，著書の一部を大幅修正し，構成したものである。
  ● 久門道利・小原昌穹・齊藤幹雄・杉座秀親・石川秀志・宮島直丈・菊池真弓編『スタートライン現代社会の諸相—社会学の視点』弘文堂，2008，第5章.

参考文献

● イリイチ，I. 著／玉野井芳郎・栗原彬訳『シャドウ・ワーク』岩波現代選書，1982.

● 内閣府編『平成29年版 男女共同参画白書』勝美印刷，2017.

● 男女共同参画統計研究会編『男女共同参画統計データブック2015—日本の女性と男性』ぎょうせい，2015.

● パーソンズ，T. ＆ベールズ，R.F. 著／橋爪貞雄他訳『家族』黎明書房，1981.

● フリーダン，B. 著／三浦冨美子訳『新しい女性の創造（増補）』大和書房，1977.

● ボーヴォワール，S. 著／生島遼一訳『第二の性』全5巻，新潮文庫，1959.

● マネー，J. ＆タッカー，P. 著／朝山新一他訳『性の署名—問い直される男と女の意味』人文書院，1979.

● ミード，M. 著／田中寿美子・加藤秀俊訳『男性と女性—移りゆく世界における両性の研究（上・下）』，東京創元社，1961.

■ 理解を深めるための参考文献

● **伊藤公雄・樹村みのり・國信潤子『女性学・男性学—ジェンダー論入門（改訂版）』有斐閣アルマ，2011.**
ジェンダー論の意味と男と女をめぐる日本の現状を、ストーリー・マンガやエクササイズを盛り込み、身近な問題から説き明かす工夫が盛り込まれた入門書である。

● **伊藤公雄・牟田和恵編『ジェンダーで学ぶ社会学（全訂新版）』世界思想社，2015.**
「生まれる」から「死ぬ」までの人間のライフコース上の身近な出来事を社会学の視点から問いなおしながら、そこに潜むジェンダーの現状と課題といったジェンダーへの気づきを与えてくれる一冊である。

● **江原由美子・山田昌弘『ジェンダーの社会学入門』岩波テキストブックスα，2008.**
ジェンダーに関する基本的な解説に加えて、性別役割分業、労働、セクシュアリティなどのトピックを幅広く取りあげるなど、ジェンダーの理論と実践を平明に語る入門書である。

第10章 都市化と地域社会

1

「地域」とは何かについて、
社会学者マッキーバーが提起した概念である
「コミュニティ」を中心に理解を深める。
また、同時にわが国におけるコミュニティ論の
特徴と社会的背景についても把握する。

2

わが国の農村社会の現状と課題を、
農業構造の変化および農村振興対策の視点から理解する。

3

都市社会学における重要概念である
「都市化」について理解を深める。

4

わが国社会の過疎化状況および過疎対策について理解する。

5

地域社会の代表的集団である「町内会・自治会」
についての理解を深める。

1. 地域社会とコミュニティ

A. 地域の概念──「地域社会」という分析視角

　わが国の「地域」に関する研究は戦前から存在しており、その大まかな分析枠組みは、「地域」を「都市」および「農村」に二分し、それぞれについて別々に研究するという性格のものであった。このような研究傾向は、戦後もしばらく独自の研究を継承しつつ受け継がれてきたが、高度経済成長という社会変動をこの国が経験する1960年代頃より、「都市」および「農村」研究領域では、高度経済成長のもたらしたわが国社会の産業化の趨勢により、それぞれその研究の焦点が「都市化」という現象、「むら」の解体という現象へと移行していったのである。

　1960年代後半になると、「都市」「農村」という「地域」研究区分はさらに不鮮明なものとなる。すなわちこの時期以降、わが国社会は全般的な都市化状況を呈し始め、「都市」と「農村」とを区分して研究することの意義が大きく失われることとなったのである。そしてその状況において提起されてきたのが、「地域社会」という新たな概念であった。この時期わ

地域社会
community regional
society

が国の社会学は、その「地域」研究の分野において、「都市集落、農村集落という社会的枠組みを超えて、これら無数の集落の上に、しかもこれら諸集落間の社会的相互交流によって成立する統一的な一個の地域社会」[1]という分析対象をもつに至ったのである。

　この「地域社会」の規定については、大別して以下の3種類のものが挙げられる。

リージョン
region

①リージョンとしての地域社会

　　明確な地理的、空間的な範囲規定はできないが、その場を特徴づける諸要素によって、明らかに他の地域とは区別されて認識される地域。地域イメージなどの言葉で指摘される地域。

②自治体としての地域社会

③コミュニティとしての地域社会

B. コミュニティの概念

[1] マッキーバーによるコミュニティ概念の提示

コミュニティの概念は、マッキーバーにより提示された、社会集団類型の1つである。なお、社会学では、コミュニティと比較される社会集団類型に、テンニースの提示したゲマインシャフト／ゲゼルシャフトがある。

マッキーバーは、コミュニティをアソシエーションという対概念とともに提示している。コミュニティとは、ある一定の地理的、空間的広がりをもち（コミュニティの地域性）、集団を構成するメンバーに共通する目的によって自然発生的に生まれる生活共同体を指している。コミュニティにおいては、そのメンバーは互いに連帯意識、共属感情をもち（コミュニティの共同性）、メンバーに共通する関心や目的が自足的に満たされることとなる。マッキーバーによれば、コミュニティとは、具体的には村落や都市、国家などであるが、上記の要件（コミュニティの要件としての地域性、共同性）を満たす人間の共同生活体であれば、その具体例はさらに広がるものとされている。

一方アソシエーションとは、コミュニティ中の「一機関」「部分」とされるものであり、全体としてのコミュニティの中で、ある特定の目的や働きを果たすために、人為的、計画的に作られる集団を指す。その具体例としては、学校、会社、組合などの機能集団が挙げられる。

マッキーバーによるコミュニティ概念の提示は、概念それ自体としては、さまざまな理論的不備が指摘されてきたことではあるが、彼の著作『コミュニティ―社会学的研究；社会生活の性質と基本法則に関する一試論』（邦題）[2]が上梓された1920年前後のアメリカ社会は、しばしば、1960年代のわが国の社会状況と比べられるように、急速な産業化、都市化の様相を呈し、人びとの生活様式は、農村部、都市部を問わず大きな変化を被ることとなったのである。なかでも、人口が大量に流入した都市部や、逆に人口が大規模に流失した農村部などでの地縁的な人間の結びつきの低下、連帯感の欠如、すなわち共同生活体としての地域社会の崩壊状況は、さまざまな社会問題を惹起せしめることとなったのである。マッキーバーによるコミュニティ概念の提示は、まさしく以上のような当時のアメリカ社会の中での試みであったという背景も見逃すべきではないだろう。

[2] わが国のコミュニティ概念―誕生の背景と特徴・要件

マッキーバー以降現在まで、コミュニティの概念は非常に多義的なものとなってきている。かつて、社会学者ヒラリーがさまざまな研究者たちが

コミュニティ
community

マッキーバー
MacIver, Robert
Morrison
1882〜1970

テンニース
Tönnies, Ferdinand
1855〜1936

ゲマインシャフト／ゲゼルシャフト
➡ p.253 参照。

アソシエーション
association

ヒラリー
Hillery, George A., Jr.

「地域性」と「共同性」

提示した94種のコミュニティ概念を整理し、そこに「地域性」と「共同性」とが、最低限それらの概念に共通したコミュニティの特徴であることを見いだしたことはよく知られている[3]。

さて、マッキーバーの提示したコミュニティ概念は、もはや今日では理念的概念としてのみ捉えられている。20世紀初頭のアメリカにおいて彼が構想した、地域共同体としての性格が強いコミュニティは、わが国現在の社会状況下においては、もはや成り立つことが不可能になっているといえよう。現在のわが国におけるコミュニティ概念は「社会目標としての期待概念として」[4]、「住民相互の社会的連帯や地域社会への帰属意識が強調される」[5]ものとして想定されていよう。

ところで、わが国においてコミュニティという言葉が一躍脚光を浴び、国民生活の中に登場してきたのは、1960年代後半からの国のコミュニティ構想をその1つの契機としている。1969（昭和44）年に内閣総理大臣の諮問を受けて生まれた、国民生活審議会調査部コミュニティ問題小委員会報告書「コミュニティ―生活の場における人間性の回復」の作成に参画した当時の研究者たちのコミュニティ論の基調には、「今日の社会における連帯感の薄れや孤独感や無力感の深まりなどといった失われた人間性を回復するためには、市民としての自主性と責任感を自覚した個人および家庭を構成主体とし、各種の共通の目標を持ったコミュニティを生活の場において形成していくことが大切である」[6]といった、高度経済成長という戦後の大きな社会変動期を経て解体しつつある、地域社会内の人びとの連帯感、共同秩序といった期待概念を、蘇生させようとする試みがうかがわれるのである。すなわち、わが国におけるコミュニティ研究誕生の契機とは、「〔都市化→地域関係の縮小→原子化→孤独→社会統合の弱まり→社会解体→社会病理（犯罪、少年非行、精神障害、売春、自殺、ドラッグ、アルコール中毒、スラム）〕という図式で整理できる」[7]のであり、1960年代後半当時、コミュニティというものに期待されていたものは、「都市化の処方箋としての機能」[8]であった。

「コミュニティ―生活の場における人間性の回復」

「コミュニティ形成と地域社会」

また、中央社会福祉審議会答申「コミュニティ形成と地域社会」（1971〔昭和46〕年）においても、「コミュニティの形成なくして国民の生活福祉の向上を期することができない」と、当時の国民生活におけるコミュニティの必要性が述べられている。

以上のような当時の社会的要請に応えるかたちで誕生した、わが国のコミュニティ概念は、次のごとく述べられている。

「コミュニティとは、地域社会という生活の場において、市民としての自主性と権利と責任とを自覚した住民が、共通の地域への結びつきの感情

と共通の目標とをもって共通の行動をとろうとする、その態度のうちに見いだされるものである。さらにいえば生活環境を等しくし、かつそれに依拠しながら生活を向上せしめようとする方向に一致できる人びとが作り上げる地域集団活動の体系にこそ、コミュニティは具現される」[9]。また、コミュニティの要件とは、「①同一地域に生活している人びとの集落であること（地理的規定）、②その人びとの生活上になんらかの相互関連が見られること（相互作用的規定）、③その生活上の相互関係行動を一定地域の範囲内で果たさしめているところの生活環境施設の体系であること（施設的規定）、④この人びとがもつであろう生活利害の共通とコンセンサス（合意）ないし行動の共通を生み出す可能性の体系であること（態度的規定）」[10]の4つとされている。

今日のわが国のコミュニティの様態は多岐にわたっている。1980年代以降我が国都市部に居住するようになった外国人住民（ニューカマー）によって、民族、出身地域に基づき形成されるエスニック・コミュニティ。住民参加の理念に基づき、学校、保護者、地域住民がそれぞれ知恵を出し合い、「地域とともにある学校づくり」（文部科学省）を進める制度としてのコミュニティ・スクール（学校運営協議会制度）等、コミュニティの概念はこれからもその外延を拡張していくだろう。

2. 地域社会と農村

A. わが国の農業構造の変化

かつて、社会学者鈴木栄太郎は、その著『日本農村社会学原理』（1940）において、戦前のわが国農村社会に見られた基本的な地域社会を「自然村」として捉え、国家権力により作られた行政区域であるところの「行政村」と対峙させて研究を行った。「自然村」とは、いわば村の精神という規範意識によって秩序づけられた自然発生的村落である。わが国の社会学における農村研究は、都市研究に先立つ伝統をもっているが、今日のわが国の農村社会状況は、戦後、特に高度経済成長期を経る中で大きな変化をきたしてきた。

わが国の農業戸数は、1950（昭和25）年より減少傾向を示しており、2013（平成25）年の販売農家数は146万戸である。また農家世帯員数、

コミュニティの要件

ニューカマー／オールドカマー
new-comer/old-comer
ニューカマーとは、1970年代以降に日本へ渡り定住した外国人を指す。戦前戦中に日本の旧植民地（朝鮮、台湾）から日本に来た人々とその子孫を、オールドカマーと呼ぶ。

エスニック・コミュニティ
ethnic community
国外のさまざまな地域からの移住者によって都市に構成される、定住的外国籍住民生活地域。

コミュニティ・スクール（学校運営協議会制度）
community school
学校と保護者、地域住民がともに知恵を出し合い、ともに協働しながら子どもたちの豊かな成長を支えていく「地域とともにある学校づくり」を進める仕組み。
コミュニティ・スクールには保護者や地域住民などから構成される学校運営協議会が設けられ、学校運営の基本方針を承認したり、教育活動などについて意見を述べるといった取り組みが行われている。これらの活動を通じて、保護者や地域住民の意見を学校運営に反映させることができる。

鈴木栄太郎
1894〜1966

自然村
'natural' village

農業戸数

基幹的農業従事者
農業就業人口のうち、ふだんの主な状態が「仕事が主」である者。

耕地面積

農業就業人口もともに減少傾向にあり、前者は2005（平成17）年には、837万人、後者は2013（平成25）年には239万人であった。基幹的農業従事者全体に占める65歳以上の者の割合は、2013年には61％であり、基幹的農業従事者の高齢化が進行している。この傾向を地域的に見ると、北陸、中国地方では65歳以上の者の割合は7割と顕著である。

また、耕地面積はピーク時の609万ha（1962〔昭和37〕年）から減少の一途をたどり、2012（平成24）年時点では455万haとなっている[11]。

全体的にみて、戦後わが国の農業構造は縮小の傾向をたどり、近い将来の農業労働力脆弱化が懸念されるところである（図10-1）。

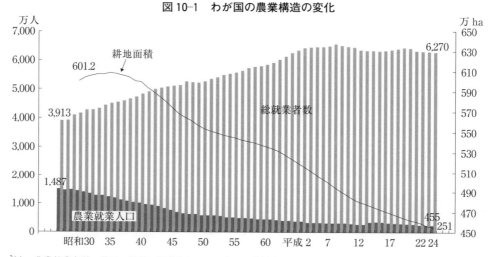

図10-1　わが国の農業構造の変化

注）農業就業者数の値は、横軸に記載されている年では農林業センサスの値となり、その他は農業構造動態調査による。
出典）農林水産省ホームページ「農林水産基本データ集」．耕地および作付面積統計，労働力調査（http://www.maff.go.jp/j/tokei/sihyo/data/10.html），2013．

B. わが国の農村振興対策

農山漁村活性化法（農山村漁村の活性化のための定住等及び地域間交流の促進に関する法律）
(http://www.maff.go.jp/j/kasseika/)

わが国の農村振興対策としては、2007（平成19）年に農林水産省が策定した「農山村漁村の活性化のための定住等及び地域間交流の促進に関する法律」（平成19年法律第48号）通称、「農山漁村活性化法」がある。

この法律の趣旨は、「人口の減少、高齢化の進展などにより農山漁村の活力が低下していることにかんがみ、農山漁村における定住等および農山漁村と都市との地域交流の促進による農山漁村の活性化を図るため、地方公共団体が作成する活性化計画に係る制度を創設するとともに、当該計画の実施のための交付金を交付する措置などを講ずる」ことにある。施行期日は、交付の日（平成19年5月16日）から起算して3月を超えない範囲

内において政令で定める日とされている。

　法律の主な内容は、以下のごとくである。

(1) 基本方針の策定

　国は、定住等及び地域間交流の促進による農山漁村の活性化に関する基本的な方針を定める（4条関係）。

(2) 活性化計画の作成

　都道府県または市町村は、単独でまたは共同して、基本方針に基づき、計画の区域、計画の目標、当該目標を達成するために実施する次に掲げる事業、計画期間その他の事項を定めた活性化計画を作成することができる（5条関係）。①農林漁業の振興のための生産基盤及び施設の整備に関する事業。②生活環境施設の整備に関する事業③地域間交流のための施設の整備に関する事業。

(3) 交付金の交付

　国は活性化計画を作成した都道府県または市町村に対し、事業の実施に要する経費に充てるため、予算の範囲内で、交付金を交付することができる（6条関係）。

(4) 所有権移転等促進計画の作成

①市町村は、活性化計画に定める定住等及び地域間交流を促進するために必要な施設（農林水産物の加工販売施設、農林漁業体験施設等）の円滑な整備の促進を図るため必要があるときは、関係権利者全員の同意の下、農業委員会の決定を経て、農林地等に係る所有権移転等促進計画を定める。

②所有権移転等促進計画は、次に掲げる要件に該当するものでなければならないものとする。

　主な要件

　イ　農業振興地域整備計画その他の土地利用に関する計画に適合すると認められること。

　ロ　周辺の地域における農用地の集団化その他農業構造の改善に資するようにさだめられていること。

　ハ　農地転用のための所有権の移転等については、農地法に基づく転用許可基準に該当すること（この場合は、都道府県知事の承認を受けなければならないこととする）。

③所有権移転等促進計画の公告があったときは、当事者間の契約によることなく、計画に従って所有権の移転等その効果が生じる（民法、不動産登記法の特例。その場合、農地法上の転用手続きは円滑化するが、転用許可基準には変更なし）（7～10条関係）。

(5) 市民農園促進整備法に基づく手続きの円滑化

　活性化計画にその実施する市民農園の整備に関する事業が記載された農林漁業団体等は、市民農園促進整備法に基づく市民農園開設の認定申請に関し、簡略化された手続きによることができる（11条関係）。

3. 地域社会と都市

都市化

　都市化とはまず、一般に人口の都市部への集中現象を指して用いられている。わが国の場合、1960年代頃より高度経済成長による産業構造の変化が起こり、第2次・第3次産業就業者の割合が増加し、その結果として都市部への人口集中現象が起こった。「国勢調査報告」によれば、この時期の都市部人口割合は1950（昭和25）年の37.3%から1955（昭和30）年の56.3%、そして1970（昭和45）年の72.2%、2005（平成17）年の86%と増加の一途をたどった。

ワース
Wirth, Louis
1897〜1952

アーバニズム
urbanism

都市社会学
urban sociology

シカゴ学派
Chicago School

人間生態学
human ecology

パーク
Park, Robert Ezra
1864〜1944

同心円地帯論
concentric zone theory
バージェスは都市は、中央ビジネス地区から、遷移地帯→労働者独立住宅地帯→中流階級居住地帯→通勤者居住地帯へと放射線状に拡大し、同心円的に構成されると主張した。

　一方、都市化という現象は、単に都市部への人口集中のみを指すものではない。それは、都市という空間に特徴的な人間の生活様式というものを生み出し、それを全国的に伝播浸透させていく過程でもある。

　それでは、都市に特徴的な人間の生活様式とはどのようなものとして捉えることができるのだろうか。アメリカの社会学者ワースはそれをアーバニズムと呼び、主に次のような特徴的要素を指摘している。

①空間的凝離、職場と住居の分離、人口の淘汰、人口再生産の不能。

②家族の社会的意義の現象、親族・近隣の紐帯の弱化・欠如、身分制度の崩壊と階級制度の流動化、産業・教育・娯楽の専門的な制度への移行、利害集団・自発的結社の続出、社会的地位の分化。

③無関心的態度、精神分裂的性格、主体性の喪失、相対的思考様式や寛容的態度、環境的・一時的・合理的な社会関係、孤独・不安・不満、パーソナリティの非統合性（自殺・非行等）。

　そしてワースは、以上のようなアーバニズムとしての生活様式が、さらに都市部以外の郊外、農村部へも広がっていく過程を都市化として捉え、都市と農村との連続性を指摘したのである。ワースは、社会学の特殊領域である都市社会学の創立に大きく貢献したシカゴ学派に属し、同学派には他に、生態学を人間社会の研究に適用した人間生態学を唱えたパーク、この人間生態学の立場から都市の成長を捉えた「同心円地帯論」

を提唱したバージェスらがいる。

ワースのアーバニズムは、上述の①が人口の質、すなわち人間生態学的側面から捉えられるもの、②が社会組織的側面から捉えられるもの、そして③が社会心理的側面から捉えられるものとされており、①はパークからの影響、③が社会学における都市研究の先駆的人物の1人ともいえる、形式社会学の提唱者ジンメルの影響をそれぞれ受けたものとされている。

ワースは、都市そのものの定義を、社会的に異質な諸個人の、相対的に大きい、密度のある、永続的な集落として捉え、そのような性格をもった都市により生み出される人間の生活様式をアーバニズムとして説明を行ったのである。すなわちワースにとって都市とは、アーバニズムを説明するためのものとして定位されたのであった。

わが国の社会学における都市の規定には、鈴木栄太郎による、社会的交流による結節機関（「社会的な交流の節目となるような結節の機能をはたす機関—つまり、交通、通信、行政、技術、治安、教育、信仰、娯楽などの機関」(12)）を有する村落とは異なった集落としての都市定義、また磯村英一による、「人口の集中、集積、生活機能の分化、移動性、盛り場的空間（第三の空間）、中枢的機能の集中性、生活機能の一日完結性、空間の可彫性、定着意識の凝集性、物理的表象といった10の因子」(13)からなる都市定義が知られている。

なお、わが国の国土総合開発計画には、1962（昭和37）年10月5日に閣議決定された「全国総合開発計画」（全総）以来、「新全国総合開発計画」（新全総、1969〔昭和44〕年）、「第三次全国総合開発計画」（三全総、1977〔昭和52〕年）、「第四次全国総合開発計画」（四全総、1987〔昭和62〕年）、「21世紀の国土のグランドデザイン」（五全総、1998〔平成10〕年）という流れがある。

中でも、五全総は、それまでの開発計画中心主義による東京一極集中とは一線を画すものであり、「参加と連携」と題されたその開発方式等には、以下のような特徴的な内容が盛り込まれている。多様な主体の参加と地域連携による国土づくりは4つの戦略、①多自然居住地域（小都市、農山漁村、中山間地域等）の創造、②大都市のリノベーション（大都市空間の修復、更新、有効活用）、③地域連携軸（軸状に連なる地域連携のまとまり）の展開、④広域国際交流圏（世界的な交流機能を有する圏域）の形成、に示されている。

バージェス
Burgess, Ernest Watson
1886〜1966

ジンメル
Simmel, Georg
1858〜1918

鈴木栄太郎

結節機関
modal organ

磯村英一
1903〜1997

第三の空間

4. 地域社会の過疎問題

A. 過疎とは

過疎

　過疎とは、総務省によれば、昭和30年代以降の高度経済成長に伴い、農山漁村地域から都市地域に向けて若者を中心とした大きな人口移動が起こり、都市地域においては人口の集中による過密問題が発生する一方、農山漁村地域で発生する、住民の減少により地域社会の基礎的生活条件の確保にも支障をきたすような状況を一般的に指して用いられる言葉である。

過密
人口と政治・行政、経済、文化等の諸機能の過度の集中。

過疎地域

　わが国で「過疎地域」とは、「過疎地域市町村」、「過疎地域とみなされる市町村」、「過疎地域とみなされる区域のある市町村」に大別されており、「過疎地域市町村」とは、「過疎地域自立促進特別措置法」(「B. わが国の過疎対策」にて後述) 2条1項の要件または32条によって2条1項が読み替えられて適用される要件に該当する市町村を指す。

過疎地域自立促進特別措置法

過疎地域の要件

　上記「過疎地域市町村」の「過疎地域」の要件とは、以下の人口要件、財政力要件ともに該当する場合である (2010〔平成22〕年法改正により追加公示あり)。

(1) 人口要件 (次の①、②、③、④のいずれかに該当)

● 昭和35 (40) 年から平成7 (12) 年までの35年間の人口減少率

　※カッコ内の年数は、32条により2条1項が読み替えられて適用される場合の年。合併による新市町村がこの要件に該当すれば過疎地域市町村となる。

　①人口減少率が30％以上。

　②人口減少率が25％以上で、平成7 (12) 年の高齢者 (65歳以上) 比率が24％以上。

　③人口減少率が25％以上で、平成7 (12) 年の若年者 (15歳以上30歳未満) 比率が15％以下。

　①、②、③の場合において、昭和45 (50) 年から平成7 (12) 年までの25年間で10％以上人口が増加している市町村は除外される。

● 昭和45 (50) 年から平成7 (12) 年までの25年間の人口減少率

　④人口減少率が19％以上。

(2) 財政力要件

財政力指数
当該市町村の標準的な行政に必要な経費に対する税金などの自己財源の割合。

　平成8 (10) 年度から平成10 (12) 年度の3ヵ年平均の財政力指数が0.42以下。公営競技収益が13億円以下。

ただし、上記いずれの要件に該当しても、その市町村に公営競技収益が
ある場合、売上金 13 億円超の市町村は除外される。

2017（平成 29）年 4 月 1 日現在の過疎市町村数は、817 市町村で、全国
1788 市町村の 47.6％に該当し、また、過疎市町村の人口は約 1087 万人
（2017〔平成 29〕年）でわが国総人口の 8.6％に該当するが、その占める
面積は日本国土の 59.7％である[14]。

過疎市町村数
「過疎地域市町村」、「過疎
地域とみなされる市町
村」、「過疎地域とみなさ
れる区域のある市町村」
の合計数。

B. わが国の過疎対策

わが国の過疎対策の嚆矢は、1970（昭和 45）年に 10 年間の時限立法と
して制定された、「過疎地域対策緊急措置法」である。この法律は、過疎
地域について、緊急に生活環境、産業基盤等の整備に関する総合的かつ計
画的な対策を実施するために必要な特別措置を講ずることにより、人口の
過度の減少を防止し、地域社会の基盤を強化し、住民福祉の向上、地域格
差の是正に寄与することが目的とされた。

過疎地域対策緊急措置法

昭和 50 年代には、人口が減少した地域の生活水準、生活機能がその他
の地域に比べて低位にある状態が過疎地域の問題としてクローズアップさ
れ、過疎地域の振興、住民福祉の向上、雇用の増大、地域格差の是正に寄
与することを目的として 1980（昭和 55）年に、「過疎地域振興特別措置
法」が制定された。

過疎地域振興特別措置法

1990（平成 2）年には、「過疎地域活性化特別措置法」が制定され、過
疎問題が人口高齢化という人口の年齢構成の偏りとあわせてその対策が講
じられた。そして、2000（平成 12）年 4 月より、2009（平成 21）年度ま
での 10 年間の時限立法として、「過疎地域自立促進特別措置法」が施行さ
れている。この法律は、人口の著しい減少に伴って地域社会における活力
が低下し、生産機能及び生活環境の整備等が他の地域に比較して低位にあ
る地域について、総合的かつ計画的な対策を実施するために必要な特別措
置を講ずることにより、これらの地域の自立促進を図り、もって住民福祉
の向上、雇用の増大、地域格差の是正及び美しく風格ある国土の形成に寄
与することを目的としている（1 条）。

過疎地域活性化特別措置法

過疎地域自立促進特別措置法

また、過疎地域自立促進のための対策の目標としては、

①産業基盤の整備、農林漁業経営の近代化、中小企業の育成、企業の導入
　及び起業の促進、観光の開発等により、産業を振興し、安定的な雇用を
　増大すること。

②交通施設、通信施設等の整備を図ること等により交通通信連絡を確保す
　るとともに、過疎地域における情報化を図り、及び地域間交流を促進す

ること。

③生活環境の整備、高齢者等の保健及び福祉の向上及び増進、医療の確保
並びに教育の振興を図ることにより、住民生活の安定と福祉の向上を図
ること。

④美しい景観の整備、地域文化の振興を図ることにより、個性豊かな地域
社会を形成すること。

⑤基幹集落の整備、適正規模集落の育成を図ることにより、地域社会の再
編成を促進すること。

以上の５点が掲げられている。

5. 地域社会の集団

町内会
urban ward association

　わが国の、伝統的な地域住民による自治組織には町内会・自治会がある。
東京都を例に町内会の活動を分類した先駆的事例である近江哲男の分類に
よれば、その活動は以下のごとく多様である[15]。

（1）基礎集団的活動

①集団道徳（団結）の強化：慶弔・神社祭礼、敬老会、表彰、成年式、
社寺礼拝、慰霊祭。

②相互扶助：慰問、遺家族慰安、生活困窮者救済、内職あっせん。

③レクリエーション（親睦）：レクリエーション、映画会、盆踊り。

（2）機能集団活動

①保安：防犯灯、夜警、消化施設、その他の保安事業、交番建設、交通
安全その他。

②保健衛生：大掃除、薬品配（撒）布、昆虫駆除、ねずみ駆除、道路下
水清掃、塵厨介処理、予防注射、健康診断、衛生講演、映画会。

③社会教育：青少年補導、子供会、PTA協力、校外保育、婦人活動、
展示会、ラジオ体操。

④生活改善：生活改善、貯蓄奨励、納税思想普及、料理その他講習会、
物品共同購入、無尽、不要品交換、火災保険代理、法律・税務相談。

⑤地域改善：地元発展施策、渇水対策、道路・下水対策、公園管理、街
路樹伐採、土木事業促進運動、共同便所、下水蓋設置。

⑥募金協力：食費中支弁、別途徴収、一部会費中支弁。

⑦区政協力等：統計協力、官公庁示達事項、土木事業援助、税令書等

配布。

また、菊池美代志による次のような町内会機能の6分類もよく知られているところである[16]。

①親睦機能（運動会、祭礼、慶弔）、②共同防衛機能（防火、防犯、清掃）、③環境整備機能（下水、街灯、道路の維持管理）、④行政補完機能（行政連絡の伝達、保険料の取りまとめ、募金協力）、⑤圧力団体機能（行政への陳情、要望等）。⑥町内会の統合・調整機能。

このように、町内会の活動、機能は実に多岐にわたっているが、それらを齋藤昌男は次の3つに要約している[17]。

①親睦的機能（慶弔、レクリエーション等）、②環境整備的機能（街灯、夜警、清掃等）、③行政保管的機能（広報誌配布、統計協力等）。

町内会・自治会への加入は、建前は任意加入であるが、原則的には世帯単位の全戸加入である。この点に関しては、いわば強制加入として町内会の封建的特性を指摘する意見もあるが、倉沢進はこの状態を「自動的加入」と述べている[18]。

町内会は、地方自治法260条の2において、「町又は字の区域その他市町村内の一定の区域に住所を有する者の地縁に基づいて形成された団体」として言及され、「地域的な共同生活のための不動産又は不動産に関する権利等を保有するため市町村長の認可を受けたときは、その規約に定める目的の範囲内において権利を有し、義務を負う」とされている。

また、後述の条文にある「認可」は、地縁による団体のうち以下に示した①～④の要件に該当するものについて、その代表者が総務省令で定めるところにより行う申請に基づいて行うこととなっている。

①その区域の住民相互の連絡、環境の整備、集会施設の維持管理等良好な地域社会の維持及び形成に資する地域的な共同活動を行うことを目的とし、現にその活動を行っていると認められること。

②その区域が、住民にとって客観的に明らかなものとして定められていること。

③その区域に住所を有するすべての個人は、構成員となることができるものとし、その相当数の者が現に構成員となっていること。

④規約を定めていること。

なお、1991（平成3）年の同法改正により、町内会は法人格を取得することが可能となった。これにより町内会は、保有する不動産などの資産を団体名で登記することができるようになり、それまでの、保有する不動産などの町内会長個人名義の登録によって生じる、名義人死亡、転居による名義変更、相続などの問題を未然に防ぐことができるようになった。

地方自治法
「地方自治の本旨に基づいて、地方公共団体の区分並びに地方公共団体の組織及び運営に関する事項の大綱を定め、併せて国と地方公共団体との間の基本的関係を確立することにより、地方公共団体における民主的にして能率的な行政の確保を図るとともに、地方公共団体の健全な発達を保障することを目的とする」（1条）法律。

注）

(1) 関清秀「国土計画における地域設定の方法論―地域社会学的研究法の試み」北海道大学文学部長編『北海道大学文学部紀要』北海道大学文学部，11 号，1963，p.249.

(2) マッキーバー，R. M. 著／中久郎・松本通晴監訳『コミュニティ―社会学的研究；社会生活の性質と基本法則に関する一試論』ミネルヴァ書房，1975.

(3) ヒラリー，G. A., Jr. 'Definition of Community; Areas of Agreement', *"Rural Sociology"*, vol.20, 1955.

(4) 倉沢進・川本勝編『社会学への招待』ミネルヴァ書房，1992，p.108.

(5) 前掲書 (3)，p.108.

(6) 園田恭一「社会計画・地域計画と社会学―コミュニティ論・生活構造論の検討を中心に」山手茂他『社会・生活構造と地域社会』戦後日本の社会と社会学第 2 巻，時潮社，1975，p.241.

(7) 金子勇『都市高齢社会と地域福祉』都市社会学研究叢書 3，ミネルヴァ書房，1993，p.245.

(8) 前掲 (6)，p.245.

(9) 松原治郎「コミュニティの今日的意味」松原治郎編集解説『コミュニティ』現代のエスプリ第 68 号，至文堂，1973，pp.16-17.

(10) 前掲書 (9)，p.17.

(11) 農林水産省ウェブサイト「農林水産基本データ集（平成 25 年 9 月 1 日現在）」

(12) 秋元律郎・石川晃弘・羽田新・袖井孝子『社会学入門（新版）』有斐閣新書，1990，p.81.

(13) 前掲書 (12)，p.80.

(14) 全国過疎地域自立促進連盟ウェブサイト「過疎物語 kaso-net（2017 年 10 月 19 日現在）」（http://www.kaso-net.or.jp/index.htm）

(15) 近江哲男『都市と地域社会』早稲田大学出版部，1984，p.94.

(16) 倉沢進編『都市社会学』社会学講座 5，東京大学出版会，1973，pp.134-135.

(17) 齋藤昌男『都市生活の研究』文化書房博文社，1997，p.106.

(18) 倉沢進『コミュニティ論―地域社会と住民運動』放送大学教材 1998，財団法人放送大学教育振興会，1998，p.51.

▌理解を深めるための参考文献

● 地域社会学会編『新版　キーワード地域社会学』ハーベスト社，2011.
　地域社会学に関する知見がコンパクトにまとめられており、参考書として便利である。

● 見田宗介編集顧問『現代社会学事典』弘文堂，2012.
　事典はぜひ最新のものを使用してほしい。

● 松本康編『近代アーバニズム』都市社会学セレクション 1，日本評論社，2011.
　ジンメルとシカゴ学派の基本文献、60 年代日本の論争を掲載。

● 森岡清志編『都市空間と都市コミュニティ』都市社会学セレクション 2，日本評論社，2012.
　シカゴ学派への修正および批判として古典的な 6 本の海外文献と日本都市社会の類型、構造、地域集団を考察した 3 本の邦文を収録。

● 町村敬志編『都市の政治経済学』都市社会学セレクション 3，日本評論社，2012.
　ユーロマルクス主義の政治経済学の影響を受けた外国語文献 6 本と日本の地域社会、住民運動などを分析した 3 本の邦語文献を収録。

第11章 人口構造と人口問題

1

人口現象を理解するために必要な
人口学の基礎を学ぶ。
よく耳にする合計特殊出生率や
平均寿命などの意味を
正しく理解する。

2

人口の変動そのものだけでなく、
人口変動が他の社会現象とどのような関係にあるか
という視点をもって人口現象を捉えていく。

3

世界の人口の動向、
すなわち急激な人口増加が続く発展途上地域と
少子化・高齢化・人口減少の
トリレンマ（三重苦）に悩む先進地域、
この一見対照的な人口の動きを、
「人口転換理論」を中心に据えて一体的に捉える。

4

日本の人口問題として、
人口増加の時代から人口減少時代への転換、
少子高齢化の現状と課題、国内人口移動の影響の
3点を取り上げる。

1. 人口現象と人口研究

A. 人口概念と人口学の基礎

人口
population
近代的な人口統計が整備されるようになったのは18世紀以降の西欧においてであるが、古代中世においても徴税や徴兵の目的で人口調査がなされていた。

人口現象
demographic phenomena

人口静態
statics of population
ある時点で見た人口規模と人口構造のこと。

人口動態
dynamics of population
人口規模と人口構造の時間的変化のこと。

人口変動要因
人口の規模と構造を変化させる、出生と死亡、人口移動および状態間移動のこと。

人口変動
population change

人口学の基本方程式
demographic equation
人口学の基本として重要。

人口構造
population structure
属性別に区分した人口構成のこと。

人口（population）とは、ある国または地域に居住している人間を数量的に捉えたものであり、人口規模（人口総数）と人口構造、その変化を人口現象という。人口現象は他の社会現象と相互依存の関係にあり、たとえば経済現象の変化が大規模な人口移動を生み、ある地域の人口規模や人口構造を変化させ、逆に人口構造の変化、たとえば高齢化が社会保障負担を増大させる。それゆえ、人口統計は社会科学とりわけ社会学や社会福祉学にとって最も基礎的な社会指標として重要である。

人口も他の社会現象と同様に日々変化するが、それをある時点で切り取ってみたものが「人口静態」で、人口規模と人口構造から成る。人口規模と人口構造の変化を「人口動態」といい、その要因を「人口変動要因」と称する。人口規模を変動させる要因は、出生と死亡と人口移動（転入と転出）である。ある年の人口総数は、前年の人口総数に１年間の人口の増減（人口変動）を加えたものになる。すなわち、「今年の人口総数＝昨年の人口総数＋１年間の人口の増減」となる。人口変動は自然増加（出生と死亡の差）と社会増加（転入と転出の差）の２つの要因から構成され、「人口変動＝自然増加＋社会増加＝（出生－死亡）＋（転入－転出）」という式で表される。これを人口学の基本方程式という。

人口移動には、国内のある地域から他の地域へ、たとえば農村部から都市部へ移動する「国内人口移動」のほかに、ある国から他の国へと移動する「国際人口移動」がある。日本では近年国際移動も増えてきたが、全人口に占める割合は欧米諸国に比べると小さいので、日本全体の人口変動要因は主に出生と死亡である。しかし、都道府県や市町村など国内の地域人口は、人口移動による影響が大きい。

人口構造は、男女、年齢、配偶関係、国籍、居住地、学歴、労働力状態、職業など、さまざまな属性別に区分した人口構成である。この属性別の人口構造の変動要因を「状態間移動」という。状態間移動とは、構成員のある属性の移動・変化である。たとえば結婚によって未婚状態から有配偶状態に配偶関係が変わる場合や農業従事者がサラリーマンになり職業状態が変化する場合がそうである。人口構造のうち、出生によって規定される男

女、年齢別の人口構造を「人口の基本構造」といい、これをグラフ化したものが人口ピラミッドで、その国や地域の人口の状態を端的に示すものである。

年齢別の人口構造で最もよく取り上げられるのが、年少人口（0～15歳未満）、生産年齢人口（15～65歳未満）、老年人口（65歳以上）の3区分である。一般に高齢化の指標としては65歳以上人口の総人口に占める割合（高齢化率）が用いられる。また、年少人口と老年人口を合計したものを「従属人口」と呼び、従属人口の生産年齢人口に対する比率を「従属人口指数」という。これは年少人口と老年人口とが生産年齢人口に扶養されていると見なしての指数である。この他、生産年齢人口に対する年少人口単独の比率を「年少従属人口指数」、老年人口単独の比率を「老年従属人口指数」という。

人口移動がない場合には、人口規模の変動は出生と死亡の2つの要因によって決まる。出生や死亡の状況を示す指標としては、普通出生率（人口1000に対する年間出生数、‰と表示する）と普通死亡率（人口1000に対する年間死亡数）があるが、これらは計算が簡単な反面、年齢構成の影響を受けるという欠点がある。このため国際比較などでは年齢構成の影響を受けない平均寿命や合計特殊出生率が用いられる。平均寿命はその年の満ゼロ歳の平均余命のことで、平均余命とは平均してあと何年生きられるかを男女・年齢別に推計した予測値である。「合計特殊出生率」とは、平均して（つまり未婚の女性も含めて）女性が生涯に何人子どもを産むかという数値であるが、統計的には15歳から49歳の再生産年齢の女性の年齢別出生率を合計し年齢構成の影響を除いた予測値である。合計特殊出生率は、1989（平成元）年の「1.57ショック」以来日本社会の注目を集めているが、将来の人口動向を見ていく上で重要な指標である。同じ人口規模を維持するには、親世代が子世代と1対1で置き換わることが必要である。人口が増えも減りもしない状態を「静止人口」といい、純再生産率1.0である。人口移動がないと仮定して、この水準より高ければ将来人口は増加し、低ければ減少するという分水嶺を意味する。この純再生産率1.0に見合う合計特殊出生率を「人口置き換え水準」という。簡単に言うと、男女比がほぼ1対1であるので、平均して1人の女性が2人の子どもを産めば現在の人口が維持される勘定になるが、現実には生まれる子どもの男女比（出生性比）は女児100対男児105であるし、子どもを産む前に死亡する女性もいるので、この数字は2よりも大きくなる。死亡率が極めて低い日本でも2.07が必要である。死亡率が高い時代や国では3以上にもなる。

人口の基本構造
他の属性が人為的に変更可能なのに対して、男女、年齢は生物学的に規定されて、変更できない。

人口ピラミッド
population pyramid
縦軸に年齢、右側に女性人口、左側に男性人口を置いたグラフ。

年少人口
young population

生産年齢人口
productive-age population
生産活動に従事しうる年齢として人口学的に設定した年齢区分。

老年人口
aging population
65歳以上の人口。

従属人口指数
dependency ratio
従属人口指数＝（年少人口＋老年人口）÷生産年齢人口×100。社会の扶養負担を測る目安となる指標で、指数が低ければ、働き手が多く扶養人口が少ないので社会的負担は少なく、資本蓄積に有利となる。逆に高ければ、社会負担が大きく経済発展に不利となる。

平均寿命と平均余命
life expectancy
平均寿命は満ゼロ歳の平均余命のことで、平均余命は男女・年齢別に異なる。平均余命が掲載されている「生命表」は、死亡に関する人口学の基本的なモデルである。

合計特殊出生率
total fertility rate

人口置き換え水準
replacement level fertility
その年の合計特殊出生率÷純再生産率で求められる。

171

人口転換理論
demographic transition
theory
18世紀後半から20世紀
前半までのヨーロッパの
人口変動の歴史的経験を
理論化したもので、人口
現象と他の社会現象の関
係を研究する人口研究の
中心理論である。

人口転換

多産多死

多産少死

少産少死

少子高齢化
高齢化とは、総人口に占
める高齢者の割合（高齢
化率）が高まっていくこ
とである。高齢者が増え
てもそれと同じ割合で総
人口が増えれば高齢化率
は変わらない。しかし、
出生率が低下すると、相
対的に高齢者の割合が大
きくなる。出生率低下が
緩やかであれば高齢化も
緩やかに進行するが、置
き換え水準以下にまで低
下するとその進行が加速
される。

人口減少
population decline
人口移動による人口減少
もあるが、現在問題とな
っているのは少子高齢化
によって死亡数が出生数
を上回り、社会全体の総
人口が減少していくこと
である。

第2の人口転換
second demographic
transition
出生率が人口置換水準以
下（合計特殊出生率が2
未満）へ進展していくこと。

B. 人口転換理論

　今日の世界人口の動向は、途上地域における人口急増と先進地域における人口停滞ないし減少と対照的であるが、いずれも「人口転換」という社会過程の所産である。人口転換とは、「多産多死」から「多産少死」の段階を経て「少産少死」への人口動態の歴史的大転換である。多産多死の伝統社会では、出生率が高いが死亡率も高いため出生率と死亡率の差（増加率）はわずかで、人口は増減のほとんどない静止人口状態にある。近代化に伴って人口転換が始まると、死亡率が低下するが出生率は依然として高い水準（多産少死）であるので人口増加が進行する。やがて出生率も低下するようになり、死亡率の水準にまで低下して少産少死の状態になると、人口は再び増減のない静止状態になる。ポイントは、死亡率低下が出生率低下に先行するため人口転換の過程では人口が急増する点にある。ヨーロッパでは18世紀後半から始まり、後発の日本も含め先進地域では20世紀後半には人口転換を終えて、少子高齢化と人口減少の時代に直面している。人口転換の開始が遅かった途上地域では、東アジアや東南アジアの一部の国を除いて依然転換過程の多産少死の段階にあり、今後も人口増加が続くことになる。

　死亡率の低下の要因については、産業革命と経済発展に伴う生活水準の向上、教育水準の向上による衛生思想の普及、医療技術の発展などが挙げられる。出生率低下については、死亡率が低下し生存確率が高くなったため多くの子どもを産む必要がなくなったという死亡率低下が出生率低下の牽引車であるという説や、死亡率低下も出生率低下もともに経済構造の変化と都市化に対する反応であるとする説など諸説ある。いずれにせよ、死亡率の低下はすべての人びとにとって歓迎すべきことであるが、出生動向に影響する結婚観や家族観などの価値規範や意識はすぐには変化しない。このため死亡率低下が出生率低下に先行することになる。

　ところで、人口転換論は、転換完了後の動向について明確でなく、出生率・死亡率がいずれも低い水準で均衡し人口置き換え水準で安定する（つまり人口増加率がゼロとなる）と暗黙裡に仮定していたと思われる。しかし、1960年代以降西欧諸国の出生率がさらに低下し、人口置き換え水準を下回るようになった。出生率が人口置き換え水準以下で恒常的に続く状況が「第2の人口転換」である。第2の人口転換論では、出生率低下が続く理由として、避妊革命といわれるピルの普及、パートナーシップの多様化、親にとっての子どもの価値の変化、女性の社会的進出など、脱工業社会での価値観の変化が挙げられている。ただ、それは第1の人口転換論に

比べて理論の普遍性に乏しく、一部の西欧諸国には妥当しても日本や東アジアにそのままあてはまらない。

2. 世界の人口問題

A. 世界人口の急増（人口爆発）

　1950年に25億人であった世界の人口は、1987年に2倍の50億人を突破し、2015年には74億人に達し、実にこの65年で2.7倍になり、なお増加しつつある。国連の予測では2050年には97億人に達すると推計されている。第2次世界大戦後の世界人口の増加はその規模と速さにおいて人類史上前例のないものであった。その増加がいかに急激なものであったかを、西暦元年以降の世界人口の倍加年数（2倍になる年数）で見てみると、西暦元年には2億5000万人と推定されている世界人口が、2倍の5億人に達するのは17世紀半ばで1600年以上かかっている。ところが、この頃から持続的な人口増加が始まり、特に産業革命が始まった18世紀半ば以降人口増加のテンポが速まった。200年後の19世紀半ばに10億人を超え、さらに20億人（1930年）に達するには80年、そして40億人（1975年）にはわずか45年しか要していない。戦後の世界人口の増加は「人口爆発」という表現がぴったりするほどの著しい成長を示している。エーリックが『人口爆弾』を著し、人口増加の問題に警鐘を鳴らした1960年代には世界人口は2%前後の増加率を示していた。2%という数字は一見小さいように見えるが、毎年この割合で増加していくと35年後には人口は倍になる勘定で極めて高い水準といえる。

　しかし、人口増加は世界中で一様に進行しているわけではなく、国や地域による差異が大きい。2017年の「国連世界人口予測」（**表11-1**）のデータを地域別に見ていくと、先進地域（ヨーロッパ、北米、日本、オーストラリア、ニュージーランド）では1950年の8.2億人から2015年の12.5億人へと1.5倍の増加に過ぎないが、途上地域は17.2億人から61.3億人へと3.6倍の増加である。戦後の世界人口の増加は主に途上地域の人口増加によるものである。これにより、先進地域と途上地域の人口比もおおよそ1950年の1対2から2015年の1対4.9へと大きく変化した。

　国連の中期推計で2015年から2050年までの動向を見ると、世界人口は

人口倍加年数
(population) doubling year
人口増加率が一定ならば、何年後に人口が2倍になるかを計算するには、対数計算を用いる必要があるが、実は極めて簡便な計算方法がある。70をパーセントの数字で割ればよい。増加率が2%なら35年、3%なら23.3年となる。

人口爆発
population explosion
急激に人口が増加することを爆弾が爆発することに例えた表現。エーリックが1968年に出版し、地球規模で人口問題を考える契機となった著書『人口爆弾』に由来する。

エーリック
Ehrlich, Paul Ralph
1932 〜

人口増加率
population growth rate
ある時点から次の時点（例えば去年から今年）の間に増加した人口の割合。すなわち、「人口増加率＝（今回の人口―前回の人口）÷前回の人口×100」で求める。

表 11-1　世界の主要地域別人口数と人口割合並びに増加率

地域	人口(百万人)及び世界人口に占める割合(%)						年平均人口増加率(%)				
	1950 年	1975 年	2000 年	2015 年	2050 年	2100 年	1950–55	1975–80	2015–25	2050–55	2095–100
世界全域	2,536 (100.0)	4,079 (100.0)	6,145 (100.0)	7,383 (100.0)	9,722 (100.0)	11,184 (100.0)	1.78	1.78	1.09	0.48	0.11
先進地域	815 (32.1)	1,049 (25.7)	1,191 (19.4)	1,253 (17.0)	1,298 (13.3)	1,285 (11.5)	1.20	0.65	0.26	− 0.02	− 0.01
途上地域	1,721 (67.9)	3,030 (74.3)	4,955 (80.6)	6,130 (83.0)	8,474 (86.7)	9,899 (88.5)	2.05	2.15	1.25	0.56	0.12
アフリカ	229 (9.0)	418 (10.2)	818 (13.3)	1,194 (16.2)	2,528 (25.9)	4,468 (39.9)	2.10	2.77	2.49	1.66	0.66
アジア	1,404 (55.4)	2,394 (58.7)	3,730 (60.7)	4,420 (59.9)	5,257 (53.8)	4,780 (42.7)	1.93	1.97	0.90	0.05	− 0.31
東アジア	678 (26.7)	1,107 (27.1)	1,512 (24.6)	1,635 (22.1)	1,586 (16.2)	1,198 (10.7)	1.87	1.47	0.35	− 0.52	− 0.46
中央アジア	17 (0.7)	37 (0.9)	56 (0.9)	68 (0.9)	94 (1.0)	100 (0.9)	3.08	2.05	1.44	0.43	− 0.11
南アジア	493 (19.4)	832 (20.4)	1,453 (23.6)	1,823 (24.7)	2,382 (24.4)	2,231 (19.9)	1.72	2.41	1.20	0.24	− 0.36
東南アジア	165 (6.5)	319 (7.8)	525 (8.5)	635 (8.6)	798 (8.2)	772 (6.9)	2.46	2.27	1.06	0.20	− 0.22
西アジア	51 (2.0)	99 (2.4)	185 (3.0)	258 (3.5)	397 (4.1)	480 (4.3)	2.50	2.78	1.73	0.74	0.12
ヨーロッパ	549 (21.6)	678 (16.6)	727 (11.8)	741 (10.0)	716 (7.3)	653 (5.8)	0.99	0.48	0.07	− 0.23	− 0.11
ラテンアメリカ	169 (6.7)	325 (8.0)	526 (8.6)	632 (8.6)	780 (8.0)	712 (6.4)	2.69	2.27	0.99	0.15	− 0.38
北アメリカ	173 (6.8)	242 (5.9)	313 (5.1)	356 (4.8)	435 (4.5)	499 (4.5)	1.67	0.96	0.73	0.38	0.17
オセアニア	13 (0.5)	22 (0.5)	31 (0.5)	40 (0.5)	57 (0.6)	72 (0.6)	2.28	1.35	1.39	0.72	0.23

注）先進地域はヨーロッパ、北アメリカ、日本、オーストラリア、ニュージーランド.
出典）UN. World Population Prospects : The 2017 Revision.

　　　　　約 23 億人増加するが、先進地域では 4500 万人の増加であるのに対して、
　　　　途上地域では 23 億 4400 万人増加し、その結果、両者の人口比は 1 対 6.5
　　　　強（13.3% と 86.7%）となる（**表 11-1**）。特に人口増加率の高いアフリカは、
　　　　約 2 倍の 25 億人ほどになる。現在世界人口の 6 割を占めているアジアで
　　　　は 8.4 億人の増加となるが、人口増加率は明らかに低下している。特に東ア
　　　　ジアは 2028 年に増加のピークを迎え、それ以降は減少に転じる。東アジ
　　　　アの 4 ヵ国（中国・日本・韓国・北朝鮮）の増加率は 2040 年以降すべ
　　　　てマイナスになると予想されている。南アジアは、5.6 億人の増加（2015
　　　　〜 2050 年）で、その 7 割はインドである。現在中国に次ぐ人口大国イン
　　　　ド（2010 年現在 12 億人）は 2044 年に 16.3 億人となり、中国の 13 億人を
　　　　抜いて世界一の人口大国となる。東南アジアはかつて人口増加率が高かっ
　　　　たが、最近は低下しており増加数は 1.6 億人ほど（2015 〜 2050 年）であ

表11-2　世界の主要地域別年齢（3区分）別人口数と人口割合

地域	年齢（3区分）別人口数（百万人）及び人口割合（%）											
	1950年			2015年			2050年			2100年		
	0～14歳	15～64歳	65歳以上	0～14歳	15～64歳	65歳以上	0～14歳	15～64歳	65歳以上	0～14歳	15～64歳	65歳以上
世界全域	869 (34.3)	1,539 (60.7)	129 (5.1)	1,931 (26.1)	4,841 (65.6)	612 (8.3)	2,083 (21.3)	6,143 (62.9)	1,546 (15.8)	1,975 (17.7)	6,694 (59.9)	2,515 (22.5)
先進地域	223 (27.4)	529 (64.9)	63 (7.7)	206 (16.4)	827 (66.0)	221 (17.6)	201 (15.5)	751 (57.9)	346 (26.6)	194 (15.1)	709 (55.2)	381 (29.7)
途上地域	646 (37.5)	1,010 (58.7)	66 (3.8)	1,724 (28.1)	4,014 (65.5)	391 (6.4)	1,881 (22.2)	5,392 (63.6)	1,201 (14.2)	1,780 (18.0)	5,985 (60.5)	2,134 (21.6)
アフリカ	95 (41.3)	127 (55.4)	7 (3.2)	490 (41.0)	663 (55.5)	41 (3.5)	812 (32.1)	1,565 (61.9)	151 (6.0)	963 (21.6)	2,852 (63.8)	652 (14.6)
アジア	511 (36.4)	836 (59.6)	57 (4.0)	1,085 (24.6)	3,000 (67.9)	335 (7.6)	946 (18.0)	3,375 (64.2)	937 (17.8)	724 (15.1)	2,773 (58.0)	1,284 (26.8)
東アジア	235 (34.7)	412 (60.9)	30 (4.4)	281 (17.2)	1,172 (71.7)	182 (11.1)	219 (13.8)	934 (58.9)	433 (27.3)	166 (13.9)	648 (54.1)	384 (32.1)
中央アジア	6 (32.4)	11 (61.3)	1 (6.2)	20 (29.1)	45 (66.2)	3 (4.8)	21 (21.9)	624 (66.0)	11 (12.2)	16 (16.1)	60 (60.5)	23 (23.4)
南アジア	188 (38.1)	288 (58.4)	17 (3.5)	537 (29.5)	1,187 (65.1)	99 (5.4)	464 (19.5)	1,602 (67.3)	316 (13.3)	337 (15.1)	1,321 (59.2)	572 (25.7)
東南アジア	64 (38.6)	95 (57.6)	6 (3.8)	170 (26.7)	427 (67.4)	37 (5.9)	155 (19.5)	519 (65.0)	124 (15.5)	122 (15.9)	457 (59.2)	192 (24.9)
西アジア	19 (38.1)	30 (57.7)	2 (4.3)	77 (29.9)	167 (64.9)	13 (5.2)	87 (21.9)	257 (64.8)	53 (13.3)	82 (17.1)	286 (59.7)	112 (23.2)
ヨーロッパ	145 (26.3)	361 (65.7)	44 (8.0)	117 (15.8)	494 (66.6)	130 (17.6)	107 (15.0)	409 (57.2)	199 (27.8)	96 (14.8)	360 (55.1)	197 (30.1)
ラテンアメリカ	68 (40.3)	95 (56.2)	6 (3.6)	162 (25.6)	422 (66.8)	48 (7.6)	133 (17.0)	496 (63.6)	151 (19.4)	100 (14.1)	388 (54.5)	224 (31.8)
北部アメリカ	47 (27.1)	112 (64.8)	14 (8.2)	67 (18.9)	236 (66.3)	53 (14.8)	74 (17.0)	263 (60.5)	98 (22.5)	79 (15.9)	279 (55.9)	141 (28.1)
オセアニア	4 (29.8)	8 (62.8)	1 (7.4)	9 (23.6)	26 (64.5)	5 (11.9)	11 (20.0)	35 (61.8)	10 (18.2)	12 (16.4)	42 (58.1)	18 (25.4)

出典）UN. World Population prospects：The 2017 Revision.

る。人口増加が続く途上地域でも増加率は低下傾向にあり、21世紀半ばにはアフリカを除けばすべて1%以下の増加率になると予測されている。しかし、人口増加率が低下しても、元の人口規模が大きいため人口増加の慣性が働き、当分の間世界人口は増加する。これを人口モメンタム効果という。人口モメンタムには、プラスのモメンタムとマイナスのモメンタムの2つがあり、ここでのモメンタムは人口増加が続いた後のプラスのモメンタムである。日本でも1970年代以降人口置き換え水準以下の出生率が続いていても人口が増加していたのはこのプラスのモメンタム効果による。逆に人口減少が続いた場合には、合計特殊出生率が回復してもマイナスのモメンタムが働きしばらくは人口減少が続くことになる。

　世界人口の急増は、マルサスの人口法則の復活を思わせる、資源・エネルギー・食糧の需給問題や地球環境問題という地球規模での問題を引き起

人口モメンタム
population momentum

マルサス
Malthus, Thomas Robert
1766～1834

マルサスの人口法則
マルサスは、『人口の原理』(1798) を著し、人口は幾何級数的に増加するのに対して、食糧生産は算術級数的にしか増加しない。このため過剰人口によって生活水準が生存水準にまで低下し、貧困や疫病や飢饉により死亡率が上昇して人口増加が抑制される。

こす。特に途上地域の経済開発が進み、国民の所得水準が向上するにつれ国民1人当たりの食糧やエネルギーの需要が増加する。このことは経済発展が活発な最近の東南アジアや中国の例からもわかる通りである。その結果、世界の資源総需要量は一層増加し、地球環境への負荷はますます増大していく。人口と資源・エネルギー・食糧ならびに地球環境という問題は21世紀の人類が解決しなければならない最重要課題である。

B. 世界人口の高齢化

次に、**表11-2**「国連世界人口予測2017」年齢3区分で1950年から2015年までの世界全域の年齢構造の変化を見ていくと、年少人口（0～15歳未満）は34.3％から26.1％へ、生産年齢人口（15～65歳未満）が60.7％から65.6％へ、老年人口（65歳以上）が5.1％から8.3％へと変化している。先進地域では年少人口が、27.4％から16.4％へ、生産年齢人口が64.9％から66.0％へ、老年人口が7.7％から17.6％へ変化し、少子高齢化が進んでいる。これに対して途上地域では年少人口が37.5％から28.1％へ、生産年齢人口が58.7％から65.5％へ、老年人口が3.8％から6.4％へと変化し、この地域でも人口高齢化の動きが見え始めている。ただ、ここで注目すべきは、途上地域の生産年齢人口が10.1億人から40.1億人へと30億人も増加していることである。その半数近くが15歳から34歳の若年層である。多くの途上地域では、出生率の低下が年少人口の扶養コストを軽減する一方、生産年齢人口の増加により経済成長に必要な労働力と資本蓄積を増加させることができる「人口ボーナス」の時期にある。これは経済発展と社会保障制度構築の好機となる。この人口ボーナスを上手に活用すれば、その後の高齢化による社会的負担を軽減することができる。

国連の推計によると2050年には全世界で年少人口は21.3％に低下し、生産年齢人口が62.9％と横ばいであるのに対して、老年人口が15.8％に増加し、高齢化が現在の先進地域の水準にまで達する。先進地域では、年少人口が15.5％、生産年齢人口が57.9と低下するのに対して、老年人口が26.6％と人口の4人に1人が高齢者という超高齢社会となる。途上地域でも年少人口が22.2％と低下し、老年人口が14.2％に達し、高齢化が進行する。この時点で、アフリカ以外の途上地域の高齢化率は十数％台に達し、中でも東アジアは27.3％と先進地域以上に高齢化が進行する。

人口ボーナス
demographic bonus
日本では1965（昭和40）～2000（平成12）年にかけて従属人口指数が50％以下の水準で推移しており、人口ボーナスの時代であったといえる。従属人口指数が50％ということは、人口の3分の2が生産年齢人口ということであり、豊富な労働力を有していたということを意味する。

超高齢社会
hyper-aged society
国連では高齢化率が7％以上の国を高齢化した国と定義している。これを基準にして、高齢化率が7～14％の社会を高齢化社会（aging society）、14～21％を高齢社会（aged society）、21％以上を超高齢社会と区分している。

176

C. 国際人口移動

　国際人口移動とは、移動先での永住や長期滞在を目的とした移動であり、旅行者や巡礼者、遊牧民などは通常その範疇に加えない。移動者は、帰化や永住を目的とする「定住移民」、大使館や国際機関等に勤務する「公務従事者」、受入国で事業を展開する経営者や海外駐在員、受入国の企業に雇用される「出稼ぎ移民（外国人労働者）」、そして留学生や家族滞在者などの「非就業一時滞在者」に区分することができる。この他に、「奴隷」や「強制連行者」、「難民」や「亡命希望者」などの「非自発的移動者」が挙げられる。

　国連の統計では、国際移動者（出生国を離れて外国で生活している人）の数は、2015年には2億4370万人で、この50年で倍増している。しかし、世界人口に占める割合は、2005年に2.9%、2015年に3.3%と比較的低い水準にとどまっている。ただし実数は先進国の人口増加の大きな割合を占め増大している。欧米の多くの国で移民人口が10%を越えている。2015年現在、先進地域の国際移動者は1億4048万人（移動者の57.6%、当該地域の人口比11.2%）で、途上地域は1億321万人（同、42.4%、1.7%）で、主要地域別に見ると、ヨーロッパ7615万人、アジア7508万人、北アメリカ5449万人、オセアニア810万人となっている。実に国際移動者の3割はヨーロッパに、2割は北アメリカに、アジアの半数近くは湾岸諸国に住んでおり、人口移動は比較的少数の国に集中している。

　以上は、ストックとしての国際人口移動であるが、次にフローすなわち入国者と出国者の差である純移動で見ると、この10年（2005〜2015年）、先進地域は年平均276万の移動者を受け入れ、途上地域は276万の移動者を送り出している。将来的にも230万前後で推移すると見られている。主要地域別では、受け入れは北アメリカが119万人、ヨーロッパが129万人、オセアニアが20万人で、将来的にもそれぞれ120万人、90万人、15万人の受け入れが続く。送り出しはアジアが158万人、ラテンアメリカが43万人、アフリカが66万人で、今後もそれぞれ150万人、30万人、45万人を送り出すと推定されている。

　途上地域から先進地域への人口移動を促す要因に関しては、先進地域と途上地域との間での人口構造の格差と労働力需給の不均衡、並びに経済発展、特に所得水準の格差が挙げられる。途上地域では人口が増加しているが経済開発が進まないため、労働力供給過剰で賃金水準も低いのに対して、先進地域では経済の発展水準が高いが、出生率の低下により労働力不足で賃金水準が上昇し雇用機会も大きい。こうした格差が国際人口移動を誘発

国際人口移動の動向
trend of international migration
戦前までの国際人口移動の主流は「新大陸」へのヨーロッパからの移民である。その数は第2次大戦までに6000万人以上（1500万の黒人奴隷を含む）と推定されている。最大の移動先はアメリカ合衆国で移民統計がとられた1820から1930年までに約3800万人が移民した。戦後の国際人口移動の主な流れは①伝統的移民受入国へ、②EC諸国へ、③湾岸産油国へ、④アジア太平洋地域内の流れが挙げられる。

人口構造の格差
余剰人口を抱える途上地域と労働力不足に悩む先進地域という構図は、程度の差はあれ国内の農村部と都市部の構図でもある。いずれの国でも近代化・産業化に伴って農村部から都市部への人口移動が起こった。今日の途上地域においては、農村部から都市部への著しい人口移動と、先進地域への移動が同時に発生している。国際人口移動の背景には国内における移動があり、その一部が国外に流出したといえる。また、戦後の日本や西欧諸国の高度経済成長期には大量の労働力需要が生じたが、日本では農村部の余剰人口に依拠することができたのに対して、西欧諸国では国内の余剰人口が少なく労働力供給を国外に依存しなければならなかった。

ニューカマー
new commer
1980年代まで登録外国人の大半を占めていた在日韓国・朝鮮人と区別して、1980年代以降に来日し定住した外国人を指す。2015年の登録外国人の主な国籍は中国32.0%、韓国・朝鮮22.0%、フィリピン10.3%、ブラジル7.8%で、独自のコミュニティを形成して相互に助け合う一方で、地域社会との交流を図っている。

文化摩擦
culture friction
EU諸国では移民労働者の定住化に伴いイスラームの実践が顕著になり、西洋的価値とイスラーム的価値の葛藤が生じている。他方で、このようなマルチカルチャー（文化複合）な状況からハイブリッドな新しい文化誕生のきざしもみられる。

難民
refugee

国際人口移動と福祉
社会福祉の領域も国際人口移動と無縁ではない。外国人に対する福祉サービスをどうするかはこれからの福祉の課題でもある。移動者の中には人身売買的に送り込まれた女性が少なくない。これらの女性の保護は早急の課題である。他方で介護現場での慢性的人手不足の解決策として2008（平成20）年、東南アジアからの介護人材の導入が開始された。これらの人材をどのように育成していくかも大きな課題である。

すると見なされている。しかし、人口増加率が高い国や開発水準が低い国からの移動や最貧層の移動が高いかというとそういうわけではない。むしろ逆に、人口増加率が低下した地域（東・東南アジア、ラテンアメリカ）や開発が一定水準に達した地域で人口移動が活発である。移動者の階層も教育水準が高い中間層が多い。したがって、これらの格差は移動の直接的要因というよりは客観的条件というべきで、実際の移動には移動先に関する情報や言語、地縁や血縁のネットワークといった社会的・文化的要因に加えて、移動に要する費用を賄えるか否かといった要因が重要となる。ただ、長期的には人口増加が抑制され、経済開発が順調に進めば、移動圧力は弱まるものと考えられる。

　従来外国人労働者といえば製造業部門の単純労働者の需要が高かったが、1980年代以降の経済のグローバル化とITやバイオなどのハイテク産業の発展はより高度な人材へのニーズを高めてきた。IT産業やバイオ産業は技術革新が早く技術者の養成が追いつかない。このため企業は世界中に人材を求めるようになる。経済のグローバル化は、先進地域の大規模工場を途上地域に移転し、代わって高付加価値の金融やハイテク産業あるいは企業の意思決定部門へ特化しようとする産業構造の変化を引き起こした。高付加価値部門は世界から高給で優秀な人材を集める。他方で、これらの専門職層は自身の生活やオフィス環境を維持するため多様なサービス部門を必要とするようになり、低賃金のサービス労働需要が生まれる。これを担う低賃金労働力としてやはり途上地域から多くの労働者が流入する。世界都市の内部に高給の専門職と低賃金の労働者という国際人口移動の光と影が顕在化する。日本においても1980年代以降に流入し、定住した「ニューカマー」と呼ばれる外国人が増加している。

　国際人口移動の影響は、送り出し国にとっては、過剰労働力の解消、送金による家族生活の向上と国際収支の改善、技術移転などのメリットと頭脳流出というデメリットがあり、受け入れ国には労働力不足の解消、人口維持、マルチカルチャーによる文化の活性化などのメリットがある反面、文化摩擦や同化・統合の問題、社会的費用の増大などの問題が発生する。

　UNHCR（国連難民高等弁務官事務所）によると、2015年に世界で強制移住を強いられている人の数は6530万人で、このうち「難民」が2130万人、「国内避難民」が4080万人、亡命申請者が320万人である。全難民の54％がシリア（490万人）、アフガニスタン（270万人）、ソマリア（110万人）の3ヵ国で占められている。受け入れ国はトルコやパキスタン、レバノン、イラン、エチオピア、ヨルダンの順で周辺国が多い。

3. 日本の人口問題

A. 日本の人口転換

わが国の人口問題を概観すると、戦前は農村部の過剰人口が問題であったが、戦後の高度成長期には三大都市圏への大規模な人口移動による人口の都市化と過密・過疎問題が、1970年代以降は少子高齢化が議論され、最近は人口減少が問題となっている。これらの問題を生み出しているのは、明治以降のわが国の人口転換である。

江戸時代前期は出生率が高く人口増加が続いた（年増加率0.8％と当時としては高い水準）が、後半は死亡率が低下したものの出生率も大きく低下したため人口は停滞した（増加率0.03％）。明治になると死亡率の長期的低下（これを「死亡転換」という）が始まり、1870（明治3）年頃の普通死亡率は27‰（1000人当り27人）であったのが、1940（昭和15）年には17‰へと大幅に低下した。他方、出生率は明治から大正期にかけては上昇したが、大正期以降は緩やかに低下していった（1870～1920年に30‰から36‰へ、1920～1940年に36‰から29‰へ）。大正期以降の低下は結婚年齢の上昇によるものである（図11-1）。

死亡転換
mortality transition
高死亡率（多死）から低死亡率（少死）への変化で、「疫学的転換」ともいう。

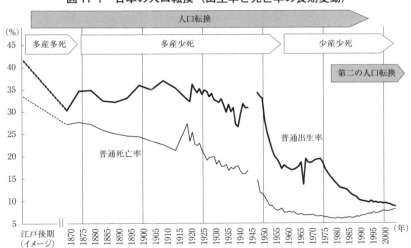

図11-1　日本の人口転換（出生率と死亡率の長期変動）

出典）須藤一紀「よくわかる日本の人口①【総人口の推移と人口転換】」第一生命経済研レポート，2005年6月．
　　　厚生労働省「人口動態統計」，国立社会保障・人口問題研究所「日本の将来推計人口」（2002），阿藤誠「現代人口学」（2000年11月，日本評論社），岡崎陽一「現代日本人口論」（1987）などより作成．
　　注）明治以前の出生数と死亡数については，岡崎氏，阿藤氏の推計値を元に概算．

第一次ベビーブーム
ベビーブーム（baby boom）とは赤ちゃん好況の意味で、第2次世界大戦後に欧米や日本など世界各地に起こった人口急増現象のこと。日本では1947〜1949年に起こり、この3年間に約800万人が出生した。

団塊の世代
1947〜1949年生まれで最大の人口規模の年齢集団。

ベビーバスト
baby bust
赤ちゃん不況の意味で、ベビーブームの後に続く出生率低下の世代。

出生力転換
fertility transition
出生率が長期的に低下し、多産状態から少産状態へ変化すること。

晩婚化と非婚化
晩婚化も非婚化もいずれも結婚の先延ばしの結果といえる。先延ばしの理由としては、当面結婚しなくても困らない、独身生活の自由を失いたくない、理想の相手に巡り合えないなどが挙げられている。こうした当事者の意識の背景には、依然として伝統的な家族観や性別分業意識から脱却できずにいる日本社会の現状があるが、それとともにバブル崩壊以降のデフレ不況と非正規雇用の増大に留意する必要がある。将来展望が描きにくい不安定な状態では結婚を躊躇し先延ばしにする男女が増えるのも当然である。結婚したくても出来ないというワーキング・プアーの存在はその典型である。

平均初婚年齢
average age at first marriage

1947（昭和22）〜1949（昭和24）年には年間出生数は250万人を超え、合計特殊出生率も4.4前後に達した。「第一次ベビーブーム」であり、いわゆる「団塊の世代」を生み出した。ところが、1949（昭和24）年を境に出生率も出生数も急減し、1957（昭和32）年の合計特殊出生率は2.0、出生数は160万人規模となった。1950年代の出生数の急減は「ベビーバスト」と呼ばれ、1920年代に始まった出生力転換の後半期に当たる。前半期は晩婚化による穏やかな低下であったが、後半期は家族計画（産児制限）の普及による結婚出生力の低下による急激なものであった。1970年代初めの第二次ベビーブームが終わると、親世代の人口減少と出生率の低下によって、年間出生数が急速に減少した。このように、死亡転換に続いて出生力転換が達成され、1970年代には日本は人口転換を達成し、静止人口の可能性を得たかに思われた。しかし、1974（昭和49）年以降合計特殊出生率が2.0以下の水準で持続的に低下し始め、「第2の人口転換」に突入した。その背景として、産業化と都市化に伴うライフスタイルの変化が指摘されている。しかし、西欧諸国で出生率の低下と結びついているとされる避妊革命、性革命、ジェンダー革命などの要因は日本には該当しない。日本では、非婚化・晩婚化が主要な要因といえる。

晩婚化とは結婚年齢が高くなっていくことで、1980年の平均初婚年齢は夫27.8歳、妻25.2歳であったが、2011年には夫30.7歳、妻29.0歳と、男女とも上昇しており、特に女性の上昇が著しい。晩婚化に伴って子どもを産む年齢も高くなっている。第1子出生時の母親の平均年齢は2011年には29.4歳で、1980年より3.3歳上昇している。出生子ども数も低下している。非婚化とは未婚の男女が増加することで、1970年代後半から男女各年齢層で未婚率が上昇している。生涯未婚率（50歳時の未婚率）も1990年ころから急上昇しており、1980年には男性2.6%、女性4.5%であったが、2010年には男性20.1%、女性10.6%に達している。2030年には男性が3割、女性は2割を超えると推計されている。

B. 人口減少社会へ

明治以降の日本の総人口は、第2次世界大戦中と直後の一時期を除けば、今世紀に入るまで一貫して増加し続けてきた。近代的な人口統計がとられるようになった1872（明治5）年の総人口は、3480万6000人であったが、1936（昭和11）年に7000万人を、1967（昭和42）年に1億人を突破した。図11-2は、総人口と人口増加率の推移と2060年までの予測を示したグラフであるが、1970年代後半まで人口増加率は1%前後で推移した。しかし、

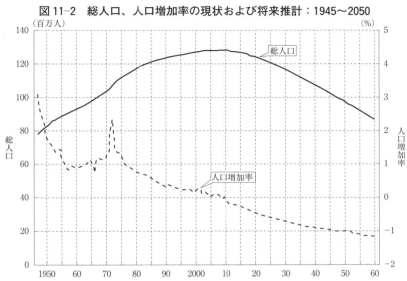

図11-2　総人口、人口増加率の現状および将来推計：1945～2050

出典）総務省統計局『国勢調査』および国立社会保障・人口問題研究所『日本の将来推計人口』（平成24年1月）．

生涯未婚率
lifetime proportion never married
50歳時の未婚率のことで、一生未婚の人の割合ということではないが、50歳以上で初めて結婚する人は少ないと考えられるので、生涯独身でいる人を示す指標として用いられる。統計的には「45～49歳」と「50～54歳」の未婚率の平均値から算出する。

　2005（平成17）年に自然増加率が初めてマイナスに転じ、人口減少時代の到来を迎えた。2005年の日本の総人口は、1億2777万人で、前年より1万9000人の減少を示した。2006（平成18）年に若干回復を見せたが、その後減少し、2015年の総人口は1億2710万人となった。この間の人口増加率は国勢調査開始（1920年）以来最低である。2030年には1億2000万人弱となり、2065年には8800万人にまで減少すると予測され、長期的な人口減少が続くことになる。

　こうした人口減少社会の到来は、狭い国土に過剰な人口を抱える日本社会にとって過密状態を解消し、低生産部門の効率化を促進し生産性を向上させ、豊かな社会を築きうる条件となると見る楽観論もある。

　単に人口規模の縮小というだけならば、問題は少ないかもしれない。問題はそのスピードが速いことと、人口構造が大きく転換することである。人口構造の転換を如実に示すものは、人口ピラミッドの変化である（図11-3）。1960年の人口ピラミッドは、1945～1946年の出生率の低下と1947～1949年のベビーブームの凸凹が大きいが、10歳以上は概ね戦前と同様の富士山型であるが、ベビーブームの後の出生率低下を反映して10歳以下が尻すぼみとなっており、その後の少子化を予想させる形となっている。この時の高齢化率は5.7％に過ぎなかった。しかし、2015年には、60歳後半の第一次ベビーブーマー（団塊世代）と40歳代後半の第二次ベビーブーマー（団塊ジュニア）が突出しているが、全体として中高年層が厚いつぼ型を呈している。団塊ジュニア以降の世代は、しりすぼみで減少

人口減少社会
society with a declining population
単純には総人口が継続的に減少していく社会を意味するが、少子高齢化によって死亡数が出生数を上回る人口構造の社会であり、超高齢社会とほぼ同義的に用いられる。超高齢・人口減少社会は、いずれの国も経験したことのない事態で、これにどう対応するかは日本のみならず先進国が抱える課題である。経済活力の衰退や社会保障負担の増大など社会の衰退を懸念する悲観論がある半面、あたらしいライフスタイルや社会システムの構築を期待する楽観論がある。超高齢大国日本の対応に世界が注目している。

団塊ジュニア
1971～1974年の第二次ベビーブームに生まれた年齢集団という意味と団塊世代の子ども世代という意味がある。後者は出生期間がもう少し長い。

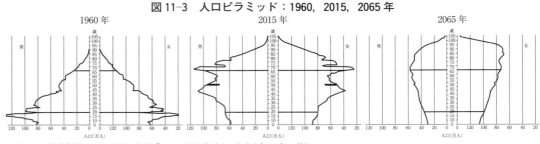

図11-3 人口ピラミッド：1960，2015，2065年

出典）国立社会保障・人口問題研究所『日本の将来推計人口』（平成29年7月）．

している。高齢化率は、26.6％と世界一の高齢社会となっている。

その50年後の2065年には、高齢化率は38.4％にまで達し、特に女性の後期高齢者が著しく多い「つぼ型」となる。

C. 日本の少子高齢化

年齢別の人口の推移と将来推計（**表11-3**）を見ると、わが国の高齢化率は、1950年代までは5％程度で推移してきたが、1970（昭和45）年に7％台に達し、24年後の1994（平成6）年に2倍の14％を超え、次第に進行速度を速めている。2015（平成27）年の日本の65歳以上人口は3387万人で、総人口に占める割合は26.6％と世界最高水準に達している。今後さらに加速し、2065年の高齢化率は38.4％となり、しかも人口の4分の1が75歳以上という超高齢社会となる見込みである。

日本の高齢化の特徴は、①その進行が速いこと、②ピーク時の水準が世界最高となること、③75歳以上の後期高齢者の比率が高いことである。

高齢化率が7％から14％に達するまでに要した年数を主要先進国と比較して見ると、日本の高齢化がいかに急ピッチで進行しているかがわかる。すでに19世紀に7％の水準にあったフランス、ノルウェー、スウェーデンは、14％に達するには100年前後の年数を要しており、比較的高齢化のスピードが早いドイツでも40年かかっているが、日本はわずか24年という短期間に達成している。高齢化がゆっくり進行した国では、十分な時間的余裕をもって対策を講じることができたが、日本は駆け足で進めていかなければならず、いくつかのひずみを生みだしている。

日本の高齢化の要因として、「出生力転換」「長寿化」「少子化」の3点を挙げることができる。まず、わが国の高齢化は、1950年代の人口置き換え水準への出生率の低下により始まった。一般に高齢化は出生力転換に伴って進行するが、ヨーロッパでは1世紀近くかかったのに対して、わが国の場合には40年ほどの短期間に進行しており、日本の高齢化の速度が

日本の高齢化の特徴
①スピードの速さ
②世界最高の水準
③高い後期高齢者比率

日本の高齢化の要因
①急速な出生力転換（出生率の長期的低下）
②長寿化（中高年死亡率低下と平均寿命の延長）
③少子化（出生率が人口置き換え水準以下で推移する状況）
これらが、いずれもハイペースで進行している。

長寿化
steady increased longevity
長寿化とは人口の平均的な生存年数が伸びることであり、死亡率の低下と同じ意味。全般的な水準を示すために平均寿命が用いられる。長寿大国日本の2012（平成24）年の平均寿命は男性が79.94歳、女性が86.41歳で、男性は世界第4位、女性は世界第1位である。

他の先進国に比べて速い理由も、この出生力転換が他の先進国よりも速かったからである。

さらに、日本の特徴として少産少死時代に入っても死亡率がそれ以前よりも大きく下がったことが挙げられる。この結果、日本は世界トップクラスの長寿国となった。明治初頭から 1950 年代までの平均寿命の伸びは、主として乳幼児の死亡率の低下によるものであったが、1960 年頃からは中高年死亡率の低下に移行した。つまり中高年齢者が長生きするようになり、平均寿命の伸びはそのまま人口の高齢化を推進することになった。1950 年以降の高齢人口の増加推移を見ると、1950 年代は年間 10 万人程度の増加であったが、1960 年代には 20 万人、1970 年代から 1980 年代前半には 30 万人前後と年々増加し、1980 年代後半には年間 48 万人、1990 年代には 70 万人と増加に拍車がかかった。今後も 2010 年代まではこのハイペースの増加が続くが、2020 年代から減速して、2040 年の 3921 万人をピークに緩やかな減少に転じると予測されている。

表 11-3　齢 3 区分別人口の推移と将来推計：1920 ～ 2065 年

年次	人　口　（1,000 人）				割　合　（%）		
	総　数	0 ～ 14 歳	15 ～ 64 歳	65 歳以上	0 ～ 14 歳	15 ～ 64 歳	65 歳以上
1920	55,963	20,416	32,605	2,941	36.5	58.3	5.3
1930	64,450	23,579	37,807	3,064	36.6	58.7	4.8
1940	71,933	26,383	42,096	3,454	36.7	58.5	4.8
1947	78,101	27,573	46,783	3,745	35.3	59.9	4.8
1950	83,200	29,428	49,658	4,109	35.4	59.7	4.9
1955	89,276	29,798	54,729	4,747	33.4	61.3	5.3
1960	93,419	28,067	60,002	5,350	30.0	64.2	5.7
1965	98,275	25,166	66,928	6,181	25.6	68.1	6.3
1970	103,720	24,823	71,566	7,331	23.9	69.0	7.1
1975	111,940	27,221	75,807	8,865	24.3	67.7	7.9
1980	117,060	27,507	78,835	10,647	23.5	67.4	9.1
1985	121,049	26,033	82,506	12,468	21.5	68.2	10.3
1990	123,611	22,486	85,904	14,895	18.2	69.7	12.1
1995	125,570	20,014	87,165	18,261	16.0	69.5	14.6
2000	126,926	18,472	86,220	22,005	14.6	68.1	17.4
2005	127,768	17,521	84,092	25,672	13.8	66.1	20.2
2010	128,057	16,803	81,032	29,246	13.1	63.8	23.0
2015	127,095	15,945	77,282	33,868	12.5	60.8	26.6
2020	125,325	15,075	74,058	36,192	12.0	59.1	28.9
2025	122,544	14,073	71,701	36,771	11.5	58.5	30.0
2030	119,125	13,212	68,754	37,160	11.1	57.7	31.2
2035	115,216	12,457	64,942	37,817	10.8	56.4	32.8
2040	110,919	11,936	59,777	39,206	10.8	53.9	35.3
2045	106,421	11,384	55,845	39,192	10.7	52.5	36.8
2050	101,923	10,767	52,750	38,406	10.6	51.8	37.7
2055	97,441	10,123	50,276	37,042	10.4	51.6	38.0
2060	92,840	9,508	47,928	35,403	10.2	51.6	38.1
2065	88,077	8,975	45,291	33,810	10.2	51.4	38.4

出典）総務省統計局「国勢調査報告」および国立社会保障・人口問題研究所「日本の将来推計人口（平成 29 年推計）［出生中位・死亡中位］」による. 各年 10 月 1 日現在. 1947 ～ 70 年は沖縄県を含まない. 総数は年齢不詳を含む.

少子化
below replacement
fertility

賦課方式
assessment plan
賦課方式とは、年金給付の財源を現役世代が支払う保険金で賄う方式のことである。年金の方式にはこの他に加入者が支払った保険料を運用し、将来加入者本人が受け取る積立方式がある。保険会社などの私的年金はこの方式である。国民年金も創設当初は積立方式を採用していたが、インフレへの対応や人口構成の変動により賦課方式に移行していった。

シニアマーケット
シニアビジネスとも高齢者市場ともいう。シニアの定義はさまざまであるが、マーケティングの世界では50歳以上を対象とし、50歳〜64歳を「シニア前期」、65歳以降を「シニア後期」とすることが多い。現在、シニア層（50歳以上）は全人口の4割強で、消費支出の半数以上を占めている。その市場規模は2015年時点で127兆円に達し、毎年1兆円規模で拡大すると言われている。現在約1600兆円の個人金融資産のうち6割を60歳以上の世代が保有していることも、シニア消費が注目される理由である。高齢化に伴い介護ニーズも高まる。2015年度の介護保険の総費用は9.8兆円で、団塊の世代が75歳以上となる2025年には19兆から24兆円になると見込まれている。

三大都市圏
三大都市圏とは東京圏、名古屋圏、大阪圏を指す。図11-4を参照。

　しかし、出生力転換と長寿化だけであるならば、高齢化の水準も20%程度にとどまったであろうが、1970年代中頃からの少子化が加わったことによって、高齢化が一層加速され、極めて高い水準にまで押し上げられていった。2015（平成27）年の65歳以上人口は、3387万人で高齢化率は26.6%と増加しているのに対して、15〜64歳人口は7728万人（60.8%）、15歳未満人口は1595万人（12.5%）で、いずれも減少している。

　超高齢社会の到来は、従来の社会システムを大きく転換させることになろう。まず持続可能な社会保障制度をいかに構築するかが最大の課題となる。2015年現在の老年従属人口指数は43.8であるが、2065年には74.7となる。つまり現在3人の高齢者を7人の現役世代が支えているが、50年後には3人の高齢者を4人にも満たない現役世代が支える勘定になる。公的年金制度を賦課方式で運営することがいつまでできるであろうか。また、少子高齢化は人口減少とあいまって労働力供給を制約することになる。生産年齢人口は1995年の8700万人をピークに減少しはじめ、2050年には5000万人まで減少する。よほどの高付加価値産業を生み出さない限り、不足分を補うためには女性や高齢者の活用に加えて外国人労働者の導入が不可避の課題となる。他方で、少子高齢化は、子ども産業や教育産業の需要を減少させ、反対に医療・介護等をはじめ高齢者の生活ニーズ全般にかかわるシニアマーケットを拡大させる。さらに有権者に占める高齢者の比率が高くなることで政治的発言力が強まり、余暇活動やボランティア活動などへの高齢者の社会参加が高まるという、高齢者像が想定される。超高齢社会の到来は、日本社会衰退へのリスクとともに新しい文明構築の可能性もはらんでいる。

D. 地方人口の衰退（国内人口移動）

　本節では人口移動に伴う、地域間の格差を見てみよう。地域社会の人口規模や人口構造を左右する主要な要因は、出生と死亡よりも人口移動である。近代の人口移動は、豊富な余剰労働力を抱える農村部から工場をはじめ就業機会の多い都市部への移動であり、第2次世界大戦中と戦後直後を除けば明治から今日まではこのような人口移動が主流をなしている。高度成長期の1960年代はそのピークで、この時期、地方から三大都市圏への大規模な移動とそれに伴う就業構造の変化が見られた。図11-4は三大都市圏の純移動の推移であるが、三大都市圏は毎年40万人以上の転入超過が続いた。しかし、1970年代初頭のオイルショック以降三大都市圏の流入超過は急激に減少し、1976（昭和51）年には三大都市圏全体が流出超

過を示し、大都市から非大都市への地方分散傾向が強まった。しかし、1980年代のバブル期に東京圏は転入超過となり、1990年代半ばに一時転出超過を見せたが、その後現在まで転入超過が続いている。このため三大都市圏全体の動向はほとんど東京圏の動向によって決定され、東京一極集中が続いている。

こうした東京の動向は、グローバル化に伴う産業構造の再編にその要因を見ることができる。1960年代までは製造業が中心であったが、1970年代になると工場が地方や海外に移転し、人口吸引力を失った。1980年代になると、東京が世界の三大金融センターの一角を占め、世界都市に変貌し、雇用も拡大した。しかし、バブル崩壊以降の日本経済の沈滞と周辺諸国の飛躍的な経済発展のなかで、世界都市としての東京の地位が揺らいできた。

この間、地方においても農村部から都市部への人口移動が顕著であった。中山間地から平野部へ、平野部のうちの町から市部へ、さらに市部から県庁所在地や中核都市、地方中枢都市への移動がみられ、地方でも人口増加の都市と人口減少の中山間地に二極化していった。この結果、全国規模での地域再編が進み、三大都市、大都市周辺都市、地方中枢都市（札幌市、仙台市、広島市、福岡市）、地方中核都市、地方中心都市、地方中小都市、平野の農村部、中山間地という地域構造と地域格差を生み出した。

中山間地や離島を中心に過疎地では2、3男ばかりでなく農家の後継者までが都市部でサラリーマンとして働くようになり、出生数が低下し高齢化が一層進展している。高齢化率が50％を超える集落（いわゆる「限界

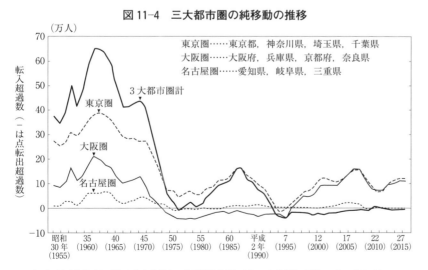

図11-4　三大都市圏の純移動の推移

出典）総務省統計局『住民基本台帳人口移動報告年報 平成28年結果』．平成29年1月31日．

就業構造の変化
この人口移動は第1次産業部門から第2次・第3次産業部門への就業人口の移動を伴うもので、就業構造を大きく変化させた。1950年の就業構造は第1次産業48.5％、第2次産業21.8％、第3次産業29.6％と就業人口の半数近くが第1次産業であったが、1980年にはそれぞれ、10.9％、33.6％、55.4％となり、2015年には 4.0％、25.0％、71.0％となった。

世界都市
world city または global city
経済のグローバル化のなかで資本や情報のネットワークの結節点となる都市。

純移動
net migration
転入と転出の差、すなわち「転入－転出」でプラスが転入超過、マイナスが転出超過である。

後継者のサラリーマン化
国民年金が財政破綻を引き起こした背景には就業構造の変化がある。農林水産業従事者や自営業者を対象とした国民年金制度が設けられた1960（昭和35）年の就業人口4400万人の46％は自営業者と家族従業者であったが、1980年には3割を下回り、基礎年金制度が創設される前年の1985年には24.6％にまで低下した。つまり家業を継ぐはずの子ども世代がサラリーマンになって、国民年金の財源を担う人口が激減したのである。

図11-5 平成52 (2040) 年における高齢化別市町村数と割合

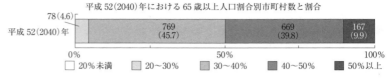

平成52(2040)年における65歳以上人口割合別市町村数と割合

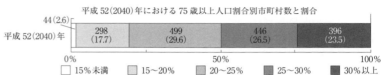

平成52(2040)年における75歳以上人口割合別市町村数と割合

注：1）グラフ中の数字は自治体数，カッコ内の数は1,683市区町村に占める割合（%）．
　　2）割合については四捨五入して表記したため合計が100にならないことがある．
出典　国立社会保障・人口問題研究所『日本の地域別将来推計人口』（平成25年3月推計）．

限界集落
marginal settlements
高齢化率50%以上の集落や自治体は「限界集落」や「限界自治体」と称されている。中山間地や離島などの深刻な実態を示すために提唱された概念である。こうした集落をどう再生し、国土の保全に努めるかという視点が求められる。限界集落と同様の状況が山村集落だけでなく、農漁村や旧市街地、大都市圏の郊外住宅団地にも見られるようになってきた。30年後の日本社会の姿を先取りしているともいえる。

集落」）は1999（平成11）年の国土庁の調査では約2000集落であったが、2006（平成18）年の国土交通省の調査では7,873集落である。国立社会保障・人口問題研究所が2013（平成25）年に発表した「日本の地域別将来人口推計」によれば、2040年には高齢化率50%を超える自治体が167で全体の約1割、40%を越える自治体が約5割で、75歳以上人口が25%を越える自治体も5割を超える見通しである（図11-5）。これらの集落や自治体ではコミュニティとしての機能維持に大きな困難を抱えている。医療や高齢者介護へのニーズが高いにもかかわらず、施設も人材も不足している。こうした地域で福祉サービスの質と量をどのように確保していくかは、政府はもとより、各自治体、福祉事業者にとって大きな課題である。

理解を深めるための参考文献

● 河野稠果『人口学への招待―少子・高齢化はどこまで解明されたか』中公新書，2007．
　人口学入門の好著。新書版ながら充実した内容で、かなり高度な内容をコンパクトに解説している。
● 国立社会保障・人口問題研究所編『人口の動向―日本と世界』厚生労働統計協会，2017．
　毎年刊行されている人口統計資料集で、人口現象の学習に必要な主要な統計が盛り込まれている。
● 吉川洋『人口と日本経済―長寿、イノベーション、経済成長』中央公論新社，2016．
　人口減少悲観論を排して、超高齢社会に向けたイノベーションに日本経済の可能性を見出している。
● 佐々木信夫『老いる東京』角川新書，2017．
　人口構造の変化を踏まえ、「成長する東京モデル」から「老いる東京モデル」への転換を提唱している。

第12章 社会変動と社会運動

1

社会変動とは社会の何が変わることなのかを捉える。
近代化をめぐる社会学の諸理論を通じて
社会変動についての理解を深める。

2

産業化とはどのような社会変動であるのか、
また、産業化が引き起こす社会の構造変動について
理解を深める。
20世紀後半の高度産業社会を情報化、脱工業化から捉える。

3

都市化とはどのような社会変動であるのか、
また、都市とはどのような特徴を持つ集落なのか
理解を深める。
都市化に伴い発生する社会問題について考える。

4

社会運動とは何を目的とする動きなのかを捉える。
20世紀以降の社会運動の展開過程を把握するとともに、
社会運動の新たな組織形態について理解を深める。

1. 社会変動の概念

A. 社会変動とは

　われわれが生活をする社会は、時代の流れとともに大きく変化してきている。かつて人類は、狩猟と採集によって食物を得るのみで、農耕・牧畜といった文化を持たず、その生命は常に自然環境に大きく影響される状況にあった。これを高度産業社会段階にある現代社会と比較するならば、農業・工業・サービス産業の発展、科学技術の進歩、大都市の形成、生活様式や価値観・思想の多様化など、われわれの社会・生活が大きく変化してきていることは疑いの余地がない。

　ただし、現代を生きているわれわれも含めて、その時代を生きる者にとっては、身のまわりの社会状況や生活様式に日常それほど変化は感じられないであろう。たとえば、通勤や通学をしている企業や学校などの組織的・制度的構造は、昨日と今日とでは通常それほど変わらないし、日々の生活を送る家族の構造や生活様式にもほとんど変化はみられない。しかし中長期の視点に立つと、組織や企業経営のあり方は、情報化やグローバル化の進展に伴って大きく改変し、社会状況や価値・規範の移り変わりとともに学校や家族のあり方が変化していく。

社会変動
social change

社会構造
social structure

　このように、社会変動とは短期的にはほとんど変化がなくいつも一定であるものが、より長期的に見ると変化していく過程を示す概念であり[1]、通常変わらないものを社会構造として捉えると、社会変動とは社会構造、すなわち社会的行為・役割・組織・制度・社会集団・地域社会・社会階層・国民社会など、社会を構成している諸要素および諸要素間の結びつきの変動を指す概念である。

B. 近代化と社会変動

近代化
modernization

　社会変動を把握する包括的な概念としては、近代化が挙げられる。この概念はもともと西洋史家によって、封建社会から近代資本主義社会（特に宗教改革・市民革命・産業革命の産物としての18 ～ 19世紀の西欧モデル）への移行の意味で用いられた概念であった。しかし、その後社会学者によって後進国の社会変動を経済成長や工業化のみに一元化せず、その全

貌を包括的に捉えるための一般的な概念として使用されるようになった。よって後者の包括的な概念としての近代化には産業化、都市化、合理化、またそれを可能とする社会制度の変化、組織化、官僚制化、社会移動などの概念が含まれることになる。

また前者の近代化が、西欧における封建社会から資本主義社会への段階的移行という、時代と場所が限定された明確な発展段階論であったのに対し、後者はこの限定から離脱して、より一般的に「近代ならざるもの」から「近代」へといった漸次的な移行一般を意味するため、近代社会の対概念は、封建社会という特定のものではなく「前近代社会」というような不特定のものになる。

C. 近代化をめぐる社会学理論

フランス市民革命後の激動する社会を把握し、再建するための学問として成立した社会学の歴史とは、近代化研究の歴史だといっても過言ではない。その意味で19世紀末に現れた一連の社会学者の研究は、「前近代」と「近代」との相違、またその要因を個々の研究者が重要性を付与したある一定の観点から明らかにしようとしたものである。

たとえば、コントは、中世のキリスト教的・スコラ的な非科学性から脱却することこそが近代的であると考えた。そして、そこに人間精神の進歩があるという思想のもと、社会は人間の知識が神学的→形而上学的→実証的と進歩するのに応じて、軍事的→法律的→産業的と進歩するという3段階の法則を提唱した。

また、社会学にダーウィンの進化論を導入し社会有機体説を展開したスペンサーは、社会は進化するにつれて機能分化を遂げ、単純なものからより複雑なものになると考え、社会は軍事型社会から産業型社会に進化するという社会進化論を示した。

これに対しデュルケムは、スペンサーの類型構成が社会構造そのものによらず、主として政治組織の相違によって特徴づけられていることに反対して、社会は社会成員の没個性的な類似による結合を特徴とした機械的連帯（環節的社会）から、成員の個性的な差異を基礎とした（社会的分業によって結合する）有機的連帯（職業的社会）へ移行するという段階論的進化の図式を提示した。

またテンニースは成員相互の結合の性質を基準として人間の意志を本質意志と選択意志とに分け、前者に基づいた社会集団をゲマインシャフト、後者に基づいた社会集団をゲゼルシャフトと呼んだ。テンニースは、この

コント
Comte, Auguste
1798〜1857
フランスの実証主義哲学者、社会学の創始者の1人。

3段階の法則
loi des trois états（フ）

ダーウィン
Darwin, Charles Robert
1809〜1882
イギリスの博物学者、進化論者。

社会有機体説
theory of social organism

スペンサー
Spencer, Herbert
1820〜1903
イギリス社会学の創始者。

社会進化論
social evolutionism

デュルケム
Durkheim, Émile
1858〜1917
フランスの社会学者。

社会的分業
division du travail social
（フ）

テンニース
Tönnies, Ferdinand
1855〜1936
ドイツの社会学者。

ゲマインシャフト
Gemeinschaft（ド）

ゲゼルシャフト
Gesellschaft（ド）

ウェーバー
Weber, Max
1864〜1920
ドイツの代表的社会学者。

支配の諸類型
Typen der Herrschaft
（ド）

正当性信念
Legitimitätsglauben（ド）
支配者と被支配者の双方が、内面的に現行の支配秩序を正当なものであると承認し、許容する根拠。

オグバーン
Ogburn, William
Fielding
1886〜1959
アメリカの社会学者。

文化遅滞
cultural lag

レンスキ
Lenski, Gerhard
Emmanuel, Jr.
1924〜2015
アメリカの社会学者。

パーソンズ
Parsons, Talcott
1902〜1979
アメリカの社会学者。

進化的普遍体
evolutionary universals
それぞれの社会進化の水準で、次の段階に向けての社会の適応能力の増大をもたらすような、社会の構造と過程の複合体。

産業化
industrialization

対概念を社会の類型として、さらには歴史的発展の段階を示すものとして用い、時代とともに社会はゲマインシャフトからゲゼルシャフトへ移行するものと主張した。

そして、権力者と服従者の社会関係の質とその変化に着目したウェーバーは、近代化を支配の次元で捉えた支配の諸類型を示した。この中でウェーバーは、正当性信念の種類によって支配を3つに類型化し、前近代から近代への移り変わりを、カリスマ的支配、伝統的支配、合法的支配という支配の諸類型から捉えた。

20世紀に入ると古典的進化論をふまえた上で、新たな変動論が展開される。たとえば、オグバーンは、社会変動を社会集団の類型の発展段階として捉えるのではなく、社会構造内の文化変動として考察し、物質的文化のうち、特に技術とその発明が社会変動をもたらす主要動因であると論じている。そして、物質的文化の急速な発展に非物質文化が対応できずに、時間的遅滞が発生し、社会生活にさまざまな不適応・混乱・不安がもたらされる。オグバーンは、このような文化変動の仮説を文化遅滞論といった。

また、古典的な社会進化論と社会システム論が結びつき、レンスキやパーソンズの理論を中心とする新たな進化論も定式化されている。レンスキは、テクノロジーの進化に着目し、これを指標として進化の発展段階を、狩猟採集社会→単純園耕社会→高等園耕社会→単純農業社会→高等農業社会→産業社会に区分した[2]。他方、パーソンズは、進化的普遍体によって進化段階を、原始社会→中間社会→近代社会に区分している。そして、原始諸社会では、宗教、親族組織、象徴的コミュニケーションや技術が、中間諸社会では、成層分化と文化的正当性が、また近代諸社会では、官僚制組織、貨幣・市場、普遍的法体系、民主的結社が進化的普遍要素にあたると論じている。

2. 産業化・工業化と社会変動

A. 産業化とは

産業化、あるいは工業化という言葉は、ともに英語でindustrializationと訳されるように、欧米では両者の間に明確な区別が成されていない。しかし、日本語においては、通常、産業が経済活動の全体を指すのに対して、

工業が製造業に限られるように、産業化と工業化という言葉は異なる意味合いを持っている。そこで、両者の概念を整理するとすれば、工業化とは、工場での機械による生産ないしはそのような生産のあり方が優位していく過程であり、産業化とは、一般的に科学技術の発展を契機とし、産業構造が農業を中心とした社会から、工業を中心とした社会へ移行することをいう。また狭義には生産活動の分業化、機械化、巨大組織化、人力・畜力から非生物エネルギーへの変化、さらにその前提あるいは結果としての市場の拡大といった変動を意味し、広義には産業化の過程に伴って生起するさまざまな社会的、文化的な変動過程を指す概念である。

産業化の出発点としては18世紀半ばから19世紀前半にかけてイギリスで起こった産業革命が挙げられるが、トフラーは、この産業革命を第二の波と呼び、第一の波＝農業革命や、第三の波＝情報革命と同様に大きな変化を社会にもたらしたと論じている。

イギリスの産業革命を例にとると、18世紀半ばから、綿布の需要に伴って紡績機、力織機、蒸気機関、製鉄法といった新たな工業技術が次々と発明、応用され、飛躍的に生産能力と輸送能力が向上した。こうした技術革新は、生産形態をそれまで支配的であった工場制手工業から機械制大工業へと発展させ、安価な商品を大量に生産させることを可能とした。そして飛躍的な生産力の向上により、機械制大工業は、低い生産水準にとどまっていた工場制手工業、問屋制家内工業などを解体し、資本主義的生産を完全に支配するに至った。

こうした機械制大工業の進展のためには、その担い手としての大量の労働力が不可欠であったが、その背景として、18世紀後半までに行われた企業家的な大地主層による農業の近代化があった。当時、ノーフォーク農法に代表される高度集約農業の導入や、そのために行われたエンクロージャーにより、農業生産力が上昇し、食糧が増産され、新たな労働力需要に対応するだけの人口増加がもたらされた。また、こうした農業の近代化の過程で中小の農民は没落していき、農業労働者にならなかった多くの人口が都市部に流入して豊富な工業労働者となったことも産業革命を促進する一因となった。

イギリスで起こった産業革命はその後世界に波及し、イギリスに続いてフランス（1830～60年頃）、アメリカ（1840～60年頃）、ドイツ（1848～70年頃）、ロシアや日本（1880年以降）等で展開された[3]。ロストウは、経済成長段階説においてすべての国が、伝統的社会→離陸のための先行条件期→離陸期→成熟への前進→高度大衆消費時代、といった5つの成長段階を辿るとしており、上述した各国の産業革命の時期は、離陸期にあたる。

産業革命
industrial revolution

トフラー
Toffler, Alvin
1928～2016
アメリカの未来学者、文明評論家。

工場制手工業
manufacture
複雑な道具と高度の熟練労働を単一の工場に集めて協業・分業を行う工場制度。

機械制大工業
great industry
生産過程への機械の導入による近代的工場制度。

問屋制家内工業
putting-out system
問屋が、分散している家内工業者に原材料、労働手段を前貸しして生産を行わせる制度。

ノーフォーク農法
Norfolk rotation system
1年ごとに作付け作物を替え4年で一循環させる農法。イギリスのノーフォーク州東部で普及した。

エンクロージャー
enclosure
近世初期のヨーロッパ、特にイギリスで、領主・大地主が牧羊業や集約農業を営むため、共同用益権を排して、示談や議会立法によって土地の私的所有を主張し、開放耕地や共同放牧場などを囲い込んだこと。

ロストウ
Rostow, Walt Whitman
1916～2003
アメリカの経済学者。

経済成長段階説
the stage of economic growth

離陸（テイクオフ）
take-off

B. 産業化が引き起こす構造変動

　産業化は工業化を中心とする持続的な経済成長の過程であり、その過程の中で社会システムの機能分化ないしは構造分化、専門特化といった構造変動を引き起こす。その代表的な例が、親族および家族の機能の縮小である。伝統的な農業社会においては、家族は社会生活の最も基礎的な単位であり、生産、消費、養護、教育などをはじめ多くの機能を担っていた。そして、基本的には親族集団と村落共同体の内部で人間の一生は経過していった。しかし、産業化に伴って、親族・家族が担っていた多くの機能は分化し、外部化されるようになり、特定の機能に特化した職業集団に委ねられるようになる。これは市場化、公共サービス化の進行であり、それ以前の農業社会では未分化であった家計と経営が明確に分離することとなる。そして、家計から切り離された経営は職業集団（企業）や国家に担われ、しだいにその組織は大規模化していき、巨大組織の効率性を高めるために官僚制化が進展する。

　他方、家族の機能は、消費と再生産の機能を中心とするものに特化され、家族は生殖の単位、第一次的社会化、情緒的安定を維持する単位として純化されるようになる。家族が生産集団としての機能を持っていた時代には、家族員は家業にとって労働力としての意味を持っていたが、生産機能の喪失に伴い、子弟は他出時期を早め、核家族化をもたらす。そして他出した若い世代の多くは労働力需要の高い都市部へ移住し、第二次・第三次産業従事者となる。これにより、産業構造が第一次産業から第二次・第三次産業へと転換するとともに、自営業者から雇用労働者化が進み、労働者階級が形成されていくことになる。

　こうした産業化による社会変動を捉える立場としてカー、ダンロップらは、インダストリアリズムという概念を示しており、伝統的社会は産業化の過程を経て、世界的に一定の共通な特徴を示すインダストリアリズムへと移行するという見方を示している。この立場によれば、インダストリアリズムとは完全に産業化された社会を示す概念であり、そのもとで見出されるべき特徴として、①科学技術の進歩、②労働力・教育水準の高度化、③組織の巨大化と専門化、④労働者・経営者・国家の明確な役割分化、⑤これらの状況に適合的な価値観の一般化、⑥伝統的な身分制・人種・性・門地などによらない流動的な開かれた社会、などが挙げられている。

官僚制化
bureaucratization
複雑で大規模な組織の目標を能率的に達成するため、合理的な管理・運営体系が社会の諸領域へ拡大・浸透していく過程。

第一次的社会化
primary socialization
人生初期の基礎的なパーソナリティを形成する段階で、当該社会の言語、文化、社会規範、価値観などその社会に参加するために必要な最も基本的なことがらを学習すること。

カー
Kerr, Clark
1911〜2003
アメリカの労働経済学者。

ダンロップ
Dunlop, John Thomas
1914〜2003
アメリカの労働経済学者。

インダストリアリズム
industrialism

C. 高度産業社会の到来

20世紀後半になると産業化がより一層進展し、生産力の飛躍的な上昇と貨幣経済の浸透、消費の肯定・余暇活動の尊重といった価値観の変化などにより大量生産・大量消費型の社会へと社会構造が変化する。また科学技術面においても、エレクトロニクス産業の急速な成長に伴うコンピュータの普及、そして電子情報化の進展は、情報処理・通信、自動制御などの能力を飛躍的に向上させ、情報そのものを生産・消費の対象とする情報関連産業を急速に発達させていった。こうした新たな技術革新により、1960年代になると、産業化の中心主題が機械技術から情報技術へと転換し、情報化という新たな概念が用いられるようになる。

こうした社会の変動を的確に捉えたのがベルであり、技術的な次元から産業社会の発展段階を、前工業社会→工業社会→脱工業社会という時代区分によって捉える脱工業社会論を展開した。この中でベルは脱工業社会の特徴として、①サービス経済の創造、②専門職・技術職階層の優位、③技術革新と政策策定の根幹としての理論的知識の優位、④技術的成長のプランニングと管理、⑤新しい知的技術の台頭、といった5項目を挙げ、知識・サービス産業を中心とする知識社会の到来を論じている。

エレクトロニクス産業
electronics industry

情報化
information/
computerization
モノの生産よりも情報の生産にウェイトが移行し、情報を生産、加工、処理、操作、消費する社会機構や情報伝達手段が巨大化・多様化していく過程。

ベル
Bell, Daniel
1919〜2011
アメリカの社会学者。

脱工業社会
post-industrial society

3. 都市化と社会変動

A. 都市化とは

都市化とは産業化を原動力とした社会的分業の発展・深化の結果として、政治・行政、軍事など統治機能を担う機関、経済（生産・流通・金融）を担う機関、また情報・交通・教育・文化・マスコミ・医療・宗教など生活拡充機能を受け持つ諸機関の集積としての都市の発達、さらには都市群の形成へと全体社会の地域構成が変化していく社会変動をいう。

都市化
urbanization

またこれらの集積に伴って、人口は地方部から都市部へ大量に流入し、都市に特有な生活様式や生活態度、人間関係が形成または強化され、それが次第に農村部へと浸透していく。

現在、都市部への人口集中は世界的な傾向にあり、国連の推計によると2030年には、南アメリカ・カリブ、および北アメリカ地域では8割以上、

過剰都市化
over-urbanization

スラム
slum
人口の過密、不衛生な状態、公共施設の不足などにより、住民の健康・安全・道徳が危険な状態におかれている大都市の過密集住地区。

クラッセン
Klaassen, Leo Hendrik
1920～1992
オランダの経済学者。

逆都市化
disurbanization

インナーシティ
inner city
大都市中心地区の周辺に位置し、住宅・商店・工場などが混在する遷移地区。

シカゴ学派
Chicago School
シカゴ大学社会学部に集まった社会学者たちによって形成された学派。第一世代のスモール, A. やトマス, W. によって基礎づけられ、第二世代のパーク, R.、フェアリス, E.、バージェス, E.、オグバーン, W.、ワース, L. らによって推進された。

人間生態学
human ecology

同心円地帯理論
concentric zone theory

バージェス
Burgess, Ernest Watson
1886～1966
アメリカの社会学者。

ワース
Wirth, Louis
1897～1952
ドイツ生まれのアメリカの社会学者。

アーバニズム
urbanism

最も割合の低いアジア、アフリカ地域でも5割以上の人口が都市部に居住するとされ、今後の趨勢としてアジア・アフリカ地域における都市人口のさらなる膨張が予測されている[4]。

こうした都市部の人口増加は、特にアジア・アフリカ・南アメリカなどの発展途上国の都市において過剰都市化という問題を引き起こしている。先進国のように産業化を十分に果たさないまま都市の人口増加のみが進行しているこれらの国では、大量の流入人口に見合った職場、住宅、各種都市施設などが不足しているため、多くのホームレスが発生するとともに、階層的・人種的にマイノリティな人びとが都市の中心部に集住し、スラムが形成されている。またこれらの地区は新たに流入してくる人びとの受け皿ともなり、慢性的な過密、貧困、失業、さまざまな逸脱行動や犯罪によって特徴づけられている。

他方、先進諸国の都市においても、クラッセンが都市化の3段階説で第3段階に位置づけている逆都市化の現象が発生しており、都市中心部の空洞化や、黒人居住区などインナーシティの環境悪化、そして、そこに集住するアンダークラスの長期的な貧困・失業問題などが指摘されている。

これは、産業の発展に不可欠な都市化が、同時に無数の人びとの生活を破綻させ、最下層に沈殿・滞留させるという、富の蓄積と貧困の堆積という対照的なはたらきを持つことを物語っている。

B. 都市的生活様式・人間関係

こうしたスラムをはじめ、急激な人口増加と深刻な都市問題を経験していた20世紀初頭のシカゴにおいて、シカゴ学派は都市化に伴うさまざまな社会問題の研究や、都市の人間生態学的な構造分析を行い、今日の都市社会学の礎を築いた。

たとえば、同心円地帯理論を提唱したバージェスは都市の拡大過程を理念的に捉え、都市は内側から外側へ中心業務地区→遷移地帯→労働者独立住宅地帯→中流階級居住地帯→通勤者居住地帯といった特徴的な地帯によって同心円状的に構成され、放射線状に拡大すると論じている。

また、ワースは都市に特徴的な生活様式を大量の人口、高い人口密度、高い異質性の3点から生じるアーバニズムという概念を用いて捉えている。この中でワースは、都市の生態学的特徴として、職住分離、多様性と専門化、物理的接近と社会的疎遠、異質性の増大、流動性、孤立化などを指摘し、社会構造面では、法人組織の増大、社会成層の複雑化、各種社会集団への断片的所属と急速な成員の交代、大衆を顧客とする文化的・商業的機

関の成立、専門処理機関の増加などを挙げている。そして、社会関係の側面では、親密で個人的な相互面識の欠如、地縁・血縁関係の衰退、環節的・匿名的・表面的・非人格的・合理的・一時的・功利的な関係、また人格的結合に代わる金銭的契約関係などを指摘した。さらに意識面では、統合性の欠如、合理性、無関心と競争心、孤独感、軋轢と焦燥などがその特徴として挙げられている。

このようにワースは総じてアーバニズムを、対面的で親密な一次的関係から非人格的・非親密的・非感情的・形式的な二次的関係への変化、そしてそれに伴う大衆社会化という図式で把握している。しかしその後、都市においても安定した一時的関係が見出されるという実証的ないし理論的な批判・修正を受け、アーバニズム論の新解釈も進められている。たとえばフィッシャーは、都市を単に人口が多いだけでなく、村落に比べて日常的に他者との接触量が増大する空間として捉えている。そして階層的・文化的に類似した者同士が結合し、それが一定量以上の集合体へと発展し、その中で多様な下位文化が形成または強化されると論じている。こうした新たな理論は、ワースの理論に欠けていた都市内部のパーソナル・ネットワークの解明につながるという点で高く評価されている。

また、近年、社会関係資本という新たな概念が注目されている。社会関係資本とは、インフラストラクチャーを意味する物的資本とは異なり、さまざまな種類のアクター（個人・集団・組織）が、他のアクターとの結合や社会的関係への制御やコミットメントなどを通して得る諸資源、諸利益の価値の総体を意味する概念である。パットナムは、社会関係資本を、社会的ネットワーク、およびそこから生じる互酬性と信頼性の規範として捉え、その形態を内向きの志向をもち、排他的なアイデンティティと等質な集団を強化するタイプの結束型と、外向きの志向で情報などの外部資源を獲得するタイプの橋渡し型とに区別している。社会関係資本が豊かな社会では、相互の信頼や協力が得られるため、社会の効率性が高まるとされるが、他方、社会関係資本自体の資源量が階層間で異なり不平等に偏在することから、社会関係資本が格差拡大を助長することも指摘されている。

C. 日本の都市化と過疎化

日本の都市の多くは、旧城下町が発展するかたちで、第二次世界大戦以前から形成されてきた。戦後は、特に1950年代半ば以降の高度経済成長期に、農村部から都市部への労働力移動が活発化し、都市人口は急速に増大していった。その際、人口集中は大都市ばかりでなく周辺の市区町村に

一次的関係
primary relationship

二次的関係
secondary relationship

大衆社会化
massification

フィッシャー
Fischer, Claude Serge
1948～
アメリカの社会学者。

下位文化
subculture
ある社会に支配的にみられる文化に対して、たとえば若者文化など、その社会の一部の人びとを担い手とする独特な文化。

社会関係資本
social capital

パットナム
Putnam, Robert D.
1941～
アメリカの政治学者。

「結束型」と「橋渡し型」
bonding/bridging

三大都市圏
東京圏（東京都、神奈川県、埼玉県、千葉県）
名古屋圏（愛知県、岐阜県、三重県）
大阪圏（大阪府、兵庫県、京都府、奈良県、滋賀県）

限界集落
marginal hamlet
1988（昭和63）年に社会学者の大野晃（1940～）が提唱した概念で、65歳以上の人口比率が50％を超え、独居老人世帯が増加するために集落の共同活動の機能が低下し、社会的共同生活の維持が困難な状態にある集落をいう[6]。

過疎地域自立促進特別措置法

まで及び、東京、名古屋、大阪を中心として三大都市圏が形成された。

三大都市圏の人口が全体に占める割合は2015（平成27）年時点で52.9％であり、およそ全人口の半数がこれらの都市圏に集住していることになる。またこのうち28.4％は東京圏が占めており、三大都市圏の中でも特に東京圏への人口の一極集中が進んでいることがうかがわれる[5]。

こうした人口の都市部への移動は、産業構造の転換による第一次産業の衰退と、それに伴う地方部からの若年労働力の流出を意味しており、農山漁村地域では住民の高齢化のみならず、地域財政力の弱化による水道・道路・情報通信・福祉・医療施設整備の遅れなど、一定の生活水準の維持や基礎的生活条件の確保にも支障をきたす過疎や限界集落の問題が進行している。現在（2016〔平成28〕年）こうした問題を抱える過疎地域の人口は全体の8.9％（1135万人）、面積では国土の58.7％、市町村の46.4％（797市町村）に及んでおり[7]、これらの過疎問題への早急な対策が求められている。こうした中、1970（昭和45）年には過疎地域対策緊急措置法が制定され、1980（昭和55）年には過疎地域振興特別措置法、1990（平成2）年には過疎地域活性化特別措置法、そして2000（平成12）年には過疎地域自立促進特別措置法が制定され、過疎地域における生活の基礎的条件の整備と地域の自立促進に関する措置が講じられてきている。

4. 社会運動とは何か

A. 社会運動とは

社会運動
social movements

社会運動とは、社会の構造的矛盾やその他の原因によって引き起こされる生活上の諸問題や不充足を解決するために、社会的状況の変革を目指して動員される組織的行動や集合的活動をいう。社会的状況の何を変革するかは、当該の問題、不充足をもたらす要因によって異なることから、身近な生活環境をはじめ、既存の規範、制度、体制、そしてそれらを支える価値観までもが変革の対象となる。それゆえ社会運動には、身近な生活環境を守る住民運動や環境運動をはじめとし、労働運動、学生運動、女性運動、また異なるイデオロギーをもって社会体制の変革をめざす改良運動・革命運動など多様な目的・形態のものが出現する。

労働運動
labor movement

かつては、資本主義の構造的矛盾の中で、労働者階級によって資本主

を打倒し、社会主義の建設を目指す労働運動や社会主義運動、また共産主義運動などが社会運動の典型であると考えられていた。しかし1960年代以降の資本主義の自己変革と、現実の社会主義の衰退と民主化への変化から、これらの運動も現在では単なる運動類型の1つにすぎなくなっている。

これに代わって台頭してきたのが、先進諸国の高度経済成長による繁栄の一方で発生してきた多くの社会的矛盾に対する社会運動である。たとえば1960年代の学生運動や公民権運動、また1970年代以降の女性・少数民族・障害者など、それまで不当に差別を受けてきた人びとの抗議運動や、原発・公害問題を含めた自然や環境を守ろうとする環境運動などがこれにあたる。トゥレーヌやハーバーマスらは、これら1960年代以降に先進諸国で展開された運動が、それ以前のような階級的立場に依拠しない点において、「新しい社会運動」と位置づけており、その特徴として、脱産業主義的な新しい価値観を前提にした、ネットワーク型の運動である点を指摘している。

1960年代までのアメリカ社会学における社会運動研究は、スメルサーらを中心に、集合行動論の枠組みで行われていた。しかし、パニックや暴動といった未組織な活動も扱う集合行動論は、分析の焦点として主に個人の不平・不満、怒り、剥奪感といった心理的要因を重視するため、行動としての社会運動も非合理的なものとみなされがちであった。他方、このような社会運動を短絡的・非合理的なものとみる考えを批判し、1970年代以降に理論化されていった資源動員論は、運動組織を分析対象とし、人材、資金、支持といったさまざまな資源やネットワークなどの組織戦略を重視して、社会運動の合理性、戦略的有効性を検討課題としている。

資源動員論が分析対象とする運動組織は、実質的に「新しい社会運動」と呼ばれる運動・組織と重複するが、ヨーロッパではマルクス主義の影響を強く受けた労働運動や社会主義・共産主義運動から「新しい社会運動」へ、アメリカでは集合行動論から資源動員論へ、という理論転換がそれぞれ起こったことになる[8]。両理論の主題を整理するならば、資源動員論は運動の能力をそれがもつ資源の量から量ろうとしたものであり、他方「新しい社会運動」論は、運動の質の変化について論じようとしたものであるといえる。

B. 社会運動の展開

戦後の日本の社会運動は、1960年代の高度経済成長期が1つの転換期であるとされ、またそれ以降もさまざまな形態に変化し展開されてきてい

公民権運動
civil rights movement
黒人など人種的・階層的に差別を受けている者の自由と平等を求め展開された運動。

トゥレーヌ
Touraine, Alain
1925〜
フランスの労働・経済社会学および現代社会論の指導的研究者。

ハーバーマス
Habermas, Jürgen
1929〜
ドイツの思想家、社会学者。

新しい社会運動
new social movements

スメルサー
Smelser, Neil Joseph
1930〜
アメリカの社会学者。

集合行動論
collective behavior

資源動員論
resource mobilization theory

日本労働組合総評議会
General Council of
Trade Unions
1950（昭和25）年に結
成された労働組合の全国
中央組織。

三井三池闘争
Miike coal mine dispute
三井鉱山三池鉱業所が行
った大量人員整理に反対
して、1953（昭和28）
年と1959（昭和34）〜
60（昭和35）年に起こ
された労働大争議。

安保闘争
日米安全保障条約改定に
反対して1959（昭和34）
〜60（昭和35）年にか
けて全国的展開された闘
争。1970（昭和45）年
にも条約の延長をめぐっ
て反対運動が行われた。

住民運動
neighborhood protest
movement

市民運動
civil movement

市民活動
citizen movement

ボランティア
volunteer

非営利組織（NPO）
NPO: Non-Profit
Organization

る。

　まず高度経済成長以前の日本において、社会運動の担い手として歴史的
に重要な役割を果たしたのが、労働運動・労働組合運動を中核とした社会
主義運動であった。1950年代には日本労働組合総評議会が春闘を大きく
発展させるとともに、狭い意味での労働組合運動にとどまらず、平和運動、
権利闘争、社会福祉活動など幅広い社会運動を展開した。

　しかし1960年代になると、三井三池闘争、安保闘争とその帰結を受け
て、社会運動を労働運動や労働組合運動を中核とした社会主義運動とする
運動観が薄れていく。そして、代わってこの時期に現れてくるのが地域住
民によって自発的に形成される社会運動である。この時期は、高度経済成
長による物質的な豊かさと引き替えに、都市整備の遅れによる生活環境の
悪化、乱開発による環境破壊、日照権問題、工業化による公害問題など、
産業化・都市化といった社会変動による矛盾が顕在化した時期であった。
そして、こうした高度経済成長期に現れたさまざまな問題を指摘・告発・
責任追求していく大衆運動、住民運動が1960（昭和35）年以降各地で展
開された。

　また1960年代後半から80年代後半にかけては、学生運動に加えて平和
運動、女性解放運動、環境運動などの「新しい社会運動」が展開され、社
会運動の多様化が進行した。これらの運動は、直接的な自己利益の実現よ
りも、グローバルな視野で考え、地域で行動するといった行動様式をもっ
ていた点、また運動内容が行政への異議申し立てや抵抗にとどまらず、説
得や代案を提示し、自らが社会の方向性を決定するというスタイルに変化
した点で、従来の住民運動が市民運動へと転換していった時期であるとい
える。

　1980年代後半以降は、社会主義諸国の崩壊や、生産・消費・金融・コ
ミュニケーションなど、さまざまな分野でグローバル化が進行すると同時
に、他方では個人化が進行し、社会運動を取り巻く諸条件が根本的に変化
していった時期である。その結果、運動の低迷と社会的影響力の後退、組
織率の低下など、社会運動の危機が叫ばれるようになった。しかしこうし
た中で、住民自ら地域社会の問題やニーズを明確化し、その解決を図ると
ともに、住民自らの手で社会・公共サービスの不充足を補い、安心・安全
に暮らせる地域社会を作りあげようとする活動が展開されてきている。こ
れは市民運動から市民活動への転換といえ、行政を新しい社会づくりのパ
ートナーと捉えて協働・役割分担していく点で従来の市民運動とは異なっ
ている[9]。こうした市民活動は、ボランティアや非営利組織（NPO）活
動の活性化につながると同時に、住民の組織化が促され、現在さらに発展

していく傾向にある。

　非営利組織とは政府・自治体などから独立した存在として、自発的に社会貢献活動を行う、営利を目的としない組織・団体である。日本では、特定非営利活動促進法（1998〔平成 10〕年制定）で定められた設立基準に適合する場合、法人格を取得できる。非営利組織の役割は、その行動目的から慈善型、監視・批判型、事業型に分類され、無償のボランティア行為を中心とする活動だけでなく、社会的責任の視点から、企業や政府の活動を監視する社会的監視機構としての役割や、私企業の市場支配力を抑制するカウンター・パワーとしての役割も担っている。こうした非営利組織やボランティアの活動は、しばしば市場の失敗や政府の失敗を補うものとして捉えられるが、非営利組織にも短所・欠点が存在する。サラモンは、不十分性、偏重性、家父長的尊大性、アマチュア性の 4 点を挙げて「ボランティアの失敗」と呼び、こうした欠点があるがゆえに政府こそがボランティアの補完機構として必要とする見方を示している。

特定非営利活動促進法

サラモン
Salamon, Lester M.
1943 〜
アメリカの政治・経済学者。

ボランティアの失敗
voluntary failure

C. ネットワーキング

　ネットワーキングとは、価値観の共有に基づく「ゆるやかな横のつながり」を重視した諸個人・諸集団間のネットワークの形成やその運動をいう。従来の固定的で階層的な組織体とは異なり、自発的な参加、平等な横の結合、不明確な境界、分権的・複眼的な意志決定などがその特徴として挙げられる。社会運動論の文脈では、1980 年代以降の草の根運動にみられる運動体相互の意識的なネットワークを指し、特に 1982 年にリプナックとスタンプスが著書『ネットワーキング』において、アメリカの草の根的な社会運動と、その中での連携・交流の方法を明らかにして以降、ネットワーキングについての関心が国際的に高まった。そして、1980 年代以降の市民活動やボランティア活動、NPO・NGO 活動や電子メディアを媒介としたネットワーク活動の発展に大きな影響を与え、「新しい社会運動」の組織理念の 1 つとなっている。

　日本においては、特に 1980 年代後半以降の市民活動を中心として保健・福祉・医療・防災などの分野でネットワーキングが展開されている。市民活動においては、たとえば、自ら地域の開発や活性化のプランを策定して行政にその実現を図るまちづくり運動や、市民の立場から政治・行財政を監視し、情報公開を求める市民オンブズマン運動、また公害やゴミ問題など環境保護に立ち上がる環境保護運動などが挙げられる。

　特に保健・福祉・医療分野においては、地域あるいは施設の高齢者・障

ネットワーキング
networking

リプナック
Lipnack, Jessica

スタンプス
Stamps, Jeffrey
ともにアメリカのネットワーク研究者・著述家。両者は夫婦。

非政府組織（NGO）
NGO: Non-Governmental Organization
政府間の協定によらずに創立された、営利を目的としない民間の国際協力機構。日本では、一般的に NPO は国内で、NGO は国外で活動する組織・団体を指すことが多い。

まちづくり運動
community building movement

市民オンブズマン運動

ソーシャル・サポート・ネットワーク
social support network

社会福祉協議会

害者・児童などの生活を支えるソーシャル・サポート・ネットワークが形成され、行政、医師やソーシャルワーカーなど専門職、患者・利用者とその家族、そして一般の住民やボランティアなどの協力関係が深まっている。特にこの分野では、ボランティア・センター機能を担う社会福祉協議会やNPOの役割は大きく、ネットワーキングを軸として住民ニーズ・福祉課題の明確化や住民の組織化が図られている。

D. 環境運動

環境運動
environmental movement

　環境運動とは、環境問題に取り組む社会運動の総称である。たとえば、有機農業の普及など個人の生活に根ざした食の安全をめざす運動、乱開発などから森林や里山、水源などの自然資源を守ろうとする運動、公害に対するより厳しい環境規制や環境アセスメントの拡充を求める運動、絶滅危惧種の保護により生物の多様性を維持しようとする運動、そして温暖化対策による地球環境の保全運動に至るまで、その種類は多岐にわたる。また、こうした運動の主体も個人から国際的な機関まで、活動範囲も地域から全国・世界まで、近年環境運動はますます広がる傾向にある。

　日本における環境運動は、地域開発が本格的に展開する1960年代後半から現れ、深刻な公害の被害者や、開発により土地を追われた住民たちの告発が、次第にメディアにも取り上げられ社会問題化していった。被害の発生から本格的な報道、裁判まで10年近くを要した熊本水俣病問題はその原点ともいうべきものである。これらの環境運動は、開発計画の見直しや公害被害の除去を訴え、陳情活動から実力行使を伴う激しい抵抗活動へと展開することもあった(10)。近年では、各種の規制や公害防止技術の進歩により、産業型公害の改善がなされる一方、都市化が進む中、ゴミ問題、自動車の排ガス問題、新幹線や空港の騒音問題、生活排水による水質汚濁問題など、都市生活型公害にかかわる環境運動が数多く展開されている。

ニンビー（NIMBY）
Not-In-My-Backyard という造語から頭文字を取った略称。たとえばゴミ処理場など社会的な必要性は多くの人びとに理解されうるものの、近傍への立地は躊躇なく受け入れ難い（自宅の裏庭には望まない）という住民の反応・態度を表現した言葉で、さらに、その立地や存在をめぐって発生する社会的な問題、紛争を指しても用いられる。

　こうした環境問題は、しばしば被害・苦痛を被る範囲である受苦圏と利益・便益を受ける範囲である受益圏が一致しないことがあり、ニンビー（NIMBY）と呼ばれる社会運動が提起されると、立場の異なる関係者により、各々の公共性の規準に立脚した主張が繰り返され、深刻な社会的紛争に発展するケースもある。時としてこうした運動は「住民エゴ」だと批判されることがあるが、環境負荷や環境リスクが国内外の社会的経済的政治的格差などに基づき、貧困層や人種的マイノリティなど社会的弱者や後進地域に押しつけられる状況は、多くの環境問題に共通してみられる。開発に伴う不利益やリスクを特定の人びとに無理矢理背負わせるのは、社会

200

的な不公正であり、このような状況を改善し、あわせて環境からの便益の配分における不平等も是正しようという考え方を「環境正義」という。

われわれの社会が自然環境と根本的に対立すると捉えると、そこから2つの考え方が生まれる。1つは、できるだけ人間による開発（破壊）を回避して、自然生態システムの維持と再生に力点をおく「自然環境主義」であり、もう1つは、近代科学技術によって環境を保全あるいは統制しようとする「近代技術主義」である。

しかし、これらのモデルをそのまま社会に適用すると、しばしば住民の生活を無視した机上の空論となったり、結果的に自然破壊を促進したりすることがある。そこで、伝統的に「生活」という概念を持ち、かつフィールド調査を得意とする社会学には自然生態系の保存方法ではなく、その現場に住んでいる住民たちも納得できる解決策の提示が期待されてきた。このような期待のもとにつくられたパラダイムが「生活環境主義」である。このパラダイムは「自然」よりも「人間の生活」に焦点を当て、当該地域の生活文化やローカル・ルールに注目し、地元住民の生活を活かせるかどうかに基準をおきながら、環境問題の所在や解決方法を考えようとする点に特色がある。

ただし、身近な自然をめぐる問題にはしばしば所有権という壁が立ちはだかる。たとえ地域住民が慣れ親しんだ自然環境を保護しようと考えても、開発業者がその土地を所有している以上、その開発を正面から止める手立てがないケースが多い。そこで近年、地域社会が共同で維持管理している自然環境や、その共同管理の仕組みをさす「コモンズ」という言葉が環境問題の議論の中で注目されている。もともと「コモンズ」とは、イギリスにおいて、貴族・大地主が所有していた土地について、農民が運動によってアクセスの権利を認めさせたものを指した。1968年にハーディンが提示した「共有地（コモンズ）の環境は劣化する」という「コモンズの悲劇」論をきっかけに、環境問題を解くカギとして、住民自らがルールをつくり、資源を持続的管理するモデルの有効性が議論され、現在、地域社会による共同管理が新たに見直されている。

環境正義
environmental justice

自然環境主義
environmentalism

近代技術主義
modern technicism

生活環境主義
living environmentalism

コモンズ
commons

ハーディン
Hardin, Garrett
1915 ～ 2003
アメリカの生物学者。

コモンズの悲劇
共同で所有している牧草地の管理において、共有者に自由を与えると、個々の牧夫が個別に利益を増やそうとするために、全体として牧草地の環境劣化がもたらされ、やがて牧草がとれなくなるというもの。
第1章参照。
➡ p.30

注）

(1) 富永健一『社会構造と社会変動—近代化の理論』放送大学教育振興会，1987，p.117.

(2) 安田三郎・塩原勉・富永健一・吉田民人編『基礎社会学 第V巻 社会変動』東洋経済新報社，1981，pp.21-23.

(3) ロストウ，W. W. 著／木村健康・久保まち子・村上泰亮訳『経済成長の諸段階——一つの非共産主義宣言』ダイヤモンド社，1961，p.15.

(4) United Nations, *World Urbanization Prospect: The 2005 Revision*.

(5) 総務省統計局『第 66 回日本統計年鑑』2017, 2-3 都道府県別人口表より集計.

(6) 大野晃『山村環境社会学序説—現代山村の限界集落化と流域共同管理』農山漁村文化協会, 2005, pp.22-23.

(7) 総務省地域力創造グループ過疎対策室『平成 27 年度版 過疎対策の現況（概要版）』2016, p.1（市町村数は 2016 年 4 月 1 日現在。人口および面積は 2010 年国勢調査による）.

(8) 碓井崧・丸山哲央・大野道邦・橋本和幸編『社会学の理論』有斐閣ブックス, 2000, p.284.

(9) 帯刀治・北川隆吉編『社会運動研究入門—社会運動研究の理論と技法』社会学研究シリーズ 13, 文化書房博文社, 2004, pp.63-75.

(10) 日本社会学会・社会学事典刊行委員会編『社会学事典』丸善, 2010, p.832.

参考文献
- 富永健一『社会変動の理論』岩波書店, 1965.
- 塩原勉・松原治郎・大橋幸編『社会学の基礎知識』有斐閣ブックス, 1969.
- 本間康平・田野崎昭夫・光吉利之・塩原勉編『新版社会学概論—社会・文化・人間の総合理論』有斐閣大学双書, 1976.
- 安田三郎・塩原勉・富永健一・吉田民人編『基礎社会学 第Ⅴ巻 社会変動』東洋経済新報社, 1981.
- 奥田道大『都市コミュニティの理論』現代社会学叢書 11, 東京大学出版会, 1983.
- リプナック, J＆スタンプス, J著／社会開発統計研究所訳『ネットワーキング』プレジデント社, 1984.
- 富永健一『社会構造と社会変動—近代化の理論』放送大学教育振興会, 1987.
- 舩橋晴俊編『環境社会学』弘文堂, 2011.
- パットナム, R.D.著／猪口孝訳『流動化する民主主義—先進 8 カ国におけるソーシャル・キャピタル』ミネルヴァ書房, 2013.
- 宮島喬・舩橋晴俊・友枝敏雄・遠藤薫編『グローバリゼーションと社会学—モダニティ・グローバリティ・社会的公正』ミネルヴァ書房, 2013.
- 山本努『人口還流（U ターン）と過疎農山村の社会学』学文社, 2013.
- 辻竜平・佐藤嘉倫編『ソーシャル・キャピタルと格差社会—幸福の計量社会学』東京大学出版会, 2014.
- 濱西栄司『トゥレーヌ社会学と新しい社会運動理論』新泉社, 2016.
- 金子勇編『計画化と公共性』ミネルヴァ書房, 2017.

▌理解を深めるための参考文献

- **夏刈康男・宮本和彦・幡山久美子・柳澤孝主『変動する現代の社会学』八千代出版, 2013.**
  これまでの社会変動に関する研究成果を踏まえつつ、現代社会について集団、教育、家族、福祉、共生などの側面から考察がなされている。

- **稲葉陽二・大守隆・金光淳・近藤克則・辻中豊・露口健司・山内直人・吉野諒三『ソーシャル・キャピタル—「きずな」の科学とは何か』ミネルヴァ書房, 2014.**
  健康、教育、経営、経済、国民性、政治、市民活動などの領域からソーシャル・キャピタルについて論じられ、この研究分野の到達点と問題点を把握できる。

- **金子勇『「地方創生と消滅」の社会学—日本のコミュニティのゆくえ』ミネルヴァ書房, 2016.**
  過疎地域研究を基盤として、日本各地の事例から得られた「地方創生」に向けての知見を活用し、地方を活性化させるための方策について考察がなされている。

第13章 情報化と国際化

1

半世紀前から現れた情報産業の拡大は、
従来の産業社会とは異なる情報社会の到来として捉えられた。
政策として推進されている情報化の現状を確認し、
福祉の情報化について理解する。
情報化の帰結は、効率性や利便性の向上という
利点だけではない。
情報化のもたらすさまざまな社会問題について考える。

2

情報化の進展はメディアの発達としても捉えられる。
話し言葉からインターネットへとメディアは発展してきた。
インターネットやケータイなどの新しいメディアは、
われわれのコミュニケーションをどのように変化させるのか。
変容する公共圏や人間関係について考える。

3

国際化やグローバル化は、情報化とともに
今日の最重要な社会変化をあらわす概念である。
とりわけ、人の国際化である外国人労働者の問題は、
少子高齢化の進む日本の労働力不足を考える上での
課題となっている。
外国人労働者は、福祉サービスの担い手としても
期待されている。

1. 情報化と情報社会

A. 情報社会とは何か

情報社会

「情報社会」とは、1960 年代のアメリカおよび日本で生み出された概念であり、コンピュータやネットワーク技術の発展によって従来の産業社会が変革した社会形態を指す。

マッハルプ
Machlup, Fritz
1902 ~ 1983

GNP
国民総生産

ベル
Bell, Daniel
1919 ~ 2011

脱工業社会

トフラー
Toffler, Alvin
1928 ~ 2016

第三の波

梅棹忠夫
1920 ~ 2010

増田米二
1909 ~ 1995

一般に情報社会論の端緒とみなされているのは、マッハルプである[1]。マッハルプは、教育、研究開発、メディア、情報機械、情報サービスなどの分野を知識産業というカテゴリーで捉え、その経済規模を独自に試算した。そして、アメリカの GNP に占める割合が 1958 年時点で 29%に達し、成長率も著しく上昇していることを指摘した。こうした経済面での変化は、やがて社会全体あるいは文明の変化として捉えられていく。ベルは物財の生産を中心とした工業社会から知識やサービスの生産を中心とした「脱工業社会」へとシフトしつつあり、理論的知識の役割や専門職・技術職の優位性が増すことなどを予測した[2]。同様に、トフラーも「第一の波」（農業社会）と「第二の波」（工業社会）につづく「第三の波」の到来を論じた[3]。彼らのいう「脱工業社会」や「第三の波」は情報社会のことに他ならない。日本においても、梅棹忠夫や増田米二らが同様の発展段階論を展開し、工業社会から情報社会へという未来イメージを広めた。

こうした社会構想的な議論から半世紀以上経過した現在、さまざまな情報通信技術を導入しつつ情報社会は現実化し、発展を続けている。また、高速インターネット、IT 基本法、電子政府などの整備を行った「e-Japan 戦略」（2001 年）や「いつでも、どこでも、何でも、誰でも」がネットワークにつながるユビキタスネット社会の実現を目指す「u-Japan 政策」（2006 年）など、情報化の推進は国家戦略ともなってきた。

ユビキタスネット社会
あらゆる製品にコンピュータが内蔵され、ネットワークにつながっている社会。

B. 日本における情報化の現状

GDP
国内総生産

日本における情報化の現状を確認しておこう。**図 13-1** は、主な産業の実質 GDP の推移である。他の産業が比較的横ばい、減少傾向なのに対して情報通信産業は右肩上がりで成長している。1995（平成 7）年に約 27 兆円だったが、2014（平成 26）年には約 51 兆円に達し、主な産業の中で

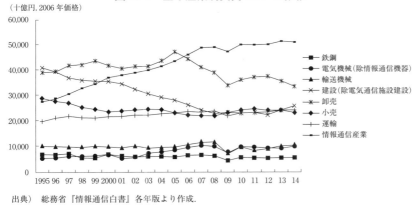

図 13-1　主な産業別実質 GDP の推移

出典）総務省『情報通信白書』各年版より作成．

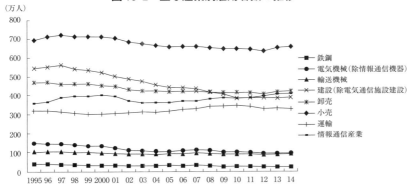

図 13-2　主な産業別雇用者数の推移

出典）総務省『情報通信白書』各年版より作成．

も最大の経済規模を示すようになっている。

　次に、情報産業の雇用者数の推移である（**図 13-2**）。実質 GDP と異なり、こちらは増加しているわけではなく、400 万人前後で横ばい傾向にある。他産業と比べて顕著に多いというわけではないが、情報産業が多くの就業人口を抱えているのは確かである。

　世帯の情報化も進展している。**図 13-3** は主な情報通信機器の普及率の推移である。とりわけ携帯電話の急速な普及が顕著であり、1995 年には 10 人に 1 人しか保有していなかったものの現在では国民の大部分が保有する情報通信機器となっている。近年では、さまざまな機器がインターネットに接続できるようになり、スマートフォンが著しく普及する一方で、固定電話、FAX、パソコンが減少傾向にある。このように、家庭にも多くの情報通信機器が普及し、われわれの日常生活に欠かせないものとなっている。

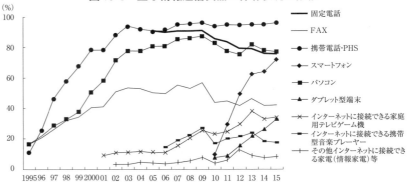

図13-3 主な情報通信機器の保有状況の推移

注) 「携帯電話・PHS」は、2009年以降に携帯情報端末（PDA）を含み、2010年以降にスマートフォンを含む。
出典) 総務省『情報通信白書』各年版より作成.

C. 福祉の情報化

　情報化はわれわれの生活のあらゆる領域を変化させる。福祉の領域も例外ではない。急速な高齢化による医療・健康・介護・福祉サービス利用者の急増を背景として、情報技術を活用した質の高い福祉サービスの効率的な供給が求められるようになっている。

　福祉の情報化は「社会福祉の向上を図るため、社会福祉の諸活動において情報の価値を重視し、情報技術を活用しながら、その積極的な活用と流通が図られている状態であり、併せて、そのために必要な環境整備をおこなうこと」と定義できる[4]。しかし、福祉の情報化だけを推進しても高齢者や障害者などの情報弱者の問題、および、最新の情報技術を利用できる都市部とインフラ整備が遅れている過疎地域や離島とで生じるデジタル・ディバイドの問題が残される。川村は、こうした問題が是正されることを「情報の福祉化」と呼び、単なる福祉の情報化から、すべての情報の福祉への活用を図る情報の福祉化を福祉コミュニティ構築の最終目標としている[5]。

　福祉情報化は以下の流れに整理することができる[6]。

① OA化の進展としての情報化：福祉行政や福祉施設における福祉関連業務を効率的に運営するための情報化。
② 市民向け情報提供サービス：一般市民が福祉サービスを利用するために必要な情報を提供する仕組み。具体例としては、独立行政法人福祉医療機構が運営する福祉・保険・医療の総合情報サイト「WAM NET」（http://www.wam.go.jp/）などが挙げられる。
③ ケアマネジメントにつながる情報化：処遇の向上を目的とした情報化。

デジタル・ディバイド
digital divide
➡ p.207 参照。

企業が開発している在宅ケアマネジメント支援システムなど。

④需給調整と参加支援のための情報化：福祉サービスを求める者と供給者のコーディネートを支援するシステム。

⑤情報機器、情報技術を活用した福祉サービス：緊急の福祉ニーズに対応するために情報通信システム。各自治体の運営する重度障害者緊急通報システムなど。

⑥バリアフリーのための情報化：情報機器・システムを利用することによってさまざまなハンディキャップを克服することを目的とした情報化。点字新聞やテレビの文字多重放送など。

⑦生きがいにつながる情報化：生きがいや自己実現の追及を支援することを目的とした情報化。地域の生涯学習センターに関する情報データベースなど。

D. 情報化のもたらす諸問題

情報化は単に仕事の効率化や日常生活の利便性を高めるだけではなく、さまざまな社会問題を引き起こす可能性があることが指摘されている。

第1は、デジタル・ディバイド、すなわち、情報を利用できる人とできない人に生じる格差である。現在流通している膨大な情報にアクセスするには、通信インフラと情報通信機器が必要であるが、通信インフラが整備されていない地域や経済的に情報機器を購入することが困難な人びとは情報を利用することができない。また、パソコンに典型的にみられるように情報機器の操作にはある程度の知識が要求されるが、こうした知識を習得する機会に恵まれない人びとも存在する。加えて、情報機器やメディアは高齢者や障害のある人が簡単に利用できるようにできているとは限らず、こうした人びとが情報弱者になる恐れがある。情報格差を是正するためにも、アクセシビリティを向上させたユニバーサル・デザインが求められる。

アクセシビリティ

ユニバーサル・デザイン

第2に、情報セキュリティやサイバー犯罪の問題がある。とりわけ不特定多数の匿名的な人びとが集うインターネット空間では、高度化・多様化するサイバー犯罪や反社会的行為が問題となっている。インターネットを利用した犯罪や迷惑行為には、コンピュータ・ウィルス、不正アクセス、架空請求、フィッシング詐欺、著作権侵害、ポルノや暴力表現、プライバシーの侵害、迷惑メールなどがある。

監視社会
surveillance society

第3は、監視社会によるプライバシー侵害である。ライアンは、情報社会は必然的に監視社会であるといった[7]。情報技術を利用した効率性、利便性、安全性などの追及が監視社会化をもたらすからである。防犯を目的

ライアン
Lyon, David
1948～

リップマン
Lippmann, Walter
1889 ～ 1974

擬似環境
pseudo-environment

ブーアスティン
Boorstin, Daniel Joseph
1914 ～ 2004

擬似イベント
pseudo-event

メディア・リテラシー
media literacy

とした監視カメラ、行政の効率化を目的とした住基ネット、商品の購入履歴が蓄積されるネット・ショッピングが典型例として挙げられる。

　第4に、さまざまなメディアで描かれ語られている世界と現実の混同という問題である。リップマンは、われわれが世界や社会に対して頭の中で抱いているイメージのことを擬似環境と呼び、現実の環境と区別した[8]。情報社会では、擬似環境の形成はメディアに依存している部分が大きい。しかし、メディアの提示する情報が現実の正確な反映であるとは限らない。たとえば、ブーアスティンが指摘したように、実際の出来事が目新しくドラマティックなかたちに編集・脚色・捏造された擬似イベントであるかもしれない[9]。したがって、情報社会に生きるわれわれにとってメディア・リテラシー（情報やメッセージがどのような文脈でどのような意図をもって発信されたものか批判的に読み解く能力）の習得は重要な課題となる。

2. メディアとコミュニケーションの変容

A. メディアとは何か

メディア論
メディア
media

マス・メディア
mass media

マクルーハン
McLuhan, Herbert
Marshall
1911 ～ 1980

　情報社会へのアプローチには、生産技術の発展に着目する前述の情報社会論の他にも、コミュニケーション手段の発展に照射するメディア論がある。メディアとは、もともと「中間」を意味するラテン語の "medium" から派生した言葉であり、「媒介」「媒体」を意味する。一般には、新聞、雑誌、ラジオ、テレビといったマス・メディアを指すことが多いが、メディア論ではそれに限らず、人と人のあいだで情報を伝達し相互のやりとりを成立させるコミュニケーション・メディアを意味する。コミュニケーション・メディアには、話し言葉、文字、本、手紙、電話、ファックス、絵画、写真、映画、音楽、マンガ、インターネットなどが含まれる。

　「コミュニケーションを媒介する」と表現すると、メディアは単にメッセージを伝達する経路として機能しているように感じられる。つまり、人や社会に解釈され、影響を与えるのはメディアが伝えるメッセージ内容であり、メディア自体は情報やメッセージを運搬する無色透明な乗り物であるという印象である。こうした印象に対し、マクルーハンは「メディアはメッセージである」という有名な言葉とともにメディアの形式それ自体が個人の経験や社会関係のあり方を規定すると主張した[10]。マクルーハン

にとってテクノロジーは「人間の拡張」であり、衣服は皮膚、車輪は足、望遠鏡や顕微鏡は目、電話やラジオは耳や口の機能を拡張したものとして捉えられる。同様に、メディアは人間の感覚器官を外部に拡張したものとして考えられる。したがって、メディアの発達は人間の知覚に変化をもたらし、他者や社会についての認識の仕方、日常的な経験の形式、ものの考え方なども変化させると考えられるのである。

表13-1　メディアの発展史

年代	メディア
約35000年前	高度な分節音節言語の獲得
B.C.3100年頃	文字の発明（シュメール人）
1450年頃	活版印刷技術の発明（グーテンベルク他）
1650年	新聞の発祥（最初の日刊紙『アインコメンデ・ツァイトゥンゲン』）
1839年	写真の発明（ダゲールによるダゲレオタイプ）
1844年	電信の発明（モースによる実用実験成功）
1876年	電話の発明（ベル）
1891年	キネトスコープの発明（エジソン）
1920年	ラジオ（KDKA局が最初の本格放送）
1930年	テレビ（NBCが実験放送開始）
1954年	カラーテレビ（WNBC局が放送開始）
1969年	ARPANET開始
1983年	インターネット（TCP/IPプロトコルに移行）

出典）橋元良明編『メディア・コミュニケーション学』大修館書店，p.9より作成.

メディアは、話し言葉から文字、映像を扱えるものに発展してきた（**表13-1**）。最初のメディアである話し言葉の特徴は、メッセージが記録されず1回きりのものになること、および、狭い範囲にしか伝達されないことである。人類はまず文字を発明して話し言葉を記録し、時間的な制約を取り払った。さらに、15世紀にグーテンベルクらによって活版印刷技術が実用化され文字の大量複製が可能になると、地理的に離れた人びとが広く情報を共有できるようになった。しかし、文字メディアによる情報伝達には時差がある。この問題が克服されるのは、19世紀の電信や電話、20世紀のラジオが登場してからである。次いで、テレビが実用化され、ついに映像情報が多くの人びとに同時に届くようになった。多くの人びとへの情報伝達手段の発明はマス・コミュニケーションを発達させたが、それには双方向性がない。文字、音声、映像の大量伝達と双方向性をメディアとして達成させたのがインターネットあるいはWWWであった。

WWW: World Wide Web

B. インターネットと公共圏

話し言葉、文字、活字、新聞、電話、ラジオ、テレビと発展してきたメ

ディアだが、現在はデジタル・メディア隆盛の時代となっている。中でもインターネットの普及は目覚ましく、われわれはパソコンや携帯電話といった端末から日常的にインターネットを利用するようになっている。総務省『情報通信白書』の推計によれば、2015年末現在で日本のインターネット利用者は1億人を超え、人口普及率は約83％に達した（図13-4）。1997年末の利用者数は1155万人であったから、約20年で9倍近くに増大している。

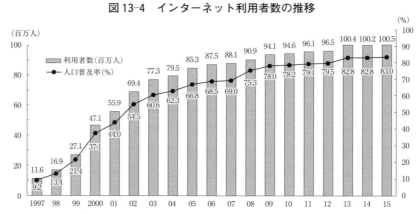

図13-4　インターネット利用者数の推移

出典）総務省『情報通信白書』各年版より作成．

　インターネットは、①オープン、②インタラクティブ、③グローバル、という特徴をもっている。こうした特徴は、ハーバーマスのいう公共圏[11]を形成させるものとして期待されている。公共圏とは、必要な情報が提供された上で公的な問題に関する議論が展開される開かれた場であり、世論形成の基盤となる領域である。デジタル・ディバイドの問題を別とすれば、インターネットは、どのような立場にある人でも情報共有することができる可能性を開く。また同時に、ウェブサイト、掲示板、ブログ、SNSなどを利用して自由に自分の意見を表明することもできる。人びとは、行政やマスコミの情報を一方向的に受容するのではなく、それについて自由に議論し、双方向的にフィードバックすることができる。

　しかし他方で、インターネット空間では自分と似通った意見を探すことが容易であるため、そうした情報だけを受容し同意見のユーザーとばかりコミュニケーションをとることで意見が先鋭化し極論に進むような現象もみられる。サンスティーンはこの現象を、集団分極化と呼んでいる[12]。また、実際にインターネット上を見渡してみれば、私的な日記、「落書き」や「つぶやき」、他者を一方的に誹謗中傷するような掲示板への書き

ハーバーマス
Habermas, Jürgen
1929〜

公共圏
Öffentlichkeit（ド）
public sphere

SNS: Social Networking Service

サンスティーン
Sunstein, Cass R.
1954〜

集団分極化

込みなどが多く氾濫しているのも事実である。いずれにしても、インターネット空間における公共圏形成の可能性は、メディアの力ではなく、むしろ社会の要請によって実現されると思われる。

C. 携帯電話と人間関係

インターネットの普及は、パソコンや Windows のようなインターネット接続が容易な OS の普及に伴って進展したが、日本の人口普及率をここまで高水準に押し上げているのはインターネットに接続できる携帯電話・PHS（以下、ケータイ）の貢献によるところが大きい。前述のように、ケータイは 1990 年代後半から急速に普及し、いまや国民のほとんどが保有する情報機器となっている（**図 13-3**）。そうした中、1999（平成 11）年に NTT ドコモが携帯電話によるインターネット接続サービス「i モード」を開始して以降、とりわけ普段パソコンを使用しない非ビジネス層のインターネット利用が増加した。現在では、多くの人がスマートフォンで SNS を利用している。

パソコンは価格が高く、操作も容易ではない。ケータイはそうしたパソコンの難点をクリアし、非パソコン利用者層へのインターネット普及を押し上げた。したがってケータイ・インターネットはデジタル・ディバイドを解消するという見方もできる。しかし他方で、ケータイ・インターネットの利用は、メール、SNS、娯楽目的のウェブサイト閲覧やアプリ利用が主であり、パソコンのインターネットとは内容が異なるため、デジタル・ディバイドを温存・拡大する可能性も指摘されている。

ところで、ケータイが日常生活に浸透することによって人間関係やコミュニケーションにはどのような変化が生じるだろうか。松田は、「番通選択」などの利用スタイルに着目し、ケータイが「選択的な人間関係」を強化すると指摘する。つまり、ケータイは「たまたまそばにいる見知らぬ誰か」よりも「離れたところにいる親しい人」との関係を強化するという[13]。コミュニケーション・メディアは、対面的な人間関係を減らすといわれることも多いが、実際には、人びとはそれらのメディアで事前に連絡を取り合い選び選ばれた相手と頻繁に会っている。こうしたことから、ケータイは選択的関係という都市化によって引き起こされた人間関係の様式を補強するツールとして受容されていると考えられる。この傾向は、一方では学校や職場に限定されない人間関係の維持につながるが、他方では気心の知れた仲間との心地よい人間関係とコミュニケーションばかりを選択することによって他者に対する関心や公的なものへの関心を失う私生活主義を促

OS: Operating System

SNS: Social Networking Service

私生活主義
privatism

進させる可能性を指摘することもできる。

3. 国際化と外国人労働者

A. 国際化とグローバル化

国際化
internationalization

グローバル化
globalization

　情報化とともに今日の最も重要な社会変化として考えられているものに国際化あるいはグローバル化がある。国際化とグローバル化はどちらも、ヒト・モノ・カネ・情報などの世界的な移動が活発化する過程を示す。ただし、前者はすべての人びとが特定の国家の国民として存在し、その上で他国間関係を考えるという含意がある。それに対して、後者は国家の枠組みを超えた地球規模の流れを想定した概念である。たとえば、世界各地の地域経済が結びつくようになった経済現象、多国籍企業、温暖化や異常気象など地球規模の問題となっている自然環境、世界中の情報が容易に入手できるインターネット、移民や混血などについて考える場合、グローバル化という概念が使われるようになっている。

アンダーソン
Anderson, Benedict
Richard O'Gorman
1936 ～ 2015

想像の共同体
imagined communities

　ところで、国家という枠組み自体は必ずしも確固たるものではない。国家を成立させる 3 要素は、国境線で区切られた一定の領域（領土）、主権、国民である。しかし国家の基盤となる国民は、人種、言語、宗教などの面で多種多様であり、明確に定義することができない。こうしたことからアンダーソンは、客観的なものだと思われている「国民」が人びとの心の中のイメージとして徐々に形成された「想像の共同体」であると考えた[14]。

B. 外国人労働者

ニューカマー

　1980 年代以降、日本における外国人居住者は増加の一途をたどった（**図13-5**）。法務省入国管理局によれば、日本全体の在留外国人数が 2016（平成 28）年末に 238 万人に達し、過去最高を記録した。在日外国人の国籍は多様化し、1980（昭和 55）年には 8 割を占めていた韓国・朝鮮国籍の外国人が 2005 年には 3 割未満に比率を下げ、現在では中国人、フィリピン人、ベトナム人、ブラジル人など他の国の人びとが多くを占めるようになっている。在日外国人のうち、1980 年代以降から日本に滞在している中国人や日系南米人を中心とした人びとをニューカマー、それ以前から日

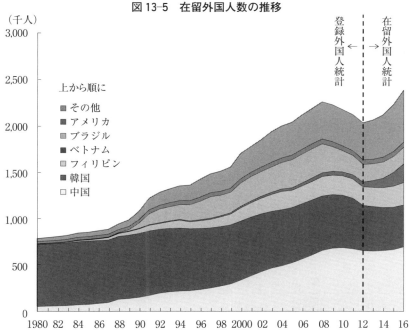

図 13-5　在留外国人数の推移

注）　2011（平成 23）年以前は外国人登録法に基づく登録者数、2012（平成 24）年以降は出入国管理および難民認定法の対象となる在留外国人数（中長期在留者および特別永住者）。2011 年以前は「中国」に台湾を含む。2014（平成 26）年以前は「韓国」に北朝鮮を含む。
出典）　法務省入国管理局「在留外国人統計（旧登録外国人統計）」より作成.

本に居住している在日韓国・朝鮮人とその子孫を中心とした人びとをオールドカマーと呼ぶ。ニューカマーは都市にエスニック・コミュニティを形成し、生活の各面において協力しあう現象がみられる。こうしたニューカマーの急増と国籍の多様化の背景には、日本における労働力不足と法改正といった外国人労働者の問題がある。

　外国人が日本に入国・滞在するためには、入管法に定められた 27 種類の在留資格のいずれかに該当しなければならない（2016〔平成 28〕年 4 月現在）。在留資格には、活動に基づくものと身分・地位に基づくもの（永住者、日本人の配偶者等、永住者の配偶者等、定住者）がある。前者はさらに就労の観点から、定められた範囲で就労が可能なもの（外交、公用、教授、芸術、宗教、報道、高度専門職、経営・管理、法律・会計業務、医療、研究、教育、技術・人文知識・国際業務、企業内転勤、興行、技能、技能実習）、就労はできないもの（文化活動、短期滞在、留学、研修、家族滞在）、個々の外国人に与えられた許可の内容により就労の可否が決められるもの（特定活動）に分けられる。なお、後者の就労には制限がない。

　このように日本政府は、高い技能を有する専門職は積極的に受け入れるが、専門的な技能や経験を必要としない分野で働く非熟練労働者（あるい

オールドカマー

入管法（出入国管理及び難民認定法）

在留資格

は単純労働者）の受け入れは行わないという基本方針を採っている。しかし1980年代以降、少子高齢化、若者の高学歴化、日本人による単純労働の敬遠などが要因となってそうした分野での労働力不足が深刻化し、外国人の不法就労が増加した。その多くは就労を認められていない短期滞在、留学、研修などの在留資格で入国し、在留期間が過ぎた後も不法就労の形で単純労働に従事していた。

定住者

　日本政府は不法就労の増加を黙認していたが、1990（平成2）年に入管法が改正され、海外に居住する日系3世までが新設された「定住者」の在留資格で職種の制限なしに国内での就労が認められるようになった。これにより、ブラジルやペルーなど南米からの外国人労働者が増加し、2007年末には約27万人の「定住者」がいた。しかし、リーマンショック以降の不況の影響で2011年末には約18万人に減少している。

C. 福祉の国際化

　外国人と福祉の問題に関する議論には、2つの方向性がある。第1に、福祉サービスの利用者としての外国人である。増加する外国人に対して日本人と同じ生活者として福祉政策を実施することである。第2に、福祉サービスの供給者としての外国人である。

サイード
Said, Edward Wadie
1935 〜 2003

オリエンタリズム
Orientalism

　前者の実現には、行政的な支援はもちろん、依然として残る異文化に対する差別や偏見の解消といった意識の国際化が必要となる。サイードは、西洋／東洋という単純な二分法を作り出し、後者の異質性、劣等性、後進性を表現する言説をオリエンタリズムと呼び批判した[15]。オリエンタリズムは、西欧諸国のオリエントに対する植民地支配を正当化する基盤となったという。オリエンタリズム概念は、西欧諸国の東洋に対する偏見の総称としても使えるだろう。日本の外国人労働者の多くは周辺のアジア諸国出身であるが、アジアやその文化に対する日本の見方は依然オリエンタリズム的であるといえるだろう。

　次に、外国人労働者問題の一環としての福祉の国際化を取り上げよう。現在、労働力不足は福祉の分野でも深刻な問題となっている。厚生労働省のまとめによれば、2015年（平成27）年度の介護分野の有効求人倍率は2.59となり、全職種の1.08と比べて1.51ポイント高くなった。2012年度の介護職員数は183万人だが、2020年代までにさらに25万人が必要と推計されている。こうしたことから、将来的には外国人が福祉の担い手として不可欠であるという見方も強まり、2017（平成29）年から前述の在留資格に「介護」が新設された。これにより、留学生が介護福祉士の国家資

格を取得すれば、在留資格を「留学」から「介護」に切り替えて引き続き在留できるようになった。また、2008（平成20）年以降、日本はインドネシア、フィリピン、ベトナムとの間で結ばれた経済連携協定に基づきインドネシア人、フィリピン人、ベトナム人を介護福祉士・看護師候補生として受け入れている。外国人候補生たちは半年〜1年間の日本語研修の後、全国の福祉施設や病院で就労し、介護福祉士候補生は4年後、看護師候補生は3年後に日本の国家資格取得を目指す。そして、国家試験に合格すれば、本人が希望する限り国内での就労を継続することができるようになる。ただし来日した外国人候補生たちの大半は日本語を話すことができず、生活習慣も異なる。言葉、文化、宗教の壁がある中で就労しつつ国家試験に合格するのは容易ではない。日本政府の見解としては、今回の受け入れは両国の経済提携の強化が狙いであり、人手不足の解消が目的ではないとしている。しかしながら、将来本格化すると考えられる福祉の国際化を直視し、外国人労働者の生活や教育をきめ細かく支援する体制を整えることが求められる。

経済連携協定
EPA

注）
(1) マッハルプ，F.著／高橋達男・木田宏監訳『知識産業』産業能率短期大学出版部，1969.
(2) ベル，D.著／内田忠夫他訳『脱工業社会の到来―社会予測の一つの試み（上・下)』ダイヤモンド社，1975.
(3) トフラー，A.著／鈴木健次他訳『第三の波』日本放送出版協会，1980.
(4) 生田正幸『社会福祉情報論へのアプローチ―利用者本位の社会福祉のために』ミネルヴァ書房，1999，p.51.
(5) 川村匡由「情報福祉の位置づけ」川村匡由編『情報福祉論』シリーズ・21世紀の社会福祉，ミネルヴァ書房，2007，pp.9-11.
(6) 高橋紘士「福祉情報化の展望と課題」岡本民夫他編『福祉情報化入門』有斐閣，1997，pp.3-6.
(7) ライアン，D.著／河村一郎訳『監視社会』青土社，2002.
(8) リップマン，W.著／掛川トミ子訳『世論（上・下)』岩波文庫，1987.
(9) ブーアスティン，D.J.著／後藤和彦・星野郁美訳『幻影の時代―マスコミが製造する事実』東京創元社，1964.
(10) マクルーハン，M.著／栗原裕・河本仲聖訳『メディア論―人間の拡張の諸相』みすず書房，1987.
(11) ハーバーマス，J.著／細谷貞雄訳『公共性の構造転換』未来社，1973.
(12) サンスティーン，C.R.著／石川幸憲訳『インターネットは民主主義の敵か』毎日新聞社，2003.
(13) 松田美佐「モバイル社会のゆくえ」岡田朋之・松田美佐編『ケータイ学入門―メディア・コミュニケーションから読み解く現代社会』有斐閣，pp.220-225.
(14) アンダーソン，B.著／白石さや・白石隆訳『想像の共同体―ナショナリズムの起源と流行』リブロポート，1987.
(15) サイード，E.W.著／今沢紀子訳『オリエンタリズム』平凡社，1986.

理解を深めるための参考文献

● 田畑暁生『情報社会論の展開』北樹出版，2004.

これまで数多く提出されてきた国内外の情報社会論がコンパクトに整理され、他の現代社会論とのかかわりについて論じられている。情報社会論の系譜とその社会的背景を理解するのに役立つ。

● 橋本良明編『メディア・コミュニケーション学』大修館書店，2008.

メディアの発展史に加え、テレビゲームと攻撃性・暴力の関係、インターネット空間でのコミュニケーション、ケータイと人間関係など扱っており、メディアをめぐる今日的な問題を考える上で参考になる。

● 井口泰『外国人労働者新時代』筑摩書房，2001.

少子化が社会問題として認識されて以降再燃することになった外国人労働者に関する近年の議論と問題点をわかりやすく解説している。

第14章 社会問題と社会学

1

近代社会の誕生と社会問題の発生についての
理解を深めるとともに、社会問題に対する
認識の変遷過程を理解する。

2

異議申し立てと社会問題の所在とのつながりを確認しつつ、
公民権運動、ノーマライゼーションの運動、
自立生活運動、女性解放運動の展開を追う。

3

DVと虐待問題を取り上げ、家庭内という
私的領域の中で発生する暴力と権利侵害問題が
どのように社会問題化したのかを理解し、
虐待やDV問題の発生のメカニズムを理解する。

1. 社会問題の構造─社会問題の発生

A. 近代社会の誕生と社会問題の発生

　「社会問題」や「社会病理」という言葉は、近代社会の形成、資本主義社会の形成と深く結びついて生まれてきた概念である。社会的に生起している現象や出来事を「社会問題」や「社会病理」として捉える視点が形成され、一般に共有化されてくるのは、近代以降の社会の発展の中においてである。

　近代以前の「身分制社会」では、貴族は貴族、農民は農民であって身分の違いから生じる格差や貧富の差は当然のこととして受け止められていた。それが社会問題や社会的差別として認識されることは、ほとんどなかったといってもいいだろう。「市民革命」を通じての普遍的な人権意識の形成、ならびに「産業革命」を通じての産業社会の形成と「産業資本家」と「労働者」の登場をもって初めて、出自の違いにおける不当な扱いや貧富の差が「社会的差別」や「社会問題」として認識されてくるのである。

　産業社会形成初期の社会問題の中心は、資本主義社会や産業社会の進展過程の中で生まれてきた労働者をめぐる諸問題、すなわち貧困、失業、過酷な労働条件、健康破壊、都市のスラム化などの問題であった。だがこの労働者がおかれている状況が社会問題として認識されてくるには、そうした状況に対しての数多くの実態調査やフィールドワークが必要であった。

　労働者の貧困問題を追求した初期の社会調査としては、『ヨーロッパの労働者』（1855）を著したル・プレーの調査が有名である。ル・プレーはパーソナルインタビュー法などを用いて、当時の鉱山労働者の家族・家計に関する大規模調査を実施し、その実態を実証科学的に解明するとともに、社会改良へ向けての方策を提示した。また『ロンドン市民の生活と労働』（1891 ～ 1903）を著したブースは、ロンドン市における労働者の生活実態を詳細に調べ、統計的な全数調査の手法と事例研究法を見事に結合して、ロンドン市の労働者の3分の1が貧困状態にあることを明らかにした。このロンドン市民調査を受けて、ラウントリーはヨーク市の労働者家族の全数実態調査を実施し、ヨーク市の労働者家族の貧困実態を明らかにするとともに、その調査から絶対的貧困の概念や貧困線、貧困原因、貧困サイクル、貧困と健康との関連などを明らかにした。

市民革命

人権意識の形成

産業革命

ル・プレー
Le Play, Pierre
Guillaume Frédéric
1806 ～ 1882
社会調査を重視し、社会学の実証科学化に貢献した。

ブース
Booth, Charles
1840 ～ 1916

ラウントリー
Rowntree, Benjamin
Seebohm
1871 ～ 1954

また 1870 年代から展開され始めたセツルメントなどの実践活動も、労働者の置かれている実態や、労働者の貧困状況、貧困原因に関する認識を深める契機を作り上げていった。労働者の居住する貧民街に住み込んで支援を展開していくという活動の中から、「貧困の循環」や貧民の生活における教育の欠如、知識人や支配者階級の貧困問題に対する現状認識のなさなどに気づいていった。そして、貧困の循環に楔（くさび）を打ち込むために、知識人の移植という方法を展開し、知識人と労働者との交流を生み出すとともに、貧民に対しては新たな教育環境の創出、知識人・支配者階級には貧困問題や社会改良の必要性の認識をもたらそうとした。

　こうした社会調査や実践的支援活動が、これまでの「貧困の個人責任」という前提を覆し、「貧困の社会的責任」という認識や「国家責任としての環境整備」の必要性を浮き彫りにし、社会改良へ向けての政策の実施が強く求められていったのである。

B. 社会問題に対する認識の変遷

[1] 社会病理学的認識の誕生—1890 年代〜 20 世紀初頭

　「社会病理学」という言葉が初めて用いられたのは、リリエンフェルトの著書『社会病理学』(1896) においてであった。リリエンフェルトの社会病理学は、生物学や医学とのアナロジーにおいて議論を展開し、社会を複雑に分化した「社会的有機体」として捉え、社会問題を「社会的有機体」における「社会的異常」の問題として捉えている。医学における「病理学」が、「生物有機体」における病気の発生や病因を探求するのと同様に、「社会病理学」は「社会的有機体」における「社会的異常」の発生や原因を探求するものであるとし、「社会的諸単位の機能と機能障害」に社会病理学の本質を求めようとした。

　これまでの医学の病因論には 2 つの流れがあり、1 つは「生理学的」病因論で、もう 1 つは「存在論的」病因論である。「生理学的」病因論の基本的な考え方は、ヒポクラテス流の医学の流れを汲んでおり、健康と病気の問題を、人間と人間の内的・外的環境とのバランスの問題として捉え、この均衡の崩れが病気を発生させ、この均衡の回復が病気の治療だと考える思考様式である。現代においてもホメオスタシス的思考様式として広く知られている。他方、「存在論的」病因論は、感染症に対する細菌学的アプローチがその代表例であり、ある特定の実体の存在または欠如によって病気が引き起こされると考える。そして、その特定原因を見いだし、特定原因をコントロールする方法（治療薬やワクチンの発見）さえあれば、病

セツルメント
settlement

貧困の循環
circle of poverty

移植
settlement

貧困の個人責任

貧困の社会的責任

リリエンフェルト
Lilienfeld, Paul von
1829 〜 1903
徹底した社会有機体説を唱えた。

社会病理学
social pathology

生理学的
physiological

存在論的
ontological

存在論的病因論

気の治療や予防は可能だとする思考様式である。この2つの病因論は相互に影響をおよぼしながら発展していくが、この時代においては、「存在論的」病因論が優位を占め始め、驚くほどの成果を挙げ始めていた。

リリエンフェルトの時代の医学や生物学は、コレラやチフスといった感染症や伝染病と戦っていた。19世紀末のコッホやパスツールの偉大な発見以降、病因論の主流は「存在的」病因論となり、生物有機体を死に至らしめる特定原因のコントロールが主題となっていた。リリエンフェルトは、資本主義社会や産業社会の発展過程の中で、特に都市部の労働者たちが居住する貧困地域で発生していた数多くの社会問題に対し、それを放置しておけば「社会的有機体」が死にいたるとして緊急の「社会統制」の必要性を主張した。コレラやチフスが多く発生していた地域と、貧困にあえぐ最下層の労働者たちの居住地域とがまさしく重なり、不衛生や貧困問題への社会統制（コントロール）が強く求められていた。

こうしたものの考え方は、社会統制論、統制理論と呼ばれ、社会統制の不十分さや弱さが問題発生の原因であるとし、特定原因をコントロールしうるように社会統制の強化を図れば、問題は解決するはずだとする考え方である。逆に言えば、社会統制や価値規範が弱体化し、無秩序化していけば、社会問題や社会病理が増大するという考え方でもあり、デュルケムが『自殺論』（1897）の中で語る「アノミー的自殺」も、社会的な価値規範の無秩序化（アノミー化）に起因した自殺の増加を指し示している。

[2] 社会解体論・下位文化学習論——1920年代～1950年代

その後、社会病理学研究の中心はアメリカに移っていく。そこでは産業社会の著しい発展に伴い、数多くの移民が流入し、文化摩擦や移民問題、都市化問題など数多くの社会問題が発生していた。当時のアメリカは、急激な社会変動のもと、とりわけシカゴなどの大都市では都市の繁栄と豊かさが謳歌される一方でスラム街が形成され、そうした地域では、犯罪、非行、自殺、浮浪などの社会病理現象が異常に高い比率で発生し、もはや社会統制が効かないような状況が生み出されていた。こうした状況を反映する言葉として「社会解体」という言葉が使用され始めていくが、「社会解体」という言葉は「社会がその構成員を統制できない状態」を指し示している。スラム街はまさしく社会解体地域と言い得るような状況を呈していた。

「社会解体」という言葉を初めて使用したのは、『ヨーロッパとアメリカにおけるポーランド農民』（1918～1920）を著したトマスとズナニエッキであるが、トマスに続くシカゴ学派のパークやバージェスらが1920年代～1930年代にさかんにこの言葉を使用するようになった。

特定原因のコントロール

社会統制
social control

デュルケム
Durkheim, Émile
1858～1917

アノミー的自殺

スラム街
slum

社会解体
social disorganization

トマス
Thomas, William Isaac
1863～1947
シカゴ学派の代表的社会学者。

ズナニエッキ
Znaniecki, Florian Witold
1882～1958
ポーランド生まれのアメリカの社会学者。

パーク
Park, Robert Ezra
1864～1944
シカゴ学派の社会学者。都市社会を対象とした人間生態学的研究。

バージェス
Burgess, Ernest Watson
1886～1966
都市社会を対象とした人間生態学的研究から都市の同心円遅滞理論を提唱。

スラム街の調査を行った社会学者たちは、当初、「社会解体」の原因は地域が抱える貧困問題とその地域に流入してきた移民の人たちの「文化摩擦」にあると捉え、「社会解体」がその地域の高い犯罪率の原因であると考えていた。しかしながら、「犯罪や非行の地域的な分布や発生率」に関するより詳細な社会疫学的調査や、犯罪発生率の高い地域でのフィールドワーク調査が実施されるようになると、貧困状況や民族構成がきわめてよく似通った地域でも、犯罪や非行の発生率に大きな差がみられたり、犯罪や非行の多発地域には、犯罪や非行を促進させる若者集団文化（非行下位文化）が存在していることを見いだすようになったのである。犯罪や非行はこうした「非行下位文化」の中で学習され、この非行下位文化の存在を通じて、世代から世代へと非行文化の伝承がなされていたのである。

このように社会病理学研究は、1920年代以降のアメリカ社会の研究において著しく進展していった。都市の急速な成長と発展過程の中で生じたさまざまな社会的混乱や病理現象を対象として、それを生み出す諸要因とその発生メカニズムに関する研究が数多く行われるようになっていったのである。そのプロセスの中で社会病理学の対象領域も、貧困・失業・差別・スラムといった社会的要因の比重が高い病理現象から、犯罪・非行・自殺・売春といった個人的・集団的な要因の比重が大きい病理現象をも含めて扱うようになり、問題把握の仕方も、社会統制論から社会解体論、さらには文化学習論へと変遷してきたのである。

[3] 社会的逸脱論・ラベリング論― 1950年代～ 1970年代

1950年代半ばを過ぎると、多くの人類学者や社会学者たちは、異文化やアメリカ国内の移民文化ならびに下位集団文化へのフィールドワークを積極的に展開し始めるようになった。その動きの中から文化相対主義的な観点（欧米の文化や支配階級の文化だけが唯一の正統で正常な文化ではないという観点）が形成され始めた。それに伴い、「社会病理」や「社会的異常」「社会解体」という言葉も「社会的逸脱」という言葉に置き換えられた。それは、「病理」や「異常」という言葉が統治する側、支配する側、治療する側の価値を暗に絶対視した言葉であるため、「一定規格からの偏倚」「平均的基準からの偏向」を意味する「逸脱」という言葉が、より価値中立的な言葉として用いられ始めたからである。

社会的機能主義を定式化したマートンも「逸脱」や「逸脱行動」という言葉を使用している。マートンは、順機能・逆機能、顕在的機能・潜在的機能といった概念を導入しつつ、ある社会事象が社会システムや集団の存続や維持にとってどのような機能をもつのかという観点から機能主義的な

文化摩擦
cultural friction

非行下位文化
subculture of deliquent gang

逸脱
diviance

マートン
Merton, Robert King
1910 ～ 2003
1940年代以降の社会学理論に大きな影響を与えた社会学者。

個人的適応様式の類型論
➡ p.74 図 4-1 参照。

ラベリング論
labeling theory

ベッカー
Becker, Howard Saul
1928 ～
アメリカの社会学者、逸
脱行動をラベリング論の
視点から捉える。

分析を展開している。彼は、スラム街のアノミー的な「社会解体」状況は、社会システムの維持・存続にとっては「逆機能」的な状況であると捉え、そうした状況は「文化的目標」と「制度的手段」との不整合から生み出されると考え、その観点から個人の適応様式の類型化を試みている（個人的適応様式の類型論）。個人がその社会の「文化的目標」を共有化し、その「文化的目標」を実現するための「制度的手段」を所持している場合が「同調」であり、それ以外が「逸脱」であるとされ、「文化的目標」と「制度的な手段」との不整合という視点から、逸脱行動を4つに類型化している。この区分からすると、官僚に多く見られる儀礼主義も社会全体の改変を目指す社会運動も、ともに逸脱行動として捉えられる。さらには、順機能と逆機能は相対的なものであるから、ある集団にとって順機能的であるものが別の集団にとっては逆機能的な場合もあるとされ、ある行為がその集団にとって逆機能になるかどうかは、その準拠集団によるとしている。このようにマートンの逸脱や逸脱行動についての理解の仕方は、文化相対主義、価値中立的な立場からのそれであり、ある行動を逸脱行動として捉える基準そのものを問題とし、相対化した動きであると語れよう。

　1960 年代に登場してきた「ラベリング論」は、個人と集団との相互作用に注目し、新たな視点から逸脱行動を捉えている。ベッカーは著書『アウトサイダーズ』（1963）の中で、社会集団が設けた規則の特定の人びとへの適用が逸脱を生み出すとし、「逸脱とは人間の行為の性格ではなく、むしろ他者による規則と制裁とが違反者に適用された結果なのである」としている。そして逸脱の原因を、社会統制論のように逸脱者の中に見いだそうとするのではなく、逸脱者というラベルを貼る側に求め、「逸脱者とは逸脱者というレッテルを貼られた人間のことであり、逸脱行動とは人びとによって逸脱行動というレッテルを貼られた行動のことである」とし、ある個人が逸脱者になっていく過程や、ある行為が逸脱行為として扱われていく過程を分析している[1]。

　ラベリング論では、支配する側、統治する側、治療する側のラベリングの行為が逸脱者を生み出すのであり、逸脱は支配者集団によるラベリングの行為から作り出されるものであると考える。たとえば精神科医によるある個人へのラベリング行為が精神病者を生み出すのであり、ある個人が精神病者（逸脱者）になっていく過程を、精神病院や精神病者を取り巻く物的条件や社会的条件をも含めて詳細に分析している。これまでの社会統制論では、社会統制の弛緩が逸脱を生み出すと捉えていたが、ラベリング論では、社会統制の強化が逸脱や逸脱者を生み出すという側面を見て取っている。この問題はアイデンティティの形成とも深くかかわる問題であるが、

マジョリティ（支配者集団）からマイノリティ（被支配者集団）への役割
期待やラベリング行為、さらにはスティグマの付与が、マイノリティのア
イデンティティ形成に影響を及ぼし、マジョリティへの対抗的なアイデン
ティティの形成を促すといったプロセスも分析されている。そしてそれが
支配者集団への異議申し立てや解放運動の展開へとつながっていく。

スティグマ
stigma
望ましくないと見なされ
る有徴な印（烙印）。

［4］社会構築主義と生態学的アプローチ―1980年代以降

　1980年代になると、ラベリング論を発展させた社会構築主義アプロー
チが登場してくる。社会構築主義は、社会問題それ自体がラベリングや異
議申し立て（クレーム）によって構築されると考え、社会問題それ自体の
構築過程を探求しようとする。たとえば、ある社会事象が社会問題になる
かならないかは、世論がそれをどう見るかによって決まってくるが、世論
の形成はある社会事象が社会問題であると主張する側（クレーム）と反論
する側（対抗クレーム）との論争の中で定まってくるといった具合である。

社会構築主義
social constructionism

　また都市化と工業化の進展の中で、人間と環境との相互作用への関心が
高まる中、生態学的アプローチが登場してくる。個人と環境との関係をミ
クロ・システム（個人）、メゾ・システム（家族等）、エクゾ・システム
（地域、職場、学校など）、マクロ・システム（社会、文化、規範など）
の交互作用と捉え、問題の発生をこれらの関係性の中から捉えようとする
考え方である。

生態学的アプローチ

2. 異議申し立てと社会問題

A. 人種差別と公民権運動

　「公民権運動」とは、1950年代半ばに、アメリカ南部の黒人によって始
められた人種差別撤廃運動のことである。その運動は生活のあらゆる面に
残存していた黒人差別や人種差別に対して、法の下での平等を勝ち取ろう
とする黒人たちの運動であり、リベラルな白人を巻き込んで全米を揺るが
すような運動となっていた。

公民権運動
civil rights movement

人種差別
racial descrimination

　「公民権運動」の前史には長い差別の歴史があり、奴隷解放を通じての
市民権・参政権の獲得後も、公教育における人種差別や、バスや食堂、ト
イレの使用に関する差別、公立図書館の利用に関する差別など、生活のさ

まざまな領域において隔離主義的な差別が残存していた。そしてその隔離主義的な差別に対して、その撤廃に向けての運動が繰り広げられることになったのである。この運動の端緒は、最高裁が公教育の場における人種隔離は憲法違反であるという判決を下したことと、バスの座席を白人に譲らなかったある黒人女性の行動（ある意味では逸脱的な行動）に端を発している。これが契機となって、バス・ボイコット運動を始めとする公民権運動が大きなうねりとなり、1964年には公共施設や教育機関などのいわゆる「公的領域」における隔離主義的な差別を禁止する「公民権法」が制定された。

公民権法
Cvil Rights Acts

B. 諸領域からの異議申し立て

1960年代半ば過ぎから1970年代になると、大量生産大量消費社会の実現と格差拡大の進捗がみられ、その構造的矛盾の拡大から、さまざまな異議申し立てや社会問題が一挙に噴出する時代へと入っていく。

異議申し立て
contestation

社会問題
social problem

人種問題のみならず、少数民族・少数言語問題、女性問題、障害者問題、老人問題、患者の権利問題、薬害問題、再発見された貧困問題、資源エネルギー問題、産業廃棄物やゴミ問題などが一挙に社会問題化し、そこから黒人解放運動、ネオナショナリズム運動、女性解放運動、ノーマライゼーションの運動、自立生活運動、環境保護運動、エコロジー運動などのさまざまな運動が展開され始めた。それは産業社会の水平的拡大、垂直的構造化の中でその周辺部や下層部に出現した問題であり、人間に関していえば、ある代え難い属性を持つことからそこへと追いやられた人びとからの異議申し立てであった。

[1] 再発見された貧困問題

現代の産業社会は、「もの」の豊かさを実現し、さまざまなサービスを生み出し、その享受を可能にした。それゆえこの豊かな時代においては、貧困問題などは過去の遺物であるかのように思われていたが、1964年のアメリカの下院教育労働委員会の報告において、国民の5人に1人が貧しい生活を強いられているという衝撃的な報告がなされた。その属性別貧困率をみてみると、非白人、低学歴、女性、高齢者、傷病・障害者、単身世帯などの貧困率が高く、これらの属性をあわせもっている人たちの貧困率が極めて高い数値を示していた。貧困はある一部の属性をもつマイノリティの人びとに集中し、一般の人には見えにくいものとなっていたのである。当時のアメリカ社会の中で中心的に求められていた価値、あるいはマスメ

ディアによって作り出される理想的なアメリカ人像は、若さ、健康、高学歴、効率性、美しい身体などを望ましいもの（属性）として扱っていた。そしてそれらの中心的価値から遠い位置に置かれた人びとが社会の周辺部や底辺部へと追いやられ、代え難い属性の所持ゆえに、貧困生活を強いられていたのである。この報告を通じて、新たなる貧困問題の発見、貧困問題の再発見がなされ、この問題に関しては、具体的な支援システムの構築のみならず、権利擁護や権利の拡大へ向けての活動や、さらには新たな価値の創造といった活動も求められたのである。

新たなる貧困問題
new povercy problem

[2] ノーマライゼーションの運動と自立生活運動

市民権（公民権）に関する福祉領域の活動としては、障害者のノーマライゼーション運動が有名である。ノーマライゼーションとは、「収容保護」という考え方に基づいて展開されてきた従来の社会福祉の「施設収容主義」や「施設隔離主義」を乗り越え、高齢者であろうと障害者であろうと、地域や社会の中で他者とともに普通に生き、生活できる社会を実現していこうとする実践的な思想である。しかし障害者が社会やコミュニティの中で生活していくには、さまざまな社会的障壁（社会的バリア）が存在し、これらの問題の解決には、コミュニティによる対人的、対物的、対社会的な支援体制の確立が必要であった。

ノーマライゼーション
normalization

アメリカにおいて 1973 年に成立した「リハビリテーション法」は、1964 年の公民権法に範をとって、人権の保護・機会の平等を障害者にまで拡張しようとした動きである。特に重要とされるのは第 504 項の規定で、それは合衆国政府が全体的あるいは部分的に資金を提供して成立する施設や事業は、必ず障害者にとって参加、使用が可能でなければならないとする規定である。これによって、政府諸機関、連邦裁判所や郵便局、全国の学校や図書館、多くのレクリエーション施設や病院や社会事業、公共交通機関や私立大学なども障害者にとって参加、使用が可能なものでなければならないことになった。障害者の市民権運動にとって、この法律は大きな武器となり、障害者の社会参加に多大なる貢献をなしたが、この障害者の市民権運動自体が広い意味での障害者の連帯を促進し、障害者自身にとってのリハビリテーションになったともいわれている。

リハビリテーション法

機会の平等
equality of opportunity

1970 年代から始まった自立生活運動（IL 運動）は、医療や福祉の制度化の中で構造化されてきた専門家支配の構造やパターナリズム的な関係性に対する患者や障害者の側からの異議申し立てから始まり、患者や障害者の主体化を目指した活動である。障害者の世界では、専門家が「障害」を定義し、健常者に近づくためのリハビリや治療方針を立て、専門家が適切

自立生活運動（IL 運動）
independent living movement

専門家支配
proffetional dominance

パターナリズム（父親的温情主義）
paternalism

225

であると考える生活を障害者に強いるという歴史が長く続いてきた。こうした専門家支配の構造に対して障害者たちは異議を唱え、障害者自らが仲間とともに地域で自立生活を築き上げるという運動を展開し始めたのである。この自立生活運動を通じて、障害者は単なる福祉サービスの受け手からサービスの担い手ともなり、ピアカウンセリングやセルフヘルプ・グループの活動、自立生活体験プログラムやセルフ・アドボカシーなどの手法を通じて、仲間やボランティアや地域住民とともに、障害者が地域で自立生活を築き上げうるような基盤づくりの運動を展開していったのである。

ピアカウンセリング
peer counseling

セルフヘルプ・グループ
self-help group

［3］ 人種差別撤廃運動・女性解放運動とアファーマティブ・アクション

人種差別撤廃運動と女性解放運動は、公民権法の成立等を通じて「公的領域」における法制度上の平等（機会均等）を勝ち取った後、1970年代になると、「民間領域」特に雇用等の領域における「積極的差別是正策」（結果の平等）を強く求めた運動を展開していった。雇用における男女の不平等や人種差別を積極的に是正していくために、連邦政府と一定の契約をもつ企業に対して、黒人や女性に対する雇用目標を定め、黒人枠や女性枠といった特別枠を設けることによって積極的に差別の是正を図るよう指導した大統領行政命令をアファーマティブ・アクションという。このアファーマティブ・アクションによって、連邦政府と一定の契約を持つ企業には積極的差別是正計画の策定が求められ、違反した場合には、会社名の公表や連邦政府からの契約停止や解約等の罰則も設けられることになった。これによりアメリカにおいては企業における積極的差別是正の動きが本格化するようになった。

女性解放運動
women's liberation
movement

結果の平等
equality of results

アファーマティブ・アクション
affirmative action

人種差別撤廃運動と女性解放運動は、こうした雇用における「結果としての平等」の実現ばかりではなく、それ以上に社会・文化的に構築されてきた価値・規範との戦いに多大なるエネルギーを割いてきた。その中から育まれてきた概念が「多文化主義」と「ジェンダー」の概念である。人種差別撤廃運動は、ワスプ（WASP）中心のアメリカ文化との対抗関係の中で、「ブラック・イズ・ビューティフル」という新たな肯定的な価値の創造を図るとともに、アジア系、ヒスパニック系、先住民系などの多様なマイノリティグループの参画を通じて、自らの言語や文化に誇りをもちそれを保持する権利と、他の文化をも等しく尊重するという「多文化主義」の主張を自らが展開し始めた。また女性解放運動は、男女平等の真の実現のためには、社会・文化的に構築されてきた「ジェンダー」の改革が必要という観点から、「ジェンダー・フリー」や「ジェンダー・イコーリティ」の概念を主張し始めたのである。

ワスプ
WASP: White, Anglo-
Saxon, Protestant

多文化主義
multiculturalism

ジェンダー
gender

そして 1980 年代後半になると、これらの運動は融合し始め、人種、民族、性別（ジェンダー）の違いのみならず、身体障害や精神障害、性的指向の違い（セクシャル・マイノリティ）などをも含め、多様なマイノリティグループすべてを含んだ多様性をもった多文化共生社会の実現や、相互の違いを尊重し、その違いを積極的に認め合う「ダイバーシティ（多様性）」の概念を主張するようになっていったのである。

多文化共生社会
multi cultural symbiotic societies

ダイバーシティ（多様性）
diversity and inclusion
の略。

［4］ 社会的排除とシチズンシップ

社会的排除（ソーシャル・エクスクルージョン）の概念は、社会的包摂（ソーシャル・インクルージョン）と対をなす概念である。1980 年代以降のフランスを始めとするヨーロッパ諸国では、長期失業者や、精神障害者、身体障害者、自殺者、高齢者、病人、薬物濫用者、非行少年などを「社会的に排除された人びと」と呼び、この「社会的に排除された人びと」の市民権の回復をいかにして実現するかが社会問題化した。そして、そうした人びとを再度社会に包摂化し、「多様な人びとが共存しうる社会」の実現を目指すのがソーシャル・インクルージョンの概念である。

社会的排除（ソーシャル・エクスクルージョン）
social exclusion

社会的包摂（ソーシャル・インクルージョン）
social inclusion

シチズンシップの概念は、通常は「市民権」「公民権」と訳され、国家や公的領域との関係の中で語られることが多いが、ノーマライゼーション運動に見られたように、障害を持つ者も持たざる者も等しく社会生活を営み得る権利を有するといった社会参加（社会参画）にかかわる権利を含めて使用され、語られるようになり始めた。ヨーロッパでは、EU の統合化の中での移民問題や、男女の機会均等化の中での女性問題、要介護高齢者における権利と自由の問題などにおいても、人権の尊重のみならず、社会参加権が強調され始めるようになった。しかもシチズンシップの概念は「公的領域」のみならず、雇用や労働、住宅や家庭、子育てや介護といった「私的領域」を含めた社会生活上の諸領域にまで適用され、それらに関する権利と責務が語られはじめるようになってきたのである。

シチズンシップ
citizenship

こうした概念の拡大化には、「私的領域における不平等関係の解消なしには、公的領域における真の平等の実現はない」とするジェンダー論の考え方が大きく影響している。フォークスによれば、今日のシチズンシップの概念には「自治、平等な権利、自発的責任そして参加」が内包されている。シチズンシップは「たとえ支配の根元が国家であろうと家族、夫、教会、民族集団であろうと、われわれを自治権を有する個人、自律的な統治能力を有する個人として認めようとしないいかなる他の力とも相容れることはない」。市民による参加、これこそが社会的排除を防ぎ、社会的包摂を広げていくとしている(2)。それゆえシチズンシップの概念からソーシャ

フォークス
Faulks, K.

ル・インクルージョンの概念を読み解くと、「社会から排除された人々を
いかに社会に包摂するか」というソーシャル・インクルージョンの動きは、
社会的に排除され、社会参加権が剥脱、限定化されている市民の社会参加
権の回復へ向けての動きであると同時に、異質な他者とどう共生するか、
そしてそうした共同体づくりに自分がどう参加するのかという、お互いの
差異を尊重しあったうえで個々の市民がともに生きる道を能動的に模索す
る動きであるとも語れよう。

　障害、貧困、ジェンダー、エスニシティ、年齢、言語、セクシャリティ
等の多様な「差異」と「異質性」を抱えた人々が、１人の人間としての尊
厳を保ちつつ、１人の市民として、あらゆる領域にアクセス（参画）でき
る権利と機会が保障される必要があり、その参画を実現できるシステムの
構築が求められているのである。

3. 家庭内（私的領域）における暴力と権利侵害問題

A. 見えにくい家庭内における暴力と虐待問題

DV: Domestic Violence
ドメスティック・バイオ
レンス

法は家庭に入らず

　DV と児童虐待は、いずれも「家庭内」において生じている問題である。
一般に「家庭」は、愛情と団欒に満ち、家族成員の精神的安定化と養育機
能をもち備え、人間的な成長と福祉の追求の場であると見なされてきた。
法制度の構築化に際しても、家族・家庭は相対的独自性をもつものと考え
られ、「法は家庭に入らず」の原則や、警察の「民事不介入」の原則が打
ち立てられた。それゆえ DV や児童虐待が家庭内で発生しても、夫婦喧嘩
や痴話喧嘩とみなされたり、あるいは「躾」と称され、部外者がいちいち
他所の家庭内のやり方に口を出すべきではないとされてきた。こうした家
族・家庭の相対的独自性と密室性が、家庭内における暴力や虐待を外部か
らは見えにくく、接近しがたいものにしてきたのである。

　だがこうした家庭内に押しとどめられてきた暴力や虐待が表面化し、社
会問題化してきた背景としては、国連などの国際的な場で女性の人権や子
どもの権利の拡大化が図られ、諸制度の構築がなされてきたことが大きく
影響している。

B. 女性の権利と子どもの権利の拡大

　1975年の「国際婦人年」宣言を契機として、5年ごとに開催される「世界女性会議」、そこにおいて策定された女性の地位向上や男女平等を推進するための戦略的プログラムが、各国政府に与えた影響は大きい。とりわけ1979年に国連において採択された「女性差別撤廃条約」（わが国は1985年に批准）が、女性の人権の確立に関して果した役割は大きい。その条約では、あらゆる形態の女性差別の撤廃政策や措置（労働領域における性別役割分業慣行の撤廃や家族関係における女性差別の撤廃のための措置）を締結国に要求し、自国の現状に関する報告を義務付けた。この条約の採択を受け、ILOは1981年に「家族的責任を有する男女労働者の機会及び待遇の均等に関する条約」（156号条約）を採択した。この条約では、男性も女性も等しく家族的責任を有するという前提のもとに、男女の就労権が言及されるようになった。

　また、1985年の「『国際婦人の10年』ナイロビ世界女性会議」において採択された「ナイロビ将来戦略」においては、女性問題の解決へ向けてのグローバルな行動綱領が示されるとともに、女性への暴力が取り上げられ、女性への暴力の防止・撤廃政策の実現と被害者のための支援措置が各国政府に強く求められた。そして1995年の北京「第4回世界女性会議」においては、西暦2000年までに各国が取り組むべき女性に対する暴力の撤廃を含めた具体的な行動綱領（「北京宣言及び行動綱領」）が採択され、2000年の国連特別総会においては、「北京宣言及び行動綱領実施のための更なる行動とイニシアティブ」が採択され、各国政府にはDV防止に関する立法化への取組みが強く求められたのである。

　子どもの人権に関しては、1989年の国連総会において「子ども権利条約」（わが国は1994年に批准）が採択された。「生存の権利」、「発達の権利」、「保護の権利」という3つの基本的な権利保障に加え、「参加の権利」という新たな権利保障が盛り込まれ、虐待に関しても「子どもの虐待・ネグレクト・搾取からの保護」（19条）、「性的搾取・虐待からの保護」（34条）が明記された。この「子ども権利条約」も各国政府に対して強い法的拘束力をもつ国際法として大きな影響力をもっている。

C. わが国におけるDVと虐待問題への対応

　こうした国際的な動きに呼応して、わが国でも「女性差別撤廃条約」に批准した1985（昭和60）年に、「男女雇用機会均等法」を制定し、労働領

パートタイム労働法
育児介護休業法

域における男女平等の実現へ向けての第一歩を踏み出した。その後、女性労働者の雇用環境の整備に向けて、「パートタイム労働法」(1993〔平成5〕年)、「育児介護休業法」(1995〔平成7〕年)、「改正男女雇用機会均等法」(1997〔平成9〕年制定、1999〔平成11〕年4月施行）などが順次制定され、従来からの課題であった育児・介護問題、パートタイマーの労働条件と法的地位の問題、セクシュアル・ハラスメントの問題等に関する法的整備が図られた。

DV防止法の立法化へ向けての動きとしては、1995年の第4回世界女性会議で採択された「北京宣言及び行動綱領」に基づき、1996年12月に「男女共同参画2000年プラン―男女共同参画社会の形成の促進に関する2000（平成12）年度までの国内行動計画」が策定され、「女性に対するあらゆる暴力の根絶」がその重要目標の1つとして掲げられた。2000（平成12）年9月に男女共同参画審議会が、「現在、被害者が置かれている状況などを踏まえると、女性に対する暴力に関して総合的な対応に関する法制度や、暴力のそれぞれの形態に対応した法制度など、早急に検討することが必要である」との提言をなし、共生社会調査会のプロジェクトチームがDV法案を取りまとめ、2001（平成13）年4月に「配偶者からの暴力の防止及び被害者の保護に関する法律（DV防止法）」(2001年10月施行）が成立した。

DV防止法

DVというと、一般的には男性から女性に対する暴力という意味で使用される場合が多いが、DV法は性中立的であり、女性から男性への暴力もそこには含まれている。内閣府が実施した「男女間における暴力に関する調査（平成23年度調査）」をみると、配偶者からの被害経験の男女別では、女性の32.9%（何度もあった10.6%、1、2度あった22.3%）、男性の18.3%（何度もあった3.3%、1、2度あった15.0%）が被害経験ありとしている。女性の約3人に1人が配偶者から被害を受けたことがあり、約10人に1人は何度も受けているという回答で、家庭内における男性から女性への暴力の高さが顕著であるが、女性から男性への暴力も約2割弱とかなりの比率の高さである。この比率の高さは家庭内における暴力がいかに見えにくくなっているのかを如実に示している。

児童虐待に関しては、1989年の国連における「子ども権利条約」の採択を受け、わが国でも、子どもの権利や児童虐待などの問題への関心が高まった。公的な動きとしては、1990（平成2）年から児童相談所が虐待相談処理件数の公表を始め、民間では、同年に大阪府に「児童虐待防止協会」が発足し「子ども虐待ホットライン」を開設、そしてその翌年には東京都に「子ども虐待防止センター」が設立され「子ども虐待110番」が開

設された。1995（平成7）年には日本子ども虐待防止協会の設立、1997（平成9）年には子どもの権利擁護と子どもの自立支援を柱とした児童福祉法の改正が行われ、そして2000（平成12）年には「児童虐待の防止等に関する法律（児童虐待防止法）」（2000年11月施行）が成立し、その制度的基盤の構築化が図られた。

児童虐待防止法

児童相談所における児童虐待相談件数は右肩上がりに上昇し、2015（平成27）年度は10万3286件と過去最高値を示し、種類別では心理的虐待が47.2％と最も多く、次いで身体的虐待が27.7％とその割合が多い。虐待者別では実母が50.8％と最も多く、次いで実父36.3％となっている。2014（平成26）年度における心中以外の虐待死は44人で、0歳児が61.4％と最も多く、加害者は実母が63.6％と最も多く、次いで実父が6.8％となっている。加害の動機としては「子供の存在の拒否・否定」が31.8％と最も多い。

DV防止法、児童虐待防止法の成立以降、高齢者や障害者への家庭や施設内、あるいは職場における暴力や虐待を防止するための法律が制定された。2005（平成17）年11月には「高齢者虐待の防止、高齢者の養護者に対する支援等に関する法律（略称高齢者虐待防止法）」（2006〔平成18〕年4月施行）が成立し、2011（平成23）年6月には「障害者虐待の防止、障害者の養護者に対する支援等に関する法律（略称障害者虐待防止法）」（2012〔平成24〕年10月施行）が成立した。

高齢者虐待防止法

障害者虐待防止法

厚生労働省の「平成27年度高齢者虐待の防止、高齢者の養護者に対する支援等に関する法律に基づく対応状況等に関する調査結果」によれば、養護者による高齢者虐待の相談・通報件数は2万6688件で、そのうち虐待と判断された件数は1万5976件、種別では身体的虐待が66.4％で最も多く、次いで心理的虐待が41.1％、介護等の放棄が20.8％、経済的虐待が20.0％であった（重複あり）。虐待者の続柄は息子が40.3％で最も多く、次いで夫が21.0％、娘が16.5％であった。

「平成26年度都道府県・市町村における障害者虐待事例への対応状況等調査結果」によれば、相談・通報件数は6868件、そのうち虐待があると判断された件数は2276件で、家族からの虐待が62.7％で最も多く、施設等の職員による虐待が19.4％、職場の使用者による虐待が17.9％であった。やはり家庭内における養護者からの虐待が最も高い比率を占めている。

D. DVと虐待の発生要因と支援

DV加害者のもつ共通の特徴としては、パートナーに対する強い独占欲

や支配意識をもち、男らしさへのこだわりや性役割意識が強く、情緒不安定でときに常軌を逸した振る舞いをし、育った家庭環境自体が両親間でDVが頻繁に行われている家庭であったり、自分自身も子ども時代に被虐待経験を受けているといった場合が多いといわれている。またDV被害者のもつ共通の特徴としては、自己評価が低く、伝統的な家庭主義者で家族の絆を重視し、女性の性役割への固定観念をもち、加害者のDV行為に関して自分に非があると考え、その責任を取ろうとする傾向が見られる[3]ともいわれたりする。

　また児童虐待の加害者の特徴としては、粗暴な性格、若年親、アルコール依存、薬物依存、精神障害、知的障害、低い自己評価、虐待を受けた経験、満たされなかった愛情関係などが語られ、また虐待される子どもの側の特徴に関しては、未熟児、障害がある、病気がち、よく泣きなだめにくい、聞き分けがないなど、親が育てにくい特性をもつ子どもが虐待を受ける可能性が高い、といったことが語られる。

　DVや虐待問題は、その密室性と異常性、加害者・被害者という言葉の広がりとともに、暴力や虐待を行う個人のパーソナリティ特性、精神状態、過去の生育歴といった心理学的、精神医学的な言説の中で理解され、往々にして個人の病理として語られる傾向が強くなったりするが、忘れてならないことは、DVや虐待問題は、家族問題であり、家族の関係性の問題、さらには社会構造的な問題でもあるということである。

ブロンフェンブレンナー
Bronfenbrenner, Urie
1917 ～ 2005

生態学的システム
ecological system

　ブロンフェンブレンナーは、日常生活場面を生態学的システムと考え、その人を取り巻く環境の重要性を指摘し、それをミクロシステム、メゾシステム、エクゾシステム、マクロシステムレベルに区分し、こうした多層的・全体的な視点からどこに問題が潜んでいるのかを発見する目をもつことが必要であると語っている。個人を取り巻く全体的なシステムに目を向け、この全体的なシステムの中で問題の発生を促進するリスク因子を見いだすとともに、問題発生を防止し個人の自己実現を促進するような補償因子を見いだすことがきわめて重要であるとしている。

リスク因子

補償因子

　虐待のリスク因子は虐待の発生の可能性を高めはするが、必ずしも虐待の発生と直結するわけではない。親自身の被虐待経験は確かに虐待のリスク因子ではあるが、被虐待経験をもつ親が必ずわが子を虐待するとは言えず、虐待を受けた経験はあるが自分の子どもに対しては決して虐待を行わない親も少なくない。また未熟児や問題行動をもつ育てにくい子どもも、確かに虐待を受けるリスクの高い子どもではあるが、多くの場合は普通の親子関係を形成していたりする。被虐待経験をもっていても、もう片方の親とはポジティブな関係をもっていたり、学校の仲間ともポジティブな関

232

係を形成していたり、支持的な配偶者がいたり、十分な社会的支援があったり等々、虐待の発生を防止する補償因子があれば、必ずしも虐待が発生するとは限らない。逆に、ミクロシステムレベルにリスク因子が見られなくても、メゾシステムレベル、エクソシステムレベル、マクロシステムレベルにおけるリスク因子が多くなれば、虐待の発生可能性は高まったりもするのである。虐待の発生防止には、ただ単にリスク因子だけを問題にするのではなく、全体としてのシステムに配慮し、補償因子をも考慮に入れて、それらを強化する支援が必要とされるのだと語れよう。これは虐待問題ばかりではなく、DV の問題に関しても同様であり、家族関係、友人関係、職場のあり方や人間関係、地域とのつながりや地域の中に存在するさまざまな社会資源、社会福祉制度や社会保障制度のあり方、それらとの関係の中で問題の発生を確認し、その人がどう主体的に（どうその人なりに）それらとの関係を再構築していくのかというその方向性を見いだし、その実現を支援していくことがきわめて重要である。

注）

(1) ベッカー, H. S. 著／村上直之訳『アウトサイダーズ—ラベリング理論とは何か』新泉社, 1978.

(2) フォークス, K. 著／中川雄一郎訳『シチズンシップ—自治・権利・責任・参加』日本経済評論社, 2011.

(3) ウォーカー, L. E. 著／斎藤学監訳『バタードウーマン—虐待される妻たち』金剛出版, 1997.

参考文献

● 「夫（恋人）からの暴力」調査研究会『ドメスティック・バイオレンス（新版）』有斐閣選書, 2002.

● 北九州市立男女共同参画センタームーブ編『ジェンダー白書1—女性に対する暴力』ムーブ叢書, 明石書店, 2003.

● 小林修一編『社会学』社会福祉選書15, 建帛社, 2003.

● 庄司興吉編『共生社会の文化戦略—現代社会と社会理論：支柱としての家族・教育・意識・地域』梓出版社, 1999.

● 髙橋重宏・庄司順一編『子ども虐待』福祉キーワードシリーズ, 中央法規出版, 2002.

● 多文化共生キーワード事典編集委員会編『多文化共生キーワード事典』明石書店, 2004.

● 中河伸俊『社会問題の社会学—構築主義アプローチの新展開』Sekaishiso seminar, 世界思想社, 1999.

● 畠中宗一・清水新二・広瀬卓爾編『社会病理学と臨床社会学—臨床と社会学的研究のブリッジング』社会病理学講座第4巻, 学文社, 2004.

● 松下武志・米川茂信・宝月誠編『社会病理学の基礎理論』社会病理学講座第1巻, 学文社, 2004.

● NIRA・シティズンシップ研究会編『多文化社会の選択—シティズンシップの視点から』NIRA チャレンジ・ブックス, 日本経済評論社, 2001.

理解を深めるための参考文献

●松下武志・米川茂信・宝月誠編『社会病理学の基礎理論』社会病理学講座第1巻，学文社，2004.
　現代の社会病理現象を解明するための方法論をわかりやすく解説し、社会病理学の分析視角や社会病理研究の流れを丁寧に解説している。

●畠中宗一・清水新二・広瀬卓爾編『社会病理学と臨床社会学—臨床と社会学的研究のブリッジング』社会病理学講座第4巻，学文社，2004.
　社会病理学が固有に内在化させてきた問題意識を「臨床社会学」的な視点から再構築し、子ども虐待問題やアルコール問題などの臨床社会学的な諸問題を実践的な介入の問題も含めて扱っている。

●中河伸俊『社会問題の社会学—構築主義アプローチの新展開』Sekaishiso seminar，世界思想社，1999.
　「社会問題」と呼ばれるきわめて多様で複雑な現象について、社会学は何を調べ、何を探索することができるのかという問いから始め、構築主義アプローチという手法を、事例研究を交えてわかりやすく紹介している。

第15章 社会政策・社会計画・社会福祉

1
社会政策と社会福祉の
関係性や成立過程について言及する。

2
社会計画の理論と、
社会福祉計画の必要性が
要請される経緯について検証する。

3
福祉国家と福祉社会の違いから、
「福祉国家から福祉社会へ」の
転換のプロセスについて検証していく。

4
福祉専門職に必要な専門知識および専門技術に関して、
全米ソーシャルワーカー協会の「方針宣言・知識」を
中心に紹介し、あわせて専門的援助の視点について考察する。

1. 社会政策と社会福祉

A. 社会政策とは

公共政策
public policy

社会政策
social policy

　国や地方自治体など公共団体の目的行為を公共政策といい、この公共政策のうち経済的側面にかかわるものが「経済政策」であり、社会的側面にかかわるものが「社会政策」である。すなわち、経済問題を解決し、経済の安定および成長を目指した政策が「経済政策」であり、社会問題に対応して国民性格の安定や向上を目指した政策が「社会政策」なのである。「社会政策」は国民または住民の生活の安全保障と公正な分配の実現を目指す公共団体の選択的行動といえよう。社会保障と所得の再分配、保健および医療、社会福祉教育、住宅、障害者・高齢者等雇用促進などに関連する制度および政策は「社会政策」の領域に含まれる。すなわち、「経済政策」は配分の効率を追求する公共政策であり、「社会政策」は分配の公正を追求する公共政策ということがいえる。しかしながら両者は相対的であり、「社会政策」と呼ばれるものに経済的側面はあり、また「経済政策」と呼ばれるものに社会的側面がある。すなわち、国民生活の社会的な保障や構成の実現を目的とする「社会政策」を追求するためには各種の経済的資源の活用が必要不可欠であり、「社会政策」は「経済政策」の構成要素であるということもできるのである。現実には、さまざまな政策が実際の機能において「経済政策」と「社会政策」という2つの要素を同時に含んでいる。その典型例の1つは、雇用・労働政策である。完全雇用を目的とする安定成長政策は、経済的資源としての労働力や設備の完全な活用を目的とするという意味で、基本的に経済政策の特質をもつ。しかし、それは同時に労働者とその家族に就業機会を保障し、失業による所得の喪失を防止し、生活の安全保障を追及するという意味で、社会政策の要素を帯びている[1]のである。

B. 社会福祉政策とは

社会福祉六法
生活保護法、児童福祉法、身体障害者福祉法、知的障害者福祉法、老人福祉法、母子及び父子並びに寡婦福祉法。

　周知のように、わが国は、戦後、日本国憲法25条の生存権を基盤として、そして社会福祉六法を中心として、現在までにさまざまな社会福祉サービスが整備されてきた。社会福祉サービスとは、すべての国民がいかな

る原因によって家庭生活や社会生活に不安または支障をきたそうとも、常に健康で文化的な最低限度の生活を営むことができるよう国および地方自治体が必要な制度・事業を策定し適切・効果的な援護を提供して問題の解決を図ることをいう[2]。具体的には、疾病、失業、老化、心身障害、家族問題などの理由によって個人または家族が福祉的援助を必要としたとき、国および地方自治体が適切な保護・育成・治療・指導・介護・給付などを提供することによって問題の解消、軽減を図り、健全な日常生活が営めるようにすること[3]であるとしている。このようなことから社会福祉の「援助対象者」としてイメージできるのは、生活困窮者、認知症の高齢者や寝たきりの高齢者、身体障害者、知的障害者、精神障害者、被虐待児、ひとり親家庭、社会福祉施設を利用している人びとなどであろう。たしかにこのような社会的弱者の人びとが「対象者」であることに間違いはなく、わが国の社会福祉は社会的弱者の援助を行うことを目的として発展してきたといっても過言ではない。しかしながら、わが国の社会状況は、時代とともに変化しており、1970年代には国民の生活水準も高くなり、それに加えて、高齢社会の到来、家族形態の変化、女性の高学歴化および社会進出、そして少子化傾向など国民のかかえる問題は複雑化、多様化するようになり、経済的なニーズだけではなく生活の質の向上を求める傾向が強くなってきたのである。また、社会保障についても、従来の最低生活の保障だけではなく、従前の生活を維持できるような社会保障を求める傾向も強くなってきたのである。このようなことから、現代社会における社会福祉は、一般市民の日常生活を支える重要な仕組みの一部となっているのであり、これに応じて「対象」の意味も変化する[4]のである。

経済的なニーズ
economic needs

生活の質
QOL: Quality Of Life

　すなわち、従来の何かしらの福祉ニーズをもつ人びとを対象者として捉えるのではなく、今日における福祉サービスの多様化の中で、さまざまな福祉サービスの潜在的利用者、実際に福祉サービスを主体的に活用している利用者をまとめて、福祉サービスの利用者と捉えることが一般的になってきて[5]おり、近年において、ノーマライゼーション思想の普及などとあいまって、対象者・要援護者・クライエントという呼称からユーザーや利用者と呼称する傾向が強くなってきている。

ノーマライゼーション
normalization

　今日の多様化する社会福祉政策は、利用者の主体性の尊重や自己決定などが重要視されており、人間尊重という視点を基盤に、個人や家族などの「人間らしく」あるいは「人間として」生きる権利を擁護し、そしてさらに、利用者の意思や願いを代弁する役割をもっているということができるであろう。また、援助者は社会福祉の理念として定着してきたノーマライゼーションや利用者の生活の質（QOL）の向上といった考え方を理解し、

自己決定
self-determination

すべての人びとが、人間として尊重され、共生できる社会の実現に向けて、その専門性を発揮することが重要である[6]のである。すなわち、利用者の人権を擁護することに他ならないということがいえよう。

ソーシャル・ウェルフェア
social welfare

　社会福祉ということばは、英語のソーシャル・ウェルフェアのことである。それはあくまでも「社会」という集団の中における一人ひとりの「幸福な人生」（福祉）を指すものである。社会福祉といっても、社会という集団が全体として「福祉的」でありさえすればよいというのではない。つまり社会が豊かであり、富んでさえすれば、その中に生きている個人の一人ひとりは貧しくて苦しんでいるものがいてもかまわないというのではない。社会福祉というのは、社会の福祉の単なる総量をいうのではなくて、その中での個人の福祉が保障される姿を指すのである[7]。援助者としての基本的態度として重要なのは、人間個人を最大限に尊重した臨床的な態度であるといえよう。ここでいう臨床とは単なる「場」としてではなく、他者との関係をどのように生きるかということであり、利用者とともにいるという基本的な態度[8]のことであることはいうまでもないのである。

2. 社会計画と社会福祉計画

社会計画
social planning

　社会計画とは、教育や住宅などの生活環境、保健や医療、社会福祉などのように産業経済政策とは直接結びつかない社会的側面に関する政策目標達成のための手段を体系化したものである。また経済的（貨幣的）に対比される非経済的（非貨幣的）、実証的な計画といえよう。定義として、社会計画とは、「当該社会状態の制御を意図として、公共当局を中心とした主体が事前的に設定した目標（福祉、「生活の質」の観点）と、その目標達成のために対応づけられた最適な手段からなるフレームであり、実際の公共活動に方向性を与えるもの」である。そしてそのための政策目標、政策手段（現金給付の方法、補助、指導、規制など具体的な実行のための方策のシステム）、評価基準（公平、公正、格差是正など）の確立、民間部門、第三セクター、住民運動などとの関連性が問われることとなる[9]のである。すなわち、社会計画は生活の質（QOL）のための計画を表しているものといえる。またグレンナースターは、1970年代におけるイギリスの社会計画の経緯を踏まえて、「社会計画とは、社会政策の高度に一般的な方針の決定と日々の行政実務との中間における意思決定段階であり、社

グレンナースター
Glennerster, Howard
1936 ～
ロンドン・スクール・オブ・エコノミクス名誉教授。

238

会政策を実施するために必要となる優先順位の決定、資源の配分、サービス供給体制の設計を行うものである」と述べている(10)。すなわち、計画を中範囲の政策と位置づけており、政策として、国や地方自治体が社会福祉の充実を強調してもそれは政策であり計画ではないのである。計画であるためには、社会福祉の充実を行うにはどの施策を重視し、どのように実施し、どのように評価するかなどの見通しをもつものでなければならないのである。いわゆる、活動指針ということがいえよう。

　わが国では1960年代の「所得倍増計画」、「経済最優先」を契機に、経済成長が図られ、黄金の1960年代などといわれ次々に経済政策が策定された。わが国における経済成長は、成長すればするほど計画が策定されたといっても過言ではなく、国民の生活水準は飛躍的に上昇していったのである。しかしながらこの経済成長は、都市問題、住宅問題、交通問題、公害問題、核家族化問題、高齢者問題などの非経済領域の問題をもたらすことになる。つまり、経済成長に伴い、「新しい貧困」といわれるようなさまざまな生活上のマイナス面が顕在化し、社会福祉のニーズの量的質的変化をもたらすことになるのである。生活関連領域の向上のため、経済開発と社会開発の均衡ある発展が課題となっていく。高度経済成長のしわ寄せとして、1960（昭和35）年制定の知的障害者福祉法、1963（昭和38）年制定の老人福祉法、1964（昭和39）年制定の母子福祉法（1981〔昭和56〕年に母子及び寡婦福祉法に改正、2014〔平成26〕年に母子及び父子並びに寡婦福祉法に改正）のいわゆる福祉六法体制が整備されたといってもいいであろう。1973（昭和48）年以降のいわゆるオイル・ショック後の経済計画は、福祉社会と安定社会をその焦点としている。日本経済はそれまでの成長から初めてマイナスとなり、転じて、「福祉抑制論」「福祉見直し論」がいわれるようになり「福祉の心」が強調されるようになるのである。1979（昭和54）年の「新経済社会7か年計画」では、新しい日本型福祉の社会の創造が目的とされることになったのである。このように、わが国においては経済計画の中で社会開発や福祉社会が構想されてきたものであるが、近年では社会福祉の視点から社会生活を計画的に変革していく社会福祉計画が要請されるようになった。

　社会福祉計画は、事業方針や政策が民主的に決定されなければならない。住民の参加を得た問題の抽出と明確化に基づいて、目標の設定と計画の作成が求められよう。先にも述べたように、わが国では、社会福祉計画が課題とする領域は経済計画を補完するものとして捉えられていたが、今日において、自治体の地域福祉計画への関心が高まりを見せている。社会福祉法では、その4条に、「地域住民、社会福祉を目的とする事業を経営する

新しい貧困
new poor
➡ p.249 参照。

ニーズ
needs

知的障害者福祉法

老人福祉法

母子及び父子並びに寡婦福祉法

新経済社会7か年計画

日本型福祉の社会
Japanese-type welfare society
欧米先進国へキャッチアップしたわが国の経済社会の今後の方向としては、先進国に範を求め続けるのではなく、このような新しい国家社会を背景として、個人の自助努力と家庭や近隣、地域社会などの連帯を基礎としつつ、政府が効率のよい適正な公的福祉を重点的に保障するという自由経済社会のもつ創造的活力を原動力としたわが国独自の道を選択創出する、いわば日本型ともいうべき新しい福祉社会の実現を目指すものでなければならない。

社会福祉計画
social welfare planning

社会福祉法
社会福祉事業法改正により2000（平成12）年制定。

者及び社会福祉に関する活動を行う者は、相互に協力し、福祉サービスを必要とする地域住民が地域社会を構成する一員として日常生活を営み、社会、経済、文化その他あらゆる分野の活動に参加する機会が与えられるように、地域福祉の推進に努めなければならない」と地域福祉の推進がうたわれており、同107条では、「市町村は、地域福祉の推進に関する事項として次に掲げる事項を一体的に定める計画（以下「市町村地域福祉計画」という。）を策定し、又は変更しようとするときは、あらかじめ、住民、社会福祉を目的とする事業を経営する者その他社会福祉に関する活動を行う者の意見を反映させるために必要な措置を講ずるとともに、その内容を公表するものとする」となっている。地域福祉とは、子どもから高齢者まで、また障害のある人もない人も、誰もが、その住み慣れた地域において、生き生きと自立した生活が送れることを目指し、地域におけるさまざまなサービスや活動を組み合わせて、共に生き、共に支えあう社会づくりを具体化することである。住民の参加による学習のプロセスと批判プロセスをフィードバックさせながら社会福祉計画を展開していくことで、地域社会にとって何がもっともよい体制なのかを模索していかなければならないであろう。

3. 福祉国家と福祉社会論

福祉国家
welfare state

福祉社会
welfare society

官僚主義
bureaucratism
大規模な組織にみられがちな、病理的行動や特有の思考様式を指す。

　福祉国家とは、「社会保障を中心とする福祉政策と完全雇用に政府が社会的責任を持つような混合経済社会体制を福祉国家と呼ぶ」と定義される。また、福祉社会とは「福祉政策が積極的に行われており、福祉の水準も高い社会を指す」[11]と定義されている。近年では「福祉国家」より「福祉社会」という言葉が使われることが多くなった。第2次大戦後、先進諸国はそれまでの社会政策を集大成して「福祉国家」を成立させていくようになったのであるが、経済成長にかげりがみえてくるようになると、「社会政策」の行き過ぎに対する批判と国家の力のみによる「福祉国家」の方向性に対する批判が行われるようになり、国家以外の社会集団を含めた福祉供給の展開を主張する考え方として福祉社会論が提起されるようになったのである。

　福祉国家という言葉は、政府が国民生活にも深く介入している官僚主義的集権国家を連想させるが、福祉社会という言葉は、福祉国家のよい面を

残しながら、官僚主義的性格を脱却した社会であることをイメージさせる。すなわち、なんらかの意味で従来型の福祉国家を越えた社会をイメージしているともいえるであろう。ベバリッジが描く福祉国家は、政府が国民最低生活を保障する政策を目的としていた。しかし1970年代になり国民の生活水準が高くなると、経済的福祉だけではなく、生活の質の向上を求める傾向が強まっていった。ロブソンは著書『福祉国家と福祉社会』(1976)の中で福祉社会を実現することができなければ福祉国家の目的を充足することは不可能であると指摘している。もはや、福祉国家は中産階級や若者には魅力的なものではなく、これからはすべての市民の生活の質（QOL）と生活の喜びを積極的に追求する社会へと発展すべきだとして、そのような社会を福祉社会としたのである。すなわち、福祉国家をマイナスのイメージで捉え、福祉社会をプラスのイメージで捉えている傾向がある。それは、福祉国家は財政的な制約も多く、これ以上拡大することはない。さらに福祉国家は官僚制組織であり柔軟性に乏しく、パターナリズム的である。このようなことから福祉国家の限界を打ち破るものとして福祉社会がいわれ、「福祉国家から福祉社会へ」といった福祉社会論が提起されるようになったのである。しかし、福祉国家が福祉社会を支え、福祉社会が福祉国家を支える、といったことはあるし、逆に福祉国家によって福祉社会が規制されたり、福祉国家によって福祉社会が批判されることは否定できないであろう。そのため、福祉国家と福祉社会を本質的な対立物として、また固定的に捉えるのは好ましくなく、批判と反批判の相互作用の中で、むしろ連携を追求しなくてはならないであろう。それは両者の間にある対立や相互批判を踏まえた上での連携でなければならない。さらに、ナショナル（国民的）な水準においてだけでなく、ローカル（地域）な水準やグローバル（地球）な水準においても考えていかなければならない。従来の福祉国家が目的としたことの一部分はすでに実現されたものとなってしまった。従来型の政策では、もはや高次の福祉を所得再分配方式を主としたもので追求するのには限界があり、経済効率や経済の安定成長にも悪影響を及ぼす可能性があるであろう。いままさに新しい型の福祉社会の構築が求められている。政治・行政のイニシァティブ、市場原理に基づいて行動する民間諸事業のイニシァティブ、ボランタリーな市民の個人的・集団的なイニシァティブの三者の現実的・総合的な結合形態が追求されなければならないであろう。

ベバリッジ
Beveridge, William
Henry
1879 ～ 1963

ロブソン
Robson, William
Alexander
1895 ～ 1980

パターナリズム
paternalism
父性温情主義などといわれている。

4. 福祉社会における福祉専門職

A. 援助の専門化

　社会福祉に従事する者の専門性については、さまざまな指摘がある。たとえば佐藤豊道は専門職に共通する要素として、①創造性を伴う知的な過程、②体系的理論、③倫理基準、④専門職的権威、⑤専門職的下位文化、⑥専門教育と研修、⑦専門職団体の組織化、⑧教育的背景や専門職試験などによる社会的承認、⑨公益性の志向、⑩科学的・批判的・合理的視座、⑪高い報酬と社会的評価、⑫専門職者としての個人的責任、の12項目[12]を提示しており、また京極高宣は「専門職の専門性」として、第1に職業的倫理、第2に職業的専門知識、第3に職業的技術の3つの要素から構成されるとしている[13]。さらに森井利夫は専門職業の成立要件として、①高度で科学的な知識に裏づけられた技能または技術をもっていること、②上役や同僚の指示に従属するのではなく、自らの責任において判断し行動する高度な自立性と倫理性をもつこと、③その重い社会的責任と義務を裏づけるために、公に認定された資格制度をもつこと、の3点を指摘する。

　以上のことからソーシャルワーカーは、社会福祉の実践家であり、専門的知識と援助技術をもった専門家ということができる。すなわち、そこには、①社会福祉従事者としての倫理性と他業務との協調性があること、②社会福祉制度を正しく理解しており、利用者に適切に対応でき、かつ把握・分析ができること、③利用者を全人格的に理解し、人権擁護やプライバシーの立場から幅広いケアができる人間性があること、④さまざまな社会資源をコーディネートして、利用者の自立支援を促すことのできる計画作成と実施が行え、評価ができること、などが挙げられるのである。そして、その援助活動は決して経験や勘に頼るものであってはならないのである。竹内愛二は、1959（昭和34）年に著した『専門社会事業研究』において、ソーシャルワーク（竹内はソーシャルワークを専門社会事業と称した）の専門職業的性格について詳しく論究し、その2大特質として、①技術的なものであること、②倫理的諸基準に準拠して遂行されること、を挙げている。技術的ということは、外面的行為の繰り返しや徒弟的な一方的訓練によって得られた熟技ではなく、科学的知識や原理に即したものであるとしている。もう1つの倫理性については、狭義には、それが専門職業

竹内愛二
1895 ～ 1980
心理主義的ケースワークを研究し、わが国にケースワークを初めて科学的社会事業の一方法として紹介した。

者自身の利益や関心よりも、彼の対象者、同僚、所属集団、あるいは全体社会のそれらを一層尊重するところの奉仕的動機、または理想をもつものであることを意味しているが、広義には、専門職業の職責が、単に科学的・技術的であるというだけではなく、高度の技術的能力の発揮によって遂行されること、および専門職業における奉仕的役務は、専門職業者の個人的感情や感傷によって左右されず、客観的合理性によって遂行されることなどが要請されることをも意味するとしている[14]。

技術的能力
technical competence

また一般的に、専門職として確立された「専門家」は次の6つの特徴をもっているといわれる。

①その職業の目的が私的利害ではなく公共的な福利に捧げられていること
②大衆がもちえていない高度の専門的な知識や技術を保有していること
③その専門領域の職域における自律性と自由を保障されていること
④専門家にふさわしい高度の養成機関（たとえば大学院教育）をもち、専門的な技術と見識を高める研修制度をもっていること
⑤資格認定を行う自律的な専門化協会を組織していること
⑥独自の倫理綱領をもち、専門化協会において倫理的責任を自己管理していること

ソーシャルワーカーはこの6つの特徴を備え、専門職としての地位を確立しているのである。

さて、わが国では1987（昭和62）年に「社会福祉士及び介護福祉士法」、1997（平成9）年に「精神保健福祉士法」が成立し、これによりソーシャルワーク分野の専門職としての資格が明確に位置づけられている。それぞれの資格は次のように規定される。

● 社会福祉士

社会福祉士の名称を用いて、専門的知識及び技術をもつて、身体上若しくは精神上の障害があること又は環境上の理由により日常生活を営むのに支障がある者の福祉に関する相談に応じ、助言、指導、福祉サービスを提供する者又は医師その他の保健医療サービスを提供する者その他の関係者との連絡及び調整その他の援助を行うことを業とする者（改正社会福祉士及び介護福祉士法2条1項）。

● 介護福祉士

介護福祉士の名称を用いて、専門的知識及び技術をもつて、身体上又は精神上の障害があることにより日常生活を営むのに支障がある者につき心身の状況に応じた介護を行い、並びにその者及びその介護者に対して介護に関する指導を行うことを業とする者（改正社会福祉士及び介護福祉士法2条2項）。

●精神保健福祉士

　精神保健福祉士の名称を用いて、精神障害者の保健及び福祉に関する専門的知識及び技術をもって、精神病院その他の医療施設において精神障害の医療を受け、又は精神障害者の社会復帰の促進を図ることを目的とする施設を利用している者の地域相談支援の利用に関する相談その他の（2012〔平成24〕年4月1日より）社会復帰に関する相談に応じ、助言、指導、日常生活への適応のために必要な訓練その他の援助を行うことを業とする者（精神保健福祉士法2条）。

　すなわち、この3つの資格は、「名称独占」ではあるものの、専門的な知識と技術をもった福祉の専門家・実践家とされ、この国家資格の誕生によって社会福祉における援助関係の社会的基盤が構築されたといってよい。

　しかしながら、たとえ資格化されたとはいえ、まだまだ努力すべき点は多々ある。専門職としての実質を備えるためには、またその専門性に対する社会的な評価を高めていくためには、専門職であることへの自覚と援助技術の向上に日々研鑽し、利用者の個々のニーズに応えていくことが重要なのである。

B. 専門的援助の視点

生活モデル
life model

ここで・いま
here and now

　近年、ソーシャルワークにおける専門的援助の視点は「生活モデル」がその主流となっている。「生活モデル」とは、「ここで・いま」の認識が基本であり、利用者は「生活の主体者」であると捉えるものである。利用者と援助者の関係は、決して一方的・指導的・教示的ではなく、共に学び、共に支え合うといった共同作業的な関係にある。

　しかしながら、援助を行うにあたり、ときとして「パターナリズム的支援」に捕われることがしばしばあることも否定できない。それゆえ、利用者を福祉サービスが必要な「マイノリティ」という視点で捉えるのではなく、利用者が営む生活の全体像を見つめ、「今を生きる生活の主体者」として捉え、「心と身体」「人と人」「人と環境」がつながり合った存在として全人的に理解していくことが必要である。ここに「エンパワメント」の重要性が存在するのである。

エンパワメント
empowerment

　あくまでも主役は利用者であり、利用者自身が「地域でどんな生活をしていきたいのか」「それに必要なことは何か」ということを最も理解しているのである。援助者は利用者と face to face で向き合い、地域において、より質の高い生活を実現できるようにともに検討していくのである。換言すれば、援助者によるサービス提供は、利用者が自分らしく生活すること

を側面的に支援するものであり、その目的は「自立支援」なのである。そのためには利用者の「自己決定」を尊重せねばならない。ゆえに援助者は、①現実ではなく希望を大切にする、②生活全体を支援する、③本人の力を信じて距離感を大切にする、④本人のできることを少しずつ増やすように支援する、⑤本人のペースにあわせる、⑥本人の気持ちに寄り添う、⑦質問などはわかりやすくする、などに留意する必要があろう。

「自己決定」は、利用者の処遇、援助、支援としての原則であると同時に、人間としての本質的な尊厳を尊重し、援助する側の理論的、実践的、倫理的な基盤かつ原理であるといえよう。このようなことから昨今では、サービスの対象者を「利用者」「当事者」「消費者」などと捉え、その立場と権利を保障するようになってきているのである。

さて、私たちは利用者の生活から「強さ」と「個性」を見出し、それを伸ばしていく、そして生活の中で「役割」を見出していくことが大切であり、自己決定による「自己実現」の意味を改めて考えていかなければならない。一言で「自己決定」といっても単純なものではない。利用者は、あらゆるサービスを自ら選択する権利を有するのであり、その選択肢の中には、援助者との関係のあり方も含まれるのである。さらに利用者は、自分がどのようにサービスを受けるかについても選ぶ権利をもつ。そして、この「自己決定権」はいかなる状況においても守られなければならない。そのため援助者は、利用者が消費者としてサービスを選択・決定できるよう、サービスに関する十分な情報を開示し、適切な説明をしていかねばならないのである。生活に問題を抱える人びとが自分らしくなっていくことは、他者に受け入れられながら、自分としてこれからどのように生きていくのかを決定していくことである。援助者には、利用者個人の人生の重みと、その人らしさをきめ細かく受け止めていくことが求められるのである。

C. 専門職としての知識と技術

[1] 専門知識

ソーシャルワーカーには、広範な一般基礎知識はもとより、複雑で多岐にわたる関連分野の知識など相当量が必要である。

アメリカにおけるソーシャルワーカー団体として、全米ソーシャルワーカー協会（NASW）がある。全米ソーシャルワーカー協会は、ソーシャルワークを有効に機能させるために「方針宣言・知識」を示している[15]。その一部をここで紹介したい。

全米ソーシャルワーカー協会（NASW）

・ケースワークおよびグループワークの理論と技法に関する知識。

- 地域社会の資源とコミュニティ・サービスに関する知識。
- 国や地方自治体のソーシャル・サービス・プログラムとその目的に関する知識。
- コミュニティ・オーガニゼーション理論や、保健と福祉サービスの発達に関する知識。
- 社会における人種的グループ、民族的グループ、その他の文化的グループに関する知識—現在の生活におけるそれぞれの価値意識、ライフ・スタイルおよびそれに起因する問題に関する知識。
- 社会福祉計画法の概念と技法に関する知識。
- スーパービジョンの理論と概念、およびソーシャルワーカーの実践に対する専門スーパービジョンに関する知識。
- 社会的および心理的統計の一般的な知識、および他の調査方法や調査技法に関する知識。
- クライエントに影響する社会的、および環境的要因に関する知識。
- 心理社会的事前評価や専門的介入活動の理論と方法、および診断に関する知識。
- 人間の成長と発達論、および家族論と社会的相互作用論に関する知識。
- 小集団の理解、および行動力学に関する知識。
- グループ相互作用の理論と、治療的介入の理論に関する知識。
- 危機介入の理論と技法に関する知識。
- 専門職ソーシャルワークの倫理的基準や実践に関する知識。
- 教育および訓練の理論や技法に関する知識。
- 社会福祉の動向や政策に関する知識。
- 地方自治体や国の法律、および社会サービス、保健サービスに影響をもつ規則に関する知識。

［2］ 専門技術

直接援助技術
direct social work

間接援助技術
indirect social work

関連援助技術
related social work

　社会福祉援助技術の実践としての専門技術は、直接援助技術（ケースワーク、グループワーク）、間接援助技術（コミュニティワーク、ソーシャルワーク・リサーチ、ソーシャル・アドミニストレーション、ソーシャル・プランニング、ソーシャルアクション）、関連援助技術（ケアマネジメント、ネットワーク、スーパービジョン、コンサルテーション、カウンセリング）に体系化される。

　現在、激動する社会変動に伴いニーズは複雑化・多様化し、これまでの援助技術の機能では対応できない状況となり、その機能の拡大が求められている。ここでは援助技術の機能と役割についてみてみたい。

- 仲介的機能：利用者と社会資源との仲介者としての役割
- 調停的機能：利用者や家族または地域社会の間で意見の相違がみられる際の調停者としての役割
- 代弁的機能：利用者が自ら権利やニーズを表明できないときの代弁者（アドボケーター）としての役割
- 連携的機能：インフォーマルやフォーマルな社会資源との連携者としての役割
- 処遇的機能：施設・機関内の利用者に対して生活全般における直接的な援助者・支援者・指導者・理解者としての役割
- 治療的機能：治療者（カウンセラー）としての役割
- 保護的機能：利用者の保護者（プロテクター）としての役割
- 組織化機能：フォーマル・システムやインフォーマル・システム（活動や団体）を組織する者（オーガナイザー）としての役割
- 促進的機能：利用者における促進者（ファシリテーター）としての役割
- 協働的機能：利用者の課題を達成するために利用者を積極的にワーク過程に参画を促す協働者（コラボレーター）としての役割
- 調整的機能：利用者や家族へのサービスの継続および適切なサービス提供などの調整者（マネージャー）としての役割
- 社会変革機能：地域社会の偏見や差別、先入観などの意識、硬直化した制度などの社会改良および環境へ働きかける変革者としての役割

　ソーシャルワーカーには、日々の実践の中で、前述の機能を果たしていくことが求められているのであり、その実現のためには日々の努力と研鑽が必要であることはいうまでもない。

　このように、利用者の人権尊重、権利擁護、自己実現、およびノーマライゼーションの具現化などの価値観・倫理観は、ソーシャルワーカーの専門性を位置づける重要な要素であるということができる。

　最後に、「人権」について言及しておきたい。「人権」とは何であろうか。「人権」とは、人間が、ただ人間であるというそれだけの理由・根拠に基づいて発生する権利であり、人間であることそれ自体によって認められるもので、人間社会において最も根本的・前提的な権利のことである。したがって、援助者は人権擁護を強く訴えていかねばならないのである。

　すべての人びとが「幸福」になる権利を有している。そしてそれは誰も侵すことのできないものである。そのような視点に立つと、「人権」とは、一人ひとりが自分のものとして所有するもので、お互いに大切にし合うものということができるであろう。

注)

(1) 正村公宏『福祉社会論』現代経済学選書 3，創文社，1989，p.12.

(2) 重田信一編『改訂社会福祉概論』介護福祉士選書，建帛社，1990，p.156.

(3) 前掲書（2），p.157.

(4) 福祉士養成講座編集委員会編『社会福祉原論』中央法規出版，2000，p.56.

(5) 京極高宣監修『現代福祉学レキシコン（第 2 版）』雄山閣出版，1998，p.157.

(6) 井村圭壮・山北勝寛編『社会福祉分析論』福祉分析シリーズ 1，学文社，2000，p.165.

(7) 糸賀一雄『福祉の思想』NHK ブックス 67，1968，p.67.

(8) 足立叡・佐藤俊一・平岡蕃共編『ソーシャル・ケースワーク―対人援助の臨床福祉学』中央法規出版，1996，p.18.

(9) 前掲書（5），p.196.

(10) 坂田周一『社会福祉政策（改訂版）』有斐閣アルマ，2007，pp.201-202.

(11) 前掲書（5），pp.40-41.

(12) 佐藤豊道『ジェネラリスト・ソーシャルワーク研究―人間：環境：時間：空間の交互作用』川島書店，2001，pp.266-268.

(13) 京極高宣『日本の福祉士制度―日本ソーシャルワーク史序説』中央法規出版，1992，pp.118-124.

(14) 森井利夫編『社会福祉援助技術―ソーシャルワーク入門』学文社，1992，pp.22-23.

(15) 岡本民夫編『社会福祉援助技術総論―新しい理論とモデルによる体系的アプローチ』社会福祉士・介護福祉士養成テキスト，川島書店，1990，pp.24-25.

参考文献
- 塩野敬祐・福田幸夫編『現代社会と福祉（第 4 版）』社会福祉士シリーズ 4，弘文堂，2017.
- 大熊信成・嶋田芳男・増田康弘編『社会福祉形成分析論』大学図書出版，2015.
- 峰島厚・木全和巳・荻原康一編『障害者に対する支援と障害者自立支援制度（第 3 版）』社会福祉士シリーズ 14，弘文堂，2015.
- 柳澤孝主・坂野憲司編『相談援助の理論と方法Ⅰ（第 2 版）』社会福祉士シリーズ 7，弘文堂，2014.
- 柳澤孝主・坂野憲司編『相談援助の理論と方法Ⅱ（第 2 版）』社会福祉士シリーズ 8，弘文堂，2014.
- 井村圭壮・相澤譲治編『社会福祉の成立と課題』勁草書房，2012.
- 京極高宣監修『現代福祉学レキシコン（第 2 版）』雄山閣出版，1998.

▌理解を深めるための参考文献

- **秋元美世『福祉政策と権利保障―社会福祉学と法律学との接点』法律文化社，2007.**
  福祉の権利構造を捉え直し、福祉の権利の特性に見合った権利保障の仕組みについて考察している。
- **石井光太『絶対貧困―世界リアル貧困学講義』新潮文庫，2011.**
  著者が世界各国の貧困地域を訪れて、そこに住む人びとと生活をともにし、貧困社会の現実をありのままに述べているルポルタージュである。

国家試験対策用語集

●解説文中の太字は重要箇所です。

新しい貧困
〔new poor〕

バウマン（Bauman, Z.）が自著『新しい貧困』（原著出版は 1998 年）で提起した、消費社会に移行したがゆえに発生する貧困の概念。所得の格差は、失業している福祉の受給者を新たな雇用に導くことを前提としているが、**新しい貧困は失業状態にあって福祉を受給しても、また就業していても、消費社会の中で貧困線に到達することのない非消費者を指す**。この貧困は、欧米の自由主義経済市場の中で、大企業が規模を縮小し利潤獲得と反比例するかのように、「**余剰**」人員として労働から排除され続ける人びとの生活水準を指す。

アノミー
〔anomie〕

社会規範の崩壊・動揺などの社会解体によって生じる行為や欲求の無規範・無規制状態のこと。これを社会学の概念として定式化したのは、デュルケム（Durkheim, É.）である。

アーバニズム
〔urbanism〕

都市に特徴的な生活様式のこと。ワース（Wirth, L.）は、都市には人口の規模・密度・異質な構成という特徴のうえに、流動的、匿名的、功利的な人間関係や組織、集団への二重所属といった生活様式が作り出されるとした。

アファーマティブ・アクション
〔affirmative action〕

積極的差別解消策のこと。黒人やヒスパニック、女性など歴史的、系統的に差別を受けてきたマイノリティ・グループに対して、雇用や就学等においてクオータ制（割当制）などの優遇措置を行うこと。

アンダークラス
〔underclass〕

最下層階級。下層階級よりも下位の人々、並びに階級構成の外側に置かれている人々をいう。主に長期失業者や短期雇用の低賃金労働者を指し、その多くは移民労働者、少数民族、高齢女性などの社会的マイノリティから成る。

アンペイド・ワーク
〔unpaid work〕

収入を伴わない無給の労働。国連は無償労働を2つに分けている。1つは農業の無給労働や路上販売などの非正規労働、もう1つは育児・家事・介護・地域活動などの労働である。後者はイリイチ（Illich, I.）のいうシャドウ・ワーク（shadow work）と重なっている。

逸脱
〔deviance〕

一般に、社会的なきまりや基準をはずれた行いのこと。言いかえれば、「その共同体や社会のかなりの数の人々が受け入れている所与の規範ないし一連の規範に同調しないこと」である。

一般化された他者
〔generalized other〕

ミード（Mead, G. H.）の自我形成論の中で展開された概念。直接的な相互作用を超えたところにある集団や社会の、自分の行為に対する規範的な反応を先取りして行為できるようになること。

印象操作

〔impression management〕

相手の顔色をうかがいながら、自分を実際以上の存在として呈示し、より優れたものとして印象づけようとすること。ゴッフマン（Goffman, E.）が『行為と演技』（1959）において詳述した。

インフォーマルな組織

〔informal group〕

仲間集団のように、公式な組織の内部に自然発生してくる非公式な小集団のこと。一定の相互行為の様式やものの見方が生まれ、それに固有な秩序や掟をもつことになる。ホーソン実験の結果を通してその重要性が指摘された。

ウェーバー

〔Weber, Max 1864-1920〕

ドイツの代表的社会学者。社会的行為を社会学的分析の基礎単位とし、行為の動機の意味を理解することが、社会学的研究の根本であるとした。著書には『プロテスタンティズムの倫理と資本主義の精神』（1904 〜 1905）がある。

ウェーバーの官僚制

ウェーバー（Weber, M.）によれば、**近代官僚制は、合法的支配の秩序を基礎として、大規模な組織の支配を合理的・能率的に進めるための制度であ**り、①規則によって秩序づけられた職務の配分、②上下関係のはっきりした職階制、③文書による事務処理、④専門職訓練、専門職知識を備えた専門職員（テクノクラート）の任用によって作用するとされる。

エイジズム

〔ageism〕

年齢差別を意味するが、狭義のエイジズムは「高齢者に対する差別」を指す。高齢であることを理由に、能力のないものとみなしたり、人格を無視したりする態度、行動あるいは制度、雇用における年齢制限なども含まれる。

エコロジー

〔ecology〕

環境と生物との相互関係を調べる学問であり生態学と訳される。1960 年代末から欧米諸国で、環境破壊や生態系の危機を憂い、環境との共存を重視する人々をエコロジスト、その人たちによる社会運動をエコロジー運動と呼ぶようになった。

エコロジー的近代化論

〔ecological modernization theory〕

エコロジー的近代化論は、主にヨーロッパの環境社会学者たちによって 1990 年代以降に構築されてきた、現代環境社会学の主要な理論の 1 つである。**この理論の基本的な考え方は、経済発展と環境保護はトレードオフの関係にはなく、むしろ、「エコロジー的」、つまり「環境にやさしい」「エコ」な技術やビジネスの発展こそが社会の経済発展をもたらしていく、というものである。**

SSM 調査

〔Social Stratification and Social Mobility〕

社会階層と社会移動に関して継続的に実施されている全国規模の標本調査。1955 年以来 10 年ごとに実施されており、基本的な調査項目には職業（本人と親）、学歴、収入、階層意識などがある。その他家族関係、耐久消費財の保有など内容を少しずつ変えながら調査している。

エスニシティ

〔ethnicity〕

エスニック集団への帰属の状態とエスニック集団の自己意識を指す。言語をはじめ特定の文化的・社会的な特性に基づく集団分類基準であり、同時にそのような特性に基づく集団の主観的な結束意志を指す。

エスノセントリズム

〔ethnocentrism〕

自民族中心主義。自己の属する民族やエスニック集団の生活様式や思考方法などを自明視し、他の民族、エスニック集団のそれを劣ったもの、特殊なものとみなす状態のことをいう。

NPO 法人（特定非営利活動法人）

〔non-profit organization〕

会費、寄付、ボランティアなどの資源を用い、営利を目的としないで公益的な活動を担う民間の団体。民間でも営利を目的とする会社、法と税によって公共的な活動をする政府と区別された法人概念。

エリクソンのライフサイクル論

エリクソンは、人生の8つの時期とそれぞれの発達課題を明示し、独自の発達段階論を展開した。乳児期における基本的信頼、幼児前期の自律性、幼児後期の積極性、児童期の勤勉性、青年期の同一性、初期成年期の親密性、成年期の生殖性、成熟期の自己統合とその発達課題を挙げ、家族関係を中核に、ダイナミックな心理・社会的発達論を、螺旋階段上の円環（サイクル）のイメージで繰り広げた。

オグバーン

〔Ogburn, William Fielding 1886-1959〕

『社会変動論』（1922）のなかで、技術の進歩による物質文化の変化は、価値やイデオロギーのような非物資文化の変化よりはるかに速いスピードで進むので、両者の間にはギャップが生じ、**文化遅滞**という現象が生ずると述べている。

階層（社会階層）

階層とは、資産、所得、職業、社会的威信など、資源配分の不平等によって生じる序列を、何らかの方法で区分けしたとき、同じ区分けに入る人々の集合のことであり、**社会全体がどのように序列化しているかを明らかにしていこうとするもの**。

鏡に映った自我

〔looking-glass self〕

クーリー（Cooley, C. H.）の用いた言葉で、他者という鏡に映し出された自己という意味。日常生活のなかで自己が周りの他者にどう映っているか、他者がどう評価しているかを想像して作りあげられたもの。これに沿って自己アイデンティティも形成される。

核家族

〔nuclear family〕

結婚している一組の男女および彼らの未婚の子女で構成される家族形態を指す。アメリカの人類学者マードック（Murdock, G. P.）は、250におよぶ民族誌学的資料の分析から抽出した3つの家族形態のうちで、もっとも基本的であり、他の2つの形態（複婚家族、拡大家族）の核になっているものとして核家族と命名した。

拡大家族

〔extended family〕

核家族が血縁紐帯によって拡大された家族形態をいう。典型的には、核家族が世代間で結合する直系家族、世代内で結合する複合家族が相当する。また、同居はしていないが世代間、世代内であたかも拡大家族のように緊密な交流がある場合に、これを「修正拡大家族」（modified extended family）と呼ぶ。

過疎化

大きな人口移動により住民が減少し、その地域が生活条件の確保と経済活動の再生産に支障をきたすこと。生活水準および生産機能の維持が困難になる。過疎地域においては、若年層の人口流出により地域人口が高齢化し、高齢者問題が深刻になり、地域の生産機能も低下する。なお、わが国の市部の人口が郡部の人口を上回ったのは1955（昭和30）年、人口集中地区（DIDという。国勢調査で用いる用語で1960年より使用されている）の比率が50％を超えたのは1970（昭和45）年である。

過疎関連法

1970（昭和45）年、過疎地域対策緊急措置法。
1980（昭和55）年、過疎地域振興特別措置法。
1990（平成2）年、過疎地域活性化特別措置法。
2000（平成12）年、過疎地域自立促進特別措置法。

家族形態

〔family forms〕

現に存在する家族の規模、構成、続柄。家族形態の分類方法には、家族を構成するメンバーの数による分類と同居する世代の数による分類、または同居す

る家族員の続柄による分類とがある。

家族周期

家族の形成から消滅までの規則的な推移のこと。結婚、子の誕生と成長、定年退職など家族成員の経験する出来事を契機にいくつかの段階を設定し、そのライフサイクルを把握する立場。

家族周期の変化

1920（大正9）年に結婚した夫婦と1992（平成4）年に結婚した夫婦の家族周期を比べてみると、もっとも目立つ変化は、①子どもの養育期間の短縮、②老後の伸長、③「空の巣期」＝エンプティ・ネスト（子どもの独立後、老夫婦のみで暮らす期間）の伸長（夫婦家族の形態の場合）、④3世代同居期間の伸長（直系家族の形態の場合）である。

家族と世帯

家族は現実の生活単位と一致しない場合があるので、行政や家族調査などは世帯を単位として行っている。**世帯とは、「住居および生計を共にする集団」**と定義され、住居空間や家計を共にする限り、ルームメイトや使用人といった非親族も世帯員である。

家族の機能

個人の欲求充足に焦点を合わせた場合、家族機能は次の4種に大別できる。①生命維持機能、②生活維持機能、③**パーソナリティ機能：パーソンズ（Parsons, T.）は、家族にとって本質的な機能として、子どもの基礎的な社会化と成人のパーソナリティの安定化を挙げている**、④ケア機能。

家族の定義

森岡清美による定義「夫婦関係を中心として、親子、兄弟、近親者によって構成される、第一次的な幸福追求の集団である。ただし、これらの要件をすべて充足する必要はなく、夫婦の一方を欠く父子のみや母子のみであっても、親又は子あるいは双方を欠く夫婦のみであっても、血縁関係を欠く養親子であっても家族に含まれる。」

過疎地域自立促進特別措置法

「過疎地域自立促進特別措置法」により政府が国勢調査をもとに、人口減少率や高齢化率と青年の比率、財政力を指標にして、市町村単位で過疎地域を指定している。2000（平成12）年度〜2009（平成21）年度の10年間の時限立法（過疎関連法の1つ）。

寡頭制支配の鉄則

ドイツの社会学者ミヘルスがドイツ社会民主党の研究から引き出した命題。組織構成員の平等と民主的な組織運営を原則にしているにもかかわらず、その組織が指導者の状況に応じた判断とその判断に対する一般構成員の服従を不可欠とする戦闘集団であるため、必然的に**寡頭制支配**（集団や組織は少数者による多数者の支配を必然とするという法則）が生じることを実証した。

環境正義

〔environmental justice〕

環境正義の語は、狭義には主として米国社会における「環境人種差別」撤廃運動を指す言葉として用いられる。より広義には、**環境負荷や環境リスクが国内外の社会的経済的政治的格差などに基づき、社会的弱者や後進地域に転嫁されたり、偏って分布する状況の不当性を訴え、環境問題の解決と社会正義や公正性の達成を求める環境運動のクレームを指す。**

環境問題

一般的に人間の事業活動や生活活動における環境への働きかけの結果、公害問題や生態系の破壊が発生。多方面にわたりグローバル化している。自然的・物理的環境の悪化は、環境問題。社会的・文化的環境の変化は社会問題。環境問題が社会問題に転化することが多い。

感情操作

〔emotion management〕

組織から期待される役割と自分自身との間に葛藤が起きた時、感情の発生や表現を操作的にコントロールすること。人前では悲しみを押し殺したり、怒りを笑顔でかわしたりすることが感情操作である。ゴッフマン（Goffman, E.）の用語。

感情労働

〔emotional labor〕

接客労働や対人サービス労働において要求される「感情」を分析するための概念としてホックシールド（Hochschild, A.）らによって1970年代に考案された。サービス業があふれる現代社会では、笑顔や元気さといった本来は商品でないものが、事実上売られている。「笑顔」「元気な声」——こういった感情をコントロールする必要のある労働を、ホックシールドは「感情労働」と呼んだ。

機能的要件
〔functional requisite〕
社会や集団を1つのシステムと見なした場合、システムを維持していくためにはどうしても満たさなければならない条件があり、その条件はすべてのシステムにおいて同一である、とパーソンズ（Persons, T.）は考えた。彼はこの条件を機能要件と呼び、AGILの4文字で表現した。AはAdaptation（適応）、GはGoal-attainment（目標達成）、IはIntegration（統合）、LはLatency（潜在性）のことであり、この4つの機能要件に応じて、システムは4つの下位システムに分化していくとした。

規範
〔norm〕
規範とは、人々が従わなければならない社会にある無数のルールのことである。規範は、行為をコントロールすることによって、社会の秩序をもたらす役割を果たしている。行為に対する拘束力の強さという点で、おおよそ慣習、習律、法の3種類に分けることができる。

逆機能
〔dysfunction〕
個人や集団や社会について設定される目的に対する貢献という観点からみて、プラスの貢献をする場合に順機能、逆に阻害するようなマイナスの貢献をするような場合に逆機能という。円高は、海外旅行者には順機能だが、輸出業者には逆機能である。

業績主義／属性主義
人類学者のリントン（Linton, R.）は、他者に関する判断がその人が何であるか（身分、家柄、性別、年齢等）に基づいて行われる場合を「属性（ascription）主義」と呼び、何ができるか、何をなしえたかに基づいて行われる場合を「業績（achievement）主義」と呼んだ。

競争移動／庇護移動
〔contest mobility/sponsored mobility〕
競争移動は、公正なルール下での競争による上昇移動を理想視する規範とその規範に基づく移動パターンのことであり、庇護移動は、既成エリートがエリートたるものの基準を設定し、その基準に合う次世代の者を早期に選抜し、その選抜以後の上昇移動を保障することをよしとする規範とその規範に基づく移動パターンのことである。

京都議定書
1997（平成9）年、地球温暖化防止京都会議で採択。先進国の温室効果ガス排出量について、法的拘束力のある数値的約束を各国ごとに設定。日本は1998（平成10）年署名。

近代化
〔modernization〕
近代社会の社会変動のこと。歴史上、封建社会から資本主義社会への移行過程をいい、産業化、工業化、都市化、大衆化、合理化、官僚制化等、さまざまな社会変動を伴う。

グローバリゼーション
〔globalization〕
情報（化）社会の進展により、国家という枠組みを前提としないで、地球規模で単一的システムが構築されつつある方向・現象。

結節機関
〔nodal organization〕
鈴木栄太郎が都市の系列的な秩序を明らかにするために提起した概念。人々が利用する各種の機関や組織体（官公庁、企業）のことであり、こうした機関や組織体は特定地域に集中する傾向があり、またその機関や組織体は都市規模に応じて序列化される。

ゲマインシャフト／ゲゼルシャフト
テンニース（Tönnies, F.）が『ゲマインシャフト

とゲゼルシャフト』（1887）で提示した概念。前者は、他者と感情的に結合して共同生活を送ろうとする生得的な**本質意志**から生じる集団で、全人格的な結びつきが特徴。後者は、何らかの目的を達成するために共同で生活しようとする理性的な**選択意志**から形成される集団で、打算的・契約的な結びつきを特徴とする。

権威主義的パーソナリティ
〔authoritarian personality〕
ファシズムを支えたドイツ下層中産階級に典型的にみられた社会的性格のことで、それは自分より上位の者に対する服従、自分より下位の者に対する軽蔑によって特徴づけられる。

限界集落
〔marginal settlements〕
大野晃は、過疎化・高齢化の進む過疎町村の集落のなかで、**高齢化率 50％以上の集落**を人口の再生産が困難で住民生活の維持が難しい集落として「限界集落」と名付けた。

交換理論
〔exchange theory〕
相互作用を何かと何かの交換として見てみようとする立場がある。これを交換理論という。個人間、集団間の社会過程を、報酬（物質的なものだけでなく精神的なものを含む）の交換過程とみなし、そこから安定した社会関係が成立するための条件や、権力が発生するメカニズムの解明、規範や制度の生成過程等を解明しようとする社会理論。

合計特殊出生率
その年次の女性の各年齢（15 ～ 49 歳）別出生率を合計したもの（その年の出生率）で、昭和 40 年代は、第 2 次ベビーブーム期を含め、ほぼ 2.1 台で推移していた。その後は昭和 50 年代後半を除き低下傾向が続いていたが、2006（平成 18）年から上昇傾向が続き、2014（平成 26）年は 1.42 と低下したものの、2015（平成 27）年は 1.46 と再び上昇している。なお、近年の合計特殊出生率の低下傾向は、主に 20 歳代の出生率の低下によるものであるが、年齢 5 歳階級別にみると、24 歳以下の各階級では低下し、25 歳以上の各階級では上昇しており、最も合計特殊出生率が高いのは、30 ～ 34 歳となっている。

国勢調査における世帯
1920（大正 9）年の調査から 1980（昭和 55）年まで用いられた普通世帯と準世帯という区分に代えて、1985（昭和 60）年の「国勢調査」から、一般世帯と施設等の世帯に分けている。一般世帯とは、普通世帯に間借り・下宿・独身寮の単身者を加えたもののことで、施設等の世帯とは、学生寮・社会施設・矯正施設などの居住者のことである。

国民生活基礎調査における世帯
住居および生計を共にする者の集まり、または独立して住居を維持し、もしくは独立して生計を営む単身者をいう。ただし世帯主が外国人である世帯を除く。①世帯員：世帯を構成する各人。ただし、社会福祉施設に入所している者、単身赴任者、遊学の者、別居中の者、あずけた里子、収監中の者を除く。②世帯構造：単独世帯、核家族世帯、三世代世帯、その他の世帯。

国連「人間環境宣言」
1972 年、国連人間環境会議がストックホルムで開かれ、先進国、発展途上国および国際機関により、初めて共通の問題として環境問題が論議され、「人間環境宣言」と「行動計画」が採択された。

互酬性
〔reciprocity〕
他人に何かをもらったり、逆にあげたりするとき、その返礼として何かをあげたり、もらったりするということが社会関係の基本的部分に認められる。この**自分と他人との間に生じる「返礼」の相互行為を互酬性（互恵性）**という。一般的互酬性、均衡的互酬性、否定的互酬性がある。

ゴッフマン
〔Goffman, Erving 1922-1982〕
アメリカの社会学者。行為を劇場における演技であるかのようにとらえた『行為と演技』（1959）をはじめ、『アサイラム』（1961）、『スティグマの社会

学』（1963）など多くの著書があり、〈印象操作〉〈役割距離〉〈儀礼的無関心〉など独自のキーワードを駆使して、行為者の外面的なふるまいが、秩序を維持しつつ、アイデンティティを構成していくさまを分析した。

コーホート
〔cohort〕
人生において同一の重大な出来事を一定の暦年時間に経験した人口集団を指す。出生コーホート（同時出生集団）が有名である。

コーポレート・ガバナンス
〔corporate governance〕
「企業統治」と訳される。企業の経営を監視する仕組み。

コミュニケーションの情報化
コンピュータを中心とした通信技術の発達により、①情報を相互に伝達するコミュニケーションが電子メディアを介する比重が高まること、②情報ネットワークが形成されていくこと、③光ファイバー網や衛星通信の実用化によりネットワークが高度化することをいう。

コミュニティ／アソシエーション
〔community/association〕
アメリカの社会学者マッキーバー（MacIver, R. M.）の用語。コミュニティは同じところに住み、同じようなライフスタイルを持ち、われわれ感情を共有している集団のことで、近隣社会、村落、都市、国民社会へと広がっていく。アソシエーションは人々が自分の個別的な関心を満たすために人為的に作り出す集団で企業、学校、教会、労働組合、国家などがこれにあたる。

コミュニティ・オーガニゼーション
ソーシャルワークの技術の1つで、間接援助技術に位置づけられる。地域を対象とする援助であることから地域援助技術ともいう。この定義は変遷しており、「ニード・資源調整説」「インターグループワーク説」「地域組織化説」「地域開発・社会計画・ソーシャル・アクションの3つのモデル」などが挙げら

れる。

婚姻数と婚姻率の推移
婚姻件数は、昭和20年代の後半から30年ごろにかけて約70万組前後の水準を維持していたが、その後、漸増傾向を示し、1970（昭和45）年には100万組を突破して戦後第2の結婚ブームのきざしをみせ、1974（昭和49）年まで100万組台を維持した。このブームの原因は、戦後の第1次ベビーブーム期に出生した人々が結婚期に入ったことによるものである。その後、婚姻件数は昭和62年まで減少傾向であった。近年は横ばいからやや減少傾向で推移しており、2015（平成27）年は63万5096組、婚姻率（人口千対）は5.1で前年と同率であった。

コント
〔Comte, Auguste 1798-1857〕
「実証哲学」としての社会学を学問的に位置づけ、社会学の祖とされる。彼は、人間精神が歴史的に神学的、形而上学的、実証的段階へと進化するに伴って、社会の仕組み（秩序＝構造）は軍事的、法律的、産業的段階に発展するという3段階の法則を唱えた。

コーンハウザーの社会類型
コーンハウザー（Kornhauser, M.）は、政治権力を持つエリートが一般民衆を操作する可能性と、逆に一般民衆がエリートをコントロールできる可能性という2つの尺度を組み合わせて、全体社会の4つの類型を考えた。前者と後者のいずれも高いのが大衆社会であるとした。

コンパクトシティ
集約都市（コンパクトシティ）。都市機能の近接化による歩いて暮らせる集約型まちづくりの実現に向け、拡散した都市機能を集約させ、生活圏の再構築を進めていくため、医療・福祉施設、教育文化施設等の都市のコアとなる施設の集約地域への移転の促進、移転跡地の都市的土地利用からの転換を促進するために、国土交通省は2013（平成25）年度に集約都市形成支援事業を創設した。

最低生活費

ラウントリー（Rountree, S.）は労働者が肉体的に再生産できる生活資料を、栄養学を基礎とした食料を中心に検討を行った後に、これを実際の商品価格に換算し、最低生活費を算定した。彼はこれを「**貧困線**」として、**普通の労働者が一生のうち3度この最低生活費のラインを下回る可能性を示して、大き**な衝撃を与えた。

差別

〔discrimination〕

偏見に基づいてある集団に属するとされる人たちを社会的に不利に取り扱うとき、そこに差別の問題が生じる。その種の集団区分としては、民族・人種・思想・信条・身分・性別・職業・収入・居住地・障害などが指摘されている。

産業化・工業化

〔industrialization〕

近代化の主に経済的側面（工場生産への移行）に注目する。産業革命以来の工業の発展によってもたらされた、さまざまな社会変動。

ジェンダー

〔gender〕

男女を区別し、性別を意味する言葉。セックスが男女の生物学的・解剖学的な差異を示すのに対して、ジェンダーは社会的・文化的性格をもつ性別を表す概念である。

ジェンダー・エンパワメント指数

女性が積極的に経済界や政治活動に参加し、意思決定に参加できるかどうかを測定するもの。具体的には女性の所得、専門職・技術職、行政職・管理職、国会議員それぞれに占める女性割合を用いて算出する。国連や行政で測定。

ジェンダー・セグレゲーション

〔gender segregation〕

さまざまな場面において**女性差別の要因となるような男女の生活空間の分離**をいう。セグレゲーションとは、社会・制度・施設などが人や団体を分離・隔

離すること、またある人種・社会層などに対して差別待遇すること。

ジェンダー・トラック

教育制度のなかに見いだされる差別的構造をいう。1970年代にセクシズムとして告発された社会現象の1つで、女性の職業分野における進出が就業段階よりも手前の教育期ですでに構造化されていること。

ジェンダー・フリー

ジェンダーがもたらす制度的・心理的バリアを外して自由になること。日本で、主として教育分野において用いられるようになった表現。

自我

〔self ; ego〕

知覚や思考、行為などを行う主体のこと。クーリー（Cooley, C. H.）によれば、他者の認識と評価についての想像とそれに関する自己の感情によって形成され、ミード（Mead, G. H.）によれば社会的な経験と社会的活動の過程における他者との関わりによって生まれてくるという。

資源動員論

〔resource mobilization theory〕

社会運動の形成・発展・衰退を、当該の運動体が動員可能な社会的諸資源の量や戦略の適合性によって説明しようとする考え方。1970年代前後からアメリカで、それまでのシカゴ学派系の集合行動論や、「**一般化された信念**」の存在を強調する**スメルサー**（Smelser, N. J.）の集合行動論を批判することによって、自らの理論的立場を確立しようとするもの。

市場

〔market〕

一般的には、商品交換が行われる場を意味し、市や市場、各種の取引所などのように、商品の売り手と買い手とが直接・間接に接触して取引をする特定の具体的な場所を指しているが、世界市場、国内市場などのように、一定の商品に対する需要と供給とが相対して価格と取引量が決定される抽象的な場をも意味している。

自然村

鈴木栄太郎（1894-1966）が提起した概念。農民生活をめぐる多様な社会関係や集団が累積し、村の精神という規範意識によって秩序づけられた自然発生的な村落。町村制によって行政上の区画として設置された行政村と対比させられる。

持続可能な開発

〔sustainable development〕

将来の世代が自らのニーズ充足能力を損なうことなく、現代の世代のニーズを満たすような開発。1972年、国連「人間環境宣言」採択。1982年、ナイロビ会議では環境に対する脅威は浪費的消費のほか貧困によっても増大するという共通認識が形づくられた。

ジニ係数

〔Gini coefficient〕

所得分布の不平等の尺度として、最もよく用いられている。所得水準のすべての組合せを考え、その差の絶対値を人員比率で加重平均し、平均所得で除したものの半分を示している。ジニ係数の尺度は、0から1までの値で示される。貧富の格差がない平等状態は0で示され、そこから不平等状態が拡大すれば1の値に近づく指標である。

自分自身との相互作用

〔interaction with oneself〕

ブルーマー（Blumer, H. G.）の用語。人間は自我をもつことによって、自分自身と相互作用を行うようになる。それは他者との社会的相互作用を通じて生み出される。自分自身との相互作用の展開によって、人間は他者の期待や社会の規範に対して働きかけることができ、主体的行為を形成できるようになる。

シミュラークル

〔simulacre〕

シミュラークルとは、原像という特権的な実体をもたない模像の群れの1つのことである。一般に模像やコピーは原像やオリジナルをもっているが、模像と原像が同時発生的であると、模像と原像が区別つかない状態となる。その場合、一方が他方に対してそのシミュラークルであるという。

社会移動

〔social mobility〕

異なる時点間で社会成員が、世代間あるいは世代内でその社会的地位を移動すること。社会的地位の指標としては主として職業を用い、二時点間の地位の比較によって、上昇移動や下降移動という移動パターンや移動距離あるいは社会全体における社会移動量などが測定される。社会移動は、職業構造の変動などの外在的条件から生じる強制移動（構造移動）と、移動機会の多寡によって生じる純粋移動とに区別される。

社会化

〔socialization〕

個人が他の人々や集団との相互作用を通して、自己の所属する社会にふさわしい価値や知識、技能、行動などを習得する過程。

社会関係資本

〔social capital〕

電気、水道や道路といった都市基盤のようなハードな資本を意味するのではなく、人間関係の豊かさのことを社会の資本として捉えるソフトな概念である。人々の協調行動が活発化することにより、社会の効率性を高めることができるという考え方のもとで、社会の信頼関係、規範、ネットワークといった社会組織の重要性を説く概念である。

社会システム

〔social system〕

社会を構成しているミクロ的要素としての行為が、相互に関連しあうことによってマクロ的全体としての固有の特性をつくりあげていることを概念的に表示する、社会的全体性の秩序形式である。ミクローマクロ、部分－全体という対比は常に相対的なものであるから、何が全体であるかについて絶対的な基準があるわけではない。全体概念といえども、原則として、よりいっそう大きな全体の一部であると考えることができる。

社会指標
〔social indicators〕

①個人に関する情報を集計したもの。その社会に固有な性質、環境的側面を表す一連の社会統計。人々の福祉、生活に寄与する客観的な要因を数量化したもの。②社会システムの諸活動、それによって生じる社会状態の変化・成果を数量化したもの。すなわち社会的資源をいかに配分するか（インプット指標）、それによってどんな成果が上がっているか（アウトプット指標）を示すもの。

社会調査
〔social research〕

調査票を用いて大量の対象者について調べる調査票調査（質問紙法）とインタビューや観察などを通じて少数の事例について調べる質的調査（事例調査）とがある。

社会的ジレンマ
〔social dilemma〕

個人のレベルでの合理性と、集団・社会レベルでの合理性とが必ずしも一致しないという現象のことであり、個々人が自己利益を追求する結果、社会的に不合理な結果が帰結してしまうこと。人々が協力行動か非協力行動かの選択に迫られた際、協力行動を選択すると個人的な不利益にも甘んじなければならないため、全員が非協力行動を選択し、破壊的な事態に陥るメカニズムを指す。

社会的性格
〔social character〕

ある社会集団、階層の大部分の成員が共有している、性格構造。**フロム（Fromm, E.）が『自由からの逃走』（1941）において示した中心概念**。職人気質、権威主義、男らしさなどはその例である。

社会的地位
〔social status〕

ある社会的場面で、個人が他人との相対的な関係において占める位置を地位という。特に**集団や社会の属性によって社会的な特性を付与され、序列的な地位体系が形成された場合**、それを社会的地位という。

社会的地位の測定方法

①客観的方法：職業・学歴・収入・財産、生活様式等の違いをインデックスとして、客観的にその高さを測定。②主観的方法：所属階層に関する主観的判断、帰属意識を手がかりに社会的地位や所属階層を決定。③相互評価法：地域社会の住民各自の社会的地位の高さや所得階層を相互に評価。

社会淘汰
〔social selection〕

自然界の進化における自然淘汰と同様、**社会進化の過程においても適者生存の法則が働き、優秀な人間が生き残っていく**という社会進化論、社会ダーウィン主義の用語。現在では、一般的に何らかの社会的条件により出生率・死亡率・寿命が影響を受け、変動することも指している。

シャドウ・ワーク
〔shadow work〕

イリイチ（Illich, I.）は、財とサービスの生産を補足するために産業社会において不可欠であるが、賃金が支払われない労働を、シャドウ・ワークと呼んだ。

集合行動
〔collective behavior〕

群衆や公衆など未組織の集合体の行動、また市民運動や革命運動などの社会運動を総称して集合行動と呼ぶ。1920年代にパーク（Park, R. E.）が命名し、ブルーマー（Blumer, H. G.）、ターナー（Turner, R. H.）などによって理論化され、スメルサー（Smelser, N. J.）が社会システム論の立場から体系化した。

囚人のジレンマ
〔prisoner's dilemma〕

自分には利益があるが一方で他人を傷つけてしまうような事態のもとで共同的な行為を取るか敵対的行為を取るかの選択をしなければならないような状況のこと。**社会的ジレンマの1つ**である。

従属人口指数

国民の扶養負担の重さを表すもので、扶養される側と考えられる年少（0〜14歳）人口および老年（65歳以上）人口の、扶養者側とみなされる生産年齢（15〜64歳）人口に対する比率をいう。（年少人口＋老年人口）÷生産年齢人口×100によって算出する。

重要な他者

〔significant other〕

ミード（Mead, G. H.）の自我形成論のなかの概念。個人を取り巻く人間関係のなかで最も重要な影響を及ぼす人々。例えば両親、教師、遊び仲間。

主我／客我

ミード（Mead, G. H.）によれば、人間の自我は「主我」（I）と「客我」（Me）の2つの側面から成立している。「客我」とは他者の期待を受け入れることによって形作られる自我の側面である。「主我」とは客我に対する反応であり、自我の積極的側面を表し、人間の個性や独自性を示す。

手段的役割／表出的役割

パーソンズ（Parsons, T.）は、家族内の地位と役割の規定要因として性と年齢を挙げ、これに基づく夫婦と親子の役割分化を図式化した。そこにあるのは、職業に従事し家族を社会につなぐ夫・父親の手段的役割と、家事に従事し家族集団内部の調整を図る妻・母親の表出的役割という、男女のそれぞれに生得的に与えられたとする特性を前提にした典型的な性別分業モデルである。

準拠集団

〔reference group〕

自分と関連づけることによって態度や意見の変容に影響を受ける集団をいう。一般には、家族、友人集団、近隣集団等の所属集団からなるが、かつて所属した集団、将来所属したい集団等の非所属集団も準拠集団になりうる。

情報化社会

〔informational society〕

情報収集・加工・伝達・消費する社会的な仕組みが高度化、多様化し、情報量が巨大化していく過程を情報化、この過程が進行していく社会を情報社会・情報化社会という。

職業威信

特定の職業を「立派な職業」と思ったり思わなかったりする職業に対する人々の主観的な格付け。SSM調査では毎回「職業威信」について調査が実施され、各職業ごとに数値の平均を求めた「職業威信スコア」と呼ぶデータを収集する。

女性の就労曲線

M字型曲線。近年谷間の位置が高年齢方向へとシフトし、後半の山が前半の山に匹敵し、M字の谷がやや浅くなっているが、M字が消滅する兆しはない。

人口変動による社会の変化

リースマン（Riesman, D.）は、『孤独な群衆』（1950）において、人口が多産多死型から「伝統指向型」、多産少子型から「内部指向型」、少産少子型から「他人指向型」という社会的性格を描いた。現在の少子高齢化は、少産多死型へ移行しており、これに対応する社会や生活のあり方が模索されている。

ジンメル

〔Simmel, Georg 1858-1918〕

社会学を、固有の方法を持つ特殊科学であるとし、形式社会学を創始した。また、社会とは、人間間の相互作用にあるとし、実体としての社会を否定した。

垂直移動／水平移動

ソローキン（Sorokin, P. A.）が社会移動を2種類に分類。階層的に同じレベルの地位間の移動を水平移動、異なるレベルの地位間の移動を垂直移動という。

スティグマ

〔stigma〕

もともとの意味は奴隷や犯罪者の体に刻まれた徴である。多数派集団において正統とされる文化や規範

を欠く少数派集団に対しては、その属性から否定的なレッテルが貼られ、その集団に属する者は正常から逸脱した者とみなされ、他人の軽視と不信をかう。それは被差別的な地位のシンボルという意味で汚点（スティグマ）となり社会的な差別を発生させるとされる。

ストリート・レベルの官僚制
〔street-level bureaucracy〕
政策執行の職務を通じて、市民と対面的な相互行為を恒常的に行い、そこでの裁量行為が市民の生活の便益や機会を形成あるいは制限する行政機関における官僚制。行政府の中枢で文書処理だけを行う官僚制イメージとの比較で提起された概念でもあり、具体的には、教員、警官、ソーシャル・ワーカー、判事、窓口公務員などが、その担い手である。

成果主義
〔merit based HRM〕
年齢や勤続年数よりも、労働者が担当する職務における比較的短期間の仕事の成果・業績といった基準を重視し、賃金や昇進・昇格などの処遇に反映させる企業の人事制度上の仕組みを成果主義と呼ぶ。

生活様式とライフスタイル
〔way of life; lifestyle; style of life〕
生活様式とは、極めて一般的な概念であるが、第一義的には、生活における諸個人の物質・制度・そして人間などに対する行為の型、パターンのことであり、ライフスタイルは、消費財に対する個人の選好のパターン・型・様式であると規定されている。

性規範のダブルスタンダード
同じ行為に対する評価が男女で異なり、とりわけ同一の行為に対しても女性には厳しい制裁や制限が加わる傾向がある。

生殖家族
〔family of procreation〕
人は一生の間に2つの核家族に所属する。1つは自分が生まれ育った核家族であり、定位家族、出生家族（family of orientation）と呼ぶ。それに対して、自分で結婚して作り上げる家族を生殖家族、創設家族と呼ぶ。

性別分業社会の変容・克服
1975（昭和50）年：「国連・国際婦人年」「国際婦人の10年」、1979（昭和54）年：「女子に対するあらゆる形態の差別の撤廃に関する条約」（女性差別撤廃条約）国連採択、1981（昭和56）年：「男女労働者特に家族的責任を有する労働者の機会均等及び均等待遇に関する条約」（家族的責任条約）、1985（昭和60）年：「男女雇用機会均等法」成立（1986〔昭和61〕年4月施行）、1999（平成11）年：「男女共同参画社会基本法」が日本で成立・施行。

セクシズム
〔sexism〕
法律・教育・宗教・言語にいたるあらゆる社会制度に浸透し、相互補助的に機能している「制度化された差別」を指す。伝統的な女性運動は法的次元の差別解消を目指していたが、セクシズムはそれを越えて解消されるべきものとされる。

世俗化
〔secularization〕
世俗化とは、社会や文化の諸領域が宗教の制度や象徴の支配から離脱する過程である。一般的には、宗教や超自然観念が、現世的思考法や科学的見方にとって代わられる過程のことであり、近代化の一側面とされる。

世代間移動／世代内移動
社会移動では、「誰」と比較して移動したとみなすかによって対象とする移動が異なる。1つは「親」と比較して「自分」の社会階層が移動することを「世代間移動」。もう1つは、「以前の自分」と比較して「現在の自分」の社会階層が移動することを「世代内移動」という。

世帯構造
①単独世帯（世帯員が1人だけの世帯、寄宿舎などに居住する単独世帯）、②核家族世帯（夫婦のみ、夫婦と未婚の子のみ、父母のいずれか1人と未婚の子のみ）、③三世代世帯、④その他の世帯。

世帯構造別にみた世帯数及び平均世帯人員の年次推移

2016（平成28）年国民生活基礎調査によると、世帯総数は4994万5000世帯、1世帯当たりの平均世帯人員は2.47人となっている。世帯構造別にみると、「夫婦と未婚の子のみ世帯」が1474万4000世帯（全世帯の29.5%）で最も多く、次いで単独世帯（26.9%）、夫婦のみ世帯（23.7%）となっている。

世帯構造別にみた65歳以上の者のいる世帯数の推移

65歳以上の者のいる世帯は、2016（平成28）年は2416万5000世帯で、全世帯の48.4%となっている。これを世帯構造別にみると、「夫婦のみ世帯」が752万6000世帯（31.1%）が最も多く、次いで「単独世帯（ひとり暮らし）」624万3000世帯（同27.1%）、「親と未婚の子のみ世帯」500万7000世帯（同20.7%）の順となっている。

ゼロサムゲーム／非ゼロサムゲーム

〔zero-sum-game/non-zero-sum-game〕

各行為者がとる戦略（行為の選択肢）の組合せのいかんにかかわらずすべての行為者の利得の和がゼロとなるゲームをゼロサムゲーム、そうでないものを非ゼロサムゲームという。**非ゼロサムゲームでは、ある行為者が利益を得ても他の行為者が損失を被るとは限らないので、そこで行為者間には協力の可能性が生じる。しかし他者との相談は必ずしも可能ではないから、その場合、各行為者は独立に選択を行う。**

全国総合開発計画

戦後の開発行政の指針であり、国が作る長期の国土開発、社会資本の整備計画であった。国土総合開発法に基づき、1962（昭和37）年から1969（昭和44）年、1977（昭和52）年、1987（昭和62）年、1998（平成10）年と5次にわたって策定され、地域格差の是正、都市の過大化防止、地域間の均衡ある発展を目的とした計画。2005（平成17）年国土総合開発法は国土形成計画法へと改正され、開発中心主義から転換を目ざして、国土形成計画を策定することとなった。

選択的誘因

社会的ジレンマの解決策については、さまざまな仕組みがつくられ、理論的研究も進められてきた。アメリカの経済学者オルソン（Olson, M.）は、ごみの不法投棄に罰金を科すなど、**協力的行動には報酬を、非協力的行動には制裁を与え、協力的行動を選択するほうが合理的であるようにする方法を選択的誘因と呼んだ。**

創発特性

〔emergent property〕

複数の要素が交じり合い、一定量を超えて蓄積されていくことで、元の要素にはない新たな性質が生成してくることをいう。かつての日本の商家にあった「家風」は家族が生み出す「創発特性」の典型である。

第一次集団／第二次集団

〔primary group/secondary group〕

第一次集団は、クーリー（Cooley, C. H.）の用語であり、フェイス・トゥ・フェイスの直接的な相互作用をかわし、親密に協同している小規模な集団のこと。家族、遊び仲間、近隣社会などを指している。第二次集団は、一定の目的や利害関心に基づいて意図的に作られた集団のことであり、集団内の人間関係は合理的で、インパーソナルである。企業や労働組合、政党がその典型である。

第一次フェミニズム運動／第二次フェミニズム運動

19世紀末から20世紀初頭の女性解放思想、運動。女性の性別に起因するあらゆる形態の差別や不平等に反対し、その撤廃をめざす思想と運動。第二次フェミニズムは1960年代後半から日常的信念やライフスタイルに組み込まれたあらゆる差別（セクシズム）の批判と克服をめざした。

第三の空間

磯村英一の都市社会学の用語。**家庭（第一の空間）にも職場（第二の空間）にも属さないような人間関係によって秩序づけられている都市の生活空間。第三の空間の人間関係は瞬間的で非組織的に作られ、都市生活を特徴づけるきめてとなる。**盛り場とか交通機関などをいう。

第三の波

トフラー（Toffler, A.）はコンピュータネットワークや情報機器の発展をして情報化社会論を提唱する。社会構造に変化を与える基本的要因として技術体系を挙げ農業革命、産業革命に次ぐ情報革命による脱工業化社会への移行を指摘している。

大衆社会論

〔theories of mass society〕

大衆社会とは、社会を構成する人々が他律的で受動的な市民（大衆）で圧倒的多数をしめ、その動向によって方向性が決定されるような全体社会を意味する。現代社会をこのように見る見方を大衆社会論という。

脱工業化社会

〔post-industrial society〕

ベル（Bell, D.）によると、脱工業化社会は技術革新の根源が、研究開発に依拠するようになること、社会の比重が、国民総生産や雇用からみて、知識の分野で増大していることである。つまり、脱工業化社会は、大学、研究機関などを中軸構造とする「理論的知識」によって特徴づけられ、したがって、脱工業化社会の職業・成層構造は、専門職・技術者階層が増加する。

男女共同参画社会基本法

男女共同参画社会の実現を 21 世紀のわが国の社会を決定する最重要課題と位置づけ、社会のあらゆる分野において、男女共同参画社会の形成の促進に関する施策の推進を図る目的で、1999（平成 11）年に制定された。男女が、お互いにその人権を尊重しながら責任も分かち合い、性別に関わりなく、その個性と能力を十分に発揮できる社会の実現が求められている。

地位

〔status〕

地位は生得的地位と獲得的地位に分けることができる。前者は個人の能力や努力に関係なく、血縁、地縁、年齢、性、人種、階級などによって生誕と同時に、もしくは一定年齢できまり、属性的地位ともいう。後者は個人の能力、努力、業績によって決まり、業績的地位ともいう。

チャーティスト運動（チャーティズム）と労働者調査

1830 年代初頭の英国では富裕な産業資本家の対極に貧しい労働者階級が形成され、彼らは団結して組合を作り、普通選挙を要求するチャーティスト運動を展開した。しかし厳しい弾圧を受け 1834 年に「新救貧法」が制定されると労働者階級はさらに窮乏化を強いられ、生活困窮者は救貧院に収容されて非人間的な扱いを受けた。1842 年にエドウィン・チャドウィックが上院に提出した「英国労働者の衛生状態に関する報告」は英国労働者が抱える生活環境に関する調査であるが、この報告書が労働者の抱える劣悪な環境に目を向けさせ、国家責任としての環境整備問題を浮き彫りにした。

町内会／自治会

日本の都市内において町丁別に設定された住民組織。加入単位は世帯、加入は自動的、機能的には包括的であり、末端行政の補完といった特徴をもつ。1991（平成 3）年の地方自治法改正により、法人格を持つことも可能となった。

直系家族制

直系家族制は、1 人の子の家族とだけ同居することを原則とし、何世代も直系的に存続する家族をいう。戦前の日本の家族は直系家族制だった。複数の子の家族と同居する複合家族制もある。

テクノポリス構想

通産省によって構想された高度技術集積都市。1983（昭和 58）年 7 月 15 日施行の高度技術工業集積地域開発促進法（昭和 58 年 5 月 16 日法律第 35 号）、通称「テクノポリス法」によって制度化、全国 26 の地域が指定された。

デュルケム

〔Durkheim, Émile 1858-1917〕

著書に『社会学的方法の規準』（1895）があり、社会分業論などの考えを示し、機械的連帯から有機的連帯に社会変動するとした。それに従って現代社会

ではアノミー状況が出現するとし、自殺等の社会病理現象を説明した。

テンニース
〔Tönnies, Ferdinand 1855-1936〕
ドイツの社会学者。主著には『ゲマインシャフトとゲゼルシャフト』(1887)、『世論の批判』(1922)がある。

同心円地帯論
〔concentric-zone theory〕
アメリカにおけるシカゴ市の都市発展の調査研究により、バージェス(Burgess, E. W.)が導き出した都市の地帯形成の理論。近代都市は、中央ビジネス地区→遷移地帯→労働者住宅地帯→中産階級の住宅地帯→郊外の通勤者地帯へと同心円的に形成・拡大するという都市発展のモデル理論。

同族
有賀喜左衛門(1897-1979)が提起した概念。祖先を共有し系譜上の本末を認知しあう本家-分家関係。この関係は必ずしも血縁関係に限らない。農村では、分家は地主としての本家に対して労力を提供しつつ土地の一部を小作するという関係にも反映する。

都市化の三段階説
都市化をクラッセン(Klassen, L. H.)は、①農村地域や海外から都市に人口が流入し、都市が膨張し大都市が形成されていく狭義の都市化の段階、②都市の中心ビジネス地域や工業地域を避けて、ホワイトカラー上層や中産階級を中心に良好な住環境を求めた住民が郊外に移り住む郊外化の段階、③インナー・シティ問題が起こり、郊外も含めて都市圏全体の衰退現象が起こる逆都市化の段階という都市化の三段階説を述べている。

都市計画マスタープラン
長期的視点にたった都市の将来像を明確にし、その実現にむけての大きな道筋を明らかにするもの。都市計画区域や複数の都市計画区域を対象とし、都市計画の目標、区域区分の有無、主要な都市計画の決定方針等を定める区域マスタープラン(都市計画法

6条の2)。市町村の区域を対象とし、より地域に密着した見地から、その創意工夫のもとに、市町村の定める都市計画の方針を定める市町村マスタープラン(都市計画法18条の2)、その他に県全域や複数の地域を対象とした広域マスタープランがある。

ドメスティック・バイオレンス
〔domestic violence〕
夫婦、恋人など親密な関係の中で行われる暴力。DVと略される。暴力は、身体的、心理的、性的、経済的、社会的などさまざまな形で行われる。ストーカー行為も含まれる。夫婦間の暴力は私的なこととみなされ第三者機関の介入が困難であったが、2001(平成13)年に「DV防止法」が施行され、司法の介入が可能となった。

内集団／外集団
〔in-group/out-group〕
サムナー(Sumner, W. G.)は、愛着の対象になる集団を内集団(そこに所属し、帰属感や愛着心、われわれ意識をもつ)、それと対比されて嫌悪や軽蔑、場合によっては敵意の対象になる集団を外集団(違和感や敵意をもち、そこに所属する人々を「彼ら」としか意識しえない集団)と名づけた。

ネットワーキング
〔networking〕
1970年代後半から網の目のように、横にゆるやかなつながりを作るという新しいかたちの地域活動や社会運動が広がり始めた。既存の枠組みを越え、平等・複合・分散型の組織形態を指す言葉として使用され、これまで対立してきた異質なもの同士の共存を意味する理念として、さらにはそれを超えて相互の交流、協力による積極的な関係を構築することを指す。

パーソンズ
〔Parsons, Talcott 1902-1979〕
アメリカの社会学者。彼は「行為理論」において、動機指向と価値指向を対立カテゴリーとしてその中核に位置づけ、社会的行為を構成単位とする「社会システム理論」を構築し、またAGIL図式というシステムモデルを提唱して、家族社会学、経済社会

学、政治社会学などにおいて現実問題の分析を行い、諸領域において独創的な貢献を果たした。

被害者なき犯罪
〔crime without victim〕
ある者が別の者との直接的な交換において、社会的に承認されていない、しかも法的にも禁止されている商品や個人的サービスを獲得する状況に限定して使用される犯罪社会学の用語の1つ。交換に基づく取引であることと他者に対して明白な害悪がないことが概念の中核である。

貧困
一般的には生活を支える基礎的ニーズの不足あるいは欠乏であるといわれるが、時代や社会によってそのあらわれ方は異なる。これまでの貧困論の流れを踏まえれば、絶対的貧困から相対的貧困へ変化し、近年では社会的排除という用語が使用されている。

複雑性の縮減
ルーマン（Luhmann, N.）の社会システム理論の基本的な考え方。われわれの体験や行為は可能性の中から選択された1つである。可能性の中から1つを選びとることで、現実との差異の間に意味が生まれる。「複雑性の縮減」とは、**与えられた環境に関して、そこで起こりうる事柄、そこで選択できる可能性を、あらかじめ少数に限定し、システムを維持する選択の戦略をいう。**

フリーライダー
〔free rider〕
コストを負担せず（非協力を選択して）利益のみを享受する人のことをフリーライダー（ただ乗りする人）という。フリーライダーをいかになくすかという問題をフリーライダー問題と呼ぶことがある。

プロシューマー
〔prosumer〕
プロシューマーとは、消費者（consumer）と生産者（producer）を組み合わせた造語であり、**トフラー（Toffler, A.）が著書『第三の波』の中で示した概念であり、消費者が生産に加わることをいう。**企業がアンケートなどで、消費者から製品のアイデ

アなどを募集したりする行為がこれにあたる。

フロム
〔Fromm, Erich 1900-1980〕
アメリカの精神分析学者。社会学者。新フロイト派の代表者。同一文化に属する大部分の人間に共有された性格構造の核心を「社会的性格」とし、その著書『自由からの逃走』（1941）において、ナチズム、全体主義を批判的に研究した。

文化帝国主義
〔cultural imperialism〕
現代の諸国家間における支配と服従の関係を文化の側面で捉える概念であり、第三世界が先進国に対して一方的に文化的な構造的依存関係をもたざるを得ない現状に対する批判から生じた言葉である。

文化摩擦
〔culture conflict〕
異文化間の相互行為によって発生する摩擦のうち、文化の差異に関するものを指しており、摩擦とは相互行為がなされている主体の間に、あるいは主体の内部に発生する状態のうち、当の主体にとって不満とされるべきもののことをいう。

ホーソン調査（実験）
メーヨー（Mayo, G. E.）やレスリスバーガー（Roethlisberger, F. J.）らは、1927〜1932年にかけてホーソン工場で生産能率の実験を行い、**労働者の勤労意欲を高めるには、賃金や照明等の環境だけでなく、職場のインフォーマルな人間関係が重要であるとして、人間関係論の道を開いた。**

ボーダレス化
近代国民国家を確立するうえで必要な要因である国境が、一方では、国境を越える大量な人の移動（難民も含めて）によって低くなる現象。

ホッブズ問題
〔Hobbesian problem of order〕
人々が私的な利害関心を合理的に追求する際に、いかにして社会秩序は可能かという問題。「万人の万人に対する闘争状態」が予想される中で、社会秩序

がなぜ可能となるのかを問うことをホッブズ問題という。パーソンズがホッブズのなかに発掘した問題である。

ホームレス

ホームレスの自立の支援等に関する特別措置法2条にホームレスは「都市公園、河川、道路、駅舎その他の施設を故なく起居の場所として日常生活を営んでいる者」と規定している。2016（平成28）年1月に厚生労働省が行った「ホームレスの実態に関する全国調査（概数調査）」によると、ホームレスの数は6235人となっており、2015（平成27）年調査の6541人と比べて306人減少している。都道府県別にみると、大阪府で1611人、東京都で1473人であり、この両都府において全国の約半数を占めている。

ホモ・ソシオロジクス

ダーレンドルフ（Dahrendorf, R.）の用語で、他者や社会の期待に拘束され、受身的に自己の行為を形成する人間のイメージを指す。個人の個性や独自性、創造性をみない、社会化過剰の人間観で、従来の社会学において所与とされる役割の担い手を批判的に示したものである。

ホワイトカラー犯罪
〔white-collar crime〕
サザーランド（Sutherland, E.）が提唱した概念であり、ビジネスと専門的職業に従事している人々の犯罪行動をさす。**社会的地位の高い人物が職業上犯す犯罪**であり、違法な行動であると定義した。**犯罪は下層階級に集中して発生するという通念が否定され、上・中層の組織的犯罪の顕著さが立証された。**

マイノリティ・グループ
〔minority-group〕
少数者集団。規模が小さく他の成員によって社会からはじき出されている人々の集団。自ら集団差別の対象になっていると考えている。差別の口実は彼らの身体的あるいは文化的特徴で、目的は彼らに差別的で不平等な待遇を与えるためである。

マクルーハン
〔McLuhan, Herbert Marshall 1911–1980〕
カナダの英文学者であり文明批評家であるマクルーハンは、ラジオやテレビのような電子メディアは国境を越えて世界中に情報を伝えることができるため、かつての小さな地域コミュニティにかわって**グローバル・ヴィレッジ（地球村）**が誕生すると論じた。

マッキーバー
〔MacIver, Robert Morrison 1882–1970〕
アメリカの社会学者。主著『Community（コミュニティ）』（1917）。

マートン
〔Merton, Robert King 1910–2003〕
マートンは、パーソンズ（Parsons, T.）の全体的・システム論的アプローチに対して、部分的・構造論的アプローチをとり中範囲の理論を提唱。社会学的機能主義を定式化し、**順機能、逆機能、顕在的機能、潜在的機能**などの概念を導入した。また、**アノミーを文化的目標と制度的手段との不整合による社会解体状況と捉え、社会問題の原因としたこと**でも有名である。

マルクス主義階級論
資本主義社会における階級的差別の発生は、生産手段の所有・非所有と労働力の売買の別に由来。資本家階級（ブルジョアジー）と労働者階級（プロレタリアート）の階級差別は利害の対立を生み、階級闘争に至る。

ミルズ
〔Mills, Charles Wright 1916–1962〕
彼は、その著書『パワーエリート』（1956）で、経済、軍部、政府の3つの制度的領域の頂点にそびえ立つ巨大な権力機構と、底辺に広がる大衆の間に存在する大きな政治的空洞が、権力集中の構造を生み出すとしている。

メリトクラシー
〔meritcracy〕

ヤング（Michel Young）の用語で、メリット（＝
知能＋努力）の支配する社会を意味する。業績的地
位の優先する近代民主社会は、属性的地位によって
支配される封建社会よりも公平であると考えられて
きたが、彼は、『メリトクラシーの興隆』（1958）の
中で、このような原理が行き着く先に生じる病理を
描いた。教育を通じて支配階級と被支配階級が新た
に形成され、その格差は拡大し固定する。

モラトリアム
〔moratorium〕
本来は経済学用語であり債務の支払いを猶予するこ
との意味である。しかし、心理学においては、エリ
クソン（Erikson, E. H.）が、青年期は社会的な責
任や義務がある程度猶予されていることから、**心理
社会的モラトリアム**と呼んだことで有名になった。

役割葛藤
〔role conflict〕
人の社会的行動とそのパターンを役割として捉える
と、**この役割を構成する諸要素間に矛盾・対立があ
る結果として行為者に心理的緊張が生じる状態**をい
う。働く主婦なら仕事と家事と育児、中間管理職な
ら上からの要求と下からの要求といった事態であ
る。

役割距離
ゴッフマン（Goffman, E.）の用語で、**他者の期待
と少しずらしたかたちで行動すること**をいう。外科
医が厳粛であるべき手術室において冗談をいうよう
なこと。役割距離により、他者の期待からの相対的
自由と自己の自律性が確保できるとされる。

役割群
〔role-set〕
人は、ある社会システムに参加し、1つの地位を占
めることで、多様な他者と行為を取り結ぶ。例え
ば、学校の教師は、学校で校長、ほかの教師、クラ
スの生徒、その保護者などと相互行為をする。この
ようにある人が特定の社会的位置を占めていること
に伴う「役割関係の総体」を役割群という用語で表
す。

役割形成
ターナー（Turner, R. H.）の用語で、既存の役割規
定の枠を超えて、新たな人間行為を展開すること。
官僚制や軍隊での行動のように、役割期待や社会の
規範にただ従うことは役割取得の特殊的ケースであ
り、一般には、他者に働きかけ、他者の役割期待を
修正・変更・再編成する役割形成が行われている。

役割交換
〔role exchange〕
心理劇や役割演技における技法として用いられる。
たとえば、教師と生徒、男性と女性、夫と妻など
が、**相互に相手の役割を演じて役割を交換し合うこ
と**によって、相手の立場や考え方を具体的な行動を
通じて理解し、自分の役割と行動を反省したり、改
変することができるようになるといわれる。

役割取得
ミード（Mead, G. H.）の用語で、他者からの期待
を相手の位置に身をおいて認識し、それを自らのう
ちに取り入れることで自分の役割行為を形成するこ
と。個人の自我は役割取得によって発展するとされ
る。

予期的社会化（期待的社会化）
マートン（Merton, R. K.）が提示した概念で、**自分
が将来参加するであろう集団や組織の価値や規範、
あるいは将来付与されるであろう地位や役割等に関
する知識や態度、技能などをあらかじめ学習するこ
と。**

欲求の階層構造（欲求段階説）
〔need-hierarchy〕
マズロー（Maslow, A. H.）によって提唱された説。
人間は自己実現に向かって成長していくものである
という前提の下、人間の欲求の基底に**生理的満足、
その上層に安全と安定、所属と愛情、承認と自尊心
そして最上層に自己実現がある**と考えられた。

ライフコース
〔life course〕
ライフサイクル概念への批判から家族社会学の分野

で1970年頃に注目されるようになった。年齢別の役割、経験する出来事、歴史的事件を重視し、個人のさまざまな人生を継続的に明らかにする。

ライフサイクル
〔life cycle〕
時間的な経過とともに、人間の一生の間に観察される推移を表しており、**1930年代頃**にその用語が注目された。出生から成長、死に至る流れとして定式化され、**段階的なライフステージが設定される**。

ライフサイクル研究における段階設定法と等間隔整理法
ライフサイクルをどこでどのように区切るのかに関する区分法には、段階設定法と等間隔区分法とがある。段階設定法は、文字通り人の生涯に段階を設定する方法で、たとえば結婚、出産、子育て、子の巣立ち、退職などの区切りの出来事によってライフサイクルの段階を設定する方法である。等間隔区分法とは、たとえば結婚を基点として5年、10年といったようにそれ以降の経過を等間隔の時系列により区分する方法である。

ライフサイクル論（調査）の有効性
ライフサイクル論とライフコース研究はどちらも人生研究の認識手段として有効性を持ち、両者は相互補完的な関係にある。ライフコース研究は、社会的歴史的産物としての人生の多様な側面を捉えていく手法としての有効性を所持している。他方ライフサイクル論は、人生の諸段階における普遍的な課題や役割の推移、ならびに人々の普遍的な自己形成の軌跡を捉えていく手法としての有効性を所持している。

ラベリング
〔labeling〕
ラベリングとは、**ある人や行為に対して逸脱のレッテルを貼ること**である。レッテルを貼る根拠は社会がつくった規則への違反や標準的な属性からのかけ離れなどであり、他者や社会統制機関、そして自らによってレッテル貼りが行われる。

離婚数と離婚率の推移
離婚件数は、戦前に比較してかなりの高水準を維持しながらも、昭和30年代まではほぼ減少傾向を示してきた。しかし、40年代からは顕著な増加傾向に転じ、58年には17万9150組といったんピークを記録した。その後、昭和63年までは一時減少したものの、平成3年から14年まで再び増加傾向となっていたが、その後減少傾向となり、2015（平成27）年は22万6198組で前年より4091組増加した。離婚率（人口千対）は1.80で前年を上回った。諸外国の離婚率は、各国の社会制度などに違いがあるので一概に比較はできないが、ロシア（4.50）、デンマーク（3.37）、アメリカ合衆国（2.81）が高い。

リスク社会
〔risk society〕
産業社会の進展によって生じた成功ゆえに、グローバル規模で生命を危険にさらす時限にまでリスクが達し、生活環境や社会の発展にますますリスクが影響を与えるようになる社会のことをいう。この言葉は、1986年にドイツの社会学者ベック（Beck, U.）によって執筆された同名著書（『危険社会』）により社会学に導入され、その年にチェルノブイリ原発事故が起き、リスク社会論は広まった。福島の原発事故も同様にみることができる。

リースマン
〔Riesman, David 1909-2002〕
彼は、その著書『孤独な群衆』（1950）において、アメリカ社会を大衆社会として把握し、**伝統指向型**（文化を構成する宗教、慣習、習俗などの規定を受ける）、**内部指向型**（個人内部の理想や目標に突き動かされる）、**他人指向型**（他人からの期待や好みに敏感に反応する）という社会的性格の類型を示している。

労働
〔labor〕
人間が自然に意識的に働きかけて自分に有用な価値を作り出す行為で、生産要素の1つである。労働は、①目的を持った手段的行為、②働きかける対象を持つ、③道具、機械などの手段を利用するという

3つの契機を含む。

ワーク・ライフ・バランス

〔work-life balance〕

「仕事と生活の調和」と訳される。原点にあるのは出産・育児と仕事の両立であるが、今日では、性別や年齢、未既婚や子の有無にかかわらず、仕事以外の生活と調和した働き方の構築が課題となっている。

ワース

〔Wirth, Louis 1897-1952〕

ワースは生活様式としてのアーバニズム（**都市的生活様式**）を発表し、農村と都市は連続しているが、都市の典型を人口の質（規模・密度・異質性）と社会組織と社会意識の3つの面からみていく（三重図式）ことを提唱した。

社会福祉士シリーズ 3 社会理論と社会システム［第3版］
索引
（太字で表示した頁には用語解説があります）

あ〜お

IADL	129
IL 運動（自立生活運動）	225
ILO	229
愛着（親密で持続的な相互関係）	35
アクセシビリティ	207
アシュビー Ashby, William Ross	6
アソシエーション	43, 157
アソシエーション ➡ コミュニティ／アソシエーション	**255**
アダム・スミス Adam Smith	80
新しい社会運動	197
新しい貧困	239, **249**
アノミー	5, 109, **249**
アノミー型	82
アノミー図式	73
アノミー的自殺	220
アノミー論	73
アーバニズム	162, 194, **249**
アファーマティブ・アクション	226, **249**
新たなる貧困問題	225
アンダークラス	194, **249**
アンダーソン Anderson, Benedict Richard O'Gorman	212
アンペイド・ワーク	150, **249**

安保闘争	198
育児介護休業法	230
育児休業法（育児休業、介護休業、育児又は家族介護を行う労働者の福祉に関する法律）	150, 151
意識空間	122
移植	219
磯村英一	163
依存効果	82
一億総中流社会	132
一次的関係	195
逸脱	221, **249**
一般化された他者	27, 35, **249**
一般システム論	7
意図せざる結果	31
意味	26
入会権	31
イリイチ Illich, Ivan	114, 150
印象操作	27, **250**
インダストリアリズム	192
インナーシティ	194
インフォーマルサービス	47
インフォーマルな組織（インフォーマル・グループ）	45, 101, **250**
ヴァーチャル・コミュニティ	122
ヴァレラ Varela, Francisco J.	14
ウィーナー	

Wiener, Norbert	6
ウェーバー Weber, Max	4, 22, 64, 94, 110, 190, **250**
ウェーバーの官僚制	**250**
ヴェブレン Veblen, Thorstein Bunde	103, 131
梅棹忠夫	204
エイジズム	**250**
エコロジー	**250**
エコロジー的近代化論	**250**
AGIL	87
AGIL 図式	9, 24, 71
SSM 調査	**250**
エスニシティ	**250**
エスニック・コミュニティ	159
エスノセントリズム	**250**
エスノメソドロジー	25
ADL	129
NASW（全米ソーシャルワーカー協会）	245
NGO	199
NPO（非営利組織）	198, 199
NPO 法人（特定非営利活動法人）	**251**
M 字型曲線	146
エリクソンのライフサイクル論	**251**
エーリック Ehrlich, Paul Ralph	173

269

エルダー
　Elder, Glen Holl, Jr. ……………58
エレクトロニクス産業……… 193
エンクロージャー………… 191
演劇論的アプローチ…………28
エンゲルス
　Engels, Friedrich ……… 131
エントロピー………… 7
エンパワメント………… 244
延命治療………… 129
近江哲男………… 166
オーガニゼーション・マン…91
『オーガニゼーション・マン』
　（組織のなかの人間）………96
オグバーン Ogburn, William
　Fielding …… 39, 59, 116, 190, **251**
落合恵美子………50
オートポイエーシス…………72
オリエンタリズム………… 214
オルソン
　Olson Jr., Mancur ………30
オールドカマー………… 213
温暖化………… 135

か～こ

カー
　Kerr, Clark ……… 192
階級………… 121, 123
介護福祉士………… 243
介護保険法………… 152
外集団　➡　内集団／外集団… **263**
階層………… 8
階層（社会階層）………… **251**
階層構造………… 13
下位文化………… 195
解剖学的な社会的事実…………5
会話分析………25
『科学的管理法』…………99
鏡に映った自我（鏡に映った自己）
　………… 35, **251**
核家族………… 53, 126, **251**

格差………… 116
拡大家族………… 53, **251**
家計費分析………… 123
家産官僚制…………97
過剰都市化………… 194
過疎………… 164
過疎化………… **251**
過疎関連法………… **251**
家族…………51
家族関係………… 121, 123, 125
家族機能………… 58, 116
家族計画………… 108
家族形態………… 126, **251**
家族社会学………… 123, 124
家族周期………… 57, 122, 124, **252**
家族周期の変化………… **252**
家族的責任条約（家族的責任を有
　する男女労働者の機会及び待遇
　の均等に関する条約）… 150, 229
家族と世帯………… **252**
家族の機能………… **252**
家族の小規模化………… 127
家族の定義………… **252**
家族類型…………52
過疎市町村数………… 165
過疎地域………… 164
過疎地域活性化特別措置法…… 165
過疎地域自立促進特別措置法
　………… 164, 165, 196, **252**
過疎地域振興特別措置法……… 165
過疎地域対策緊急措置法……… 165
「過疎地域」の要件 ………… 164
価値合理的行為…………22
価値志向…………23
活動空間………… 122
家庭…………51
寡頭制支配の鉄則………… **252**
ガーフィンケル
　Garfinkel, Harold …………25
カプラン
　Caplan, Gerald …………46

過密………… 164
カリスマ的支配…………96
ガルブレイス
　Galbraith, John Kenneth………82
環境維持システム………… 9
環境運動………… 200
環境正義………… 201, **252**
環境問題………… 31, 135, **252**
監視社会………… 207
慣習…………64
慣習体系………… 124
間主観…………35
間主観性…………24
感情管理………… 105
感情規則………… 105
感情操作………… **252**
感情的行為…………22
感情の論理………… 100
感情労働………… 105, **252**
間接援助技術………… 246
完全雇用の実現…………81
官僚主義………… 240
官僚制…………96
官僚制化………… 192
官僚制組織…………44
官僚制の逆機能………… 103
関連援助技術………… 246
機械制大工業………… 191
機械的連帯………… 5, 84
機会の平等………… 225
基幹的農業従事者………… 160
企業別労使関係（組合）…………86
菊池美代志………… 167
記号…………22
擬似イベント………… 208
擬似環境………… 208
擬似集団………… 110
帰属意識…………12
帰属的地位…………26
期待的社会化（予期的社会化）… **266**
ギデンズ

Giddens, Anthony ……… 17, 28	群集……………………………37	構造化…………………………38
機能集団………………………40	群集心理………………………37	構造化理論………………17, 31
機能主義的理性批判……………16	訓練された無能力………………98	構造の二重性……………17, 28
機能的要件……………………**253**	ケア機能………………………59	耕地面積………………………160
規範………………10, 35, **253**	経営者支配……………………86	行動主義………………………22
規範科学…………………………2	『経営者の役割』………………94	高度消費社会…………………131
客我 ➡ 主我／客我　**259**	経営対労働組合…………………85	幸福……………………………50
逆機能……………………103, 253	経済成長段階説………………191	合法的支配……………………96
逆都市化………………………194	経済的アノミー型………………82	公民権運動……………197, 223
キャノン	経済的なニーズ………………237	公民権法………………………224
Cannon, Walter Bradford …… 7	ゲゼルシャフト…… 40, 80, 110, 189	合理化の非合理性……………105
教育ママ………………………126	ゲゼルシャフト ➡ ゲマイン	功利主義………………………23
教化……………………………70	シャフト／ゲゼルシャフト	合理性……………………………4
境界………………………………9	……………………157, **253**	合理的選択理論…………………29
共助……………………………61	血縁集団…………………………21	高齢者虐待……………………152
強制移動………………………111	結果の平等……………………226	高齢者虐待防止法……………231
共生社会…………………129, 130	結合……………………………20	国際移動者……………………177
業績主義／属性主義…………**253**	結節機関……………163, **253**	国際化…………………………212
競争移動………………………111	結束型…………………………195	国際人口移動…………………177
競争移動／庇護移動…………**253**	ゲマインシャフト… 40, 80, 110, 189	国際婦人年……………………150
鏡像自我………………………27	ゲマインシャフト／ゲゼルシャフト	国勢調査………………………113
共同性…………………………158	……………………157,**253**	国勢調査における世帯………**254**
京都議定書……………………**253**	ゲーム理論……………………29	国内総生産（GDP）…………139
共鳴的な体験…………………36	権威主義的パーソナリティ……**254**	国民純福祉……………………129
近代化………110, 131, 135, 188, **253**	限界集落……………185, 196, **254**	国民所得水準…………………121
近代技術主義…………………201	言語的自己感…………………36	国民所得倍増計画……………132
苦痛……………………………84	現象学…………………………28	国民生活基礎調査における世帯
組合（企業別労使関係）………86	言説意識………………………17	……………………………**254**
倉沢進…………………………167	行為……………………………22	国民総生産（GNP）… 129, 132, 138
クラッセン	行為論……………………23, 25	国連「人間環境宣言」………**254**
Klaassen, Leo Hendrik …… 194	交換システム…………………87	誇示的消費…………………131, 132
クーリー　Cooley, Charles Horton	交換理論………………………**254**	互酬……………………………90
………………… 27, 35, 41	公共圏…………………………210	互酬性…………………………**254**
クリーク………………………46	公共財…………………………30	互酬性と社会的交換……………89
グールドナー	公共政策………………………236	個食……………………………137
Gouldner, Alvin Ward ……… 102	後継者…………………………185	個人化………………21, 56, 138
グレンナースター	合計特殊出生率…………171, **254**	個人的適応様式の類型論………222
Glennerster, Howard ……… 238	公式集団（フォーマルグループ）…45	ゴッフマン
グローバリゼーション…………**253**	公衆……………………………37	Goffman, Erving … 27, 75, **254**
グローバル化…………………212	恒常性維持（ホメオスタシス）… 7, 9	子ども権利条約………………229
軍事型社会………………………4	工場制手工業…………………191	個別化…………………………130

コーホート‥‥‥‥‥‥‥‥‥‥ **255**
コーホート効果‥‥‥‥‥‥‥‥ 137
コーポレート・ガバナンス‥‥‥ **255**
コミュニケーション‥‥‥‥‥‥72
コミュニケーションの情報化‥ **255**
コミュニティ‥‥‥‥ 43, 122, 157
コミュニティ／アソシエーション
‥‥‥‥‥‥‥‥‥‥‥‥‥ **255**
「コミュニティ─生活の場における
人間性の回復」‥‥‥‥ 158
コミュニティ・オーガニゼーション
‥‥‥‥‥‥‥‥‥‥‥‥‥ **255**
コミュニティ感情‥‥‥‥‥‥‥43
コミュニティ形成と地域社会‥ 158
コミュニティ・スクール‥‥‥ 159
コミュニティの要件‥‥‥‥‥ 159
コモンズ‥‥‥‥‥‥‥‥ 31, 201
コモンズの悲劇‥‥‥‥‥‥ 31, 201
雇用形態の多様化（就労形態の
多様化）‥‥‥‥‥‥‥‥‥90
雇用主対従業員‥‥‥‥‥‥‥85
雇用の分野における男女の均等な
機会及び待遇の確保等に関する
法律（男女雇用機会均等法）
‥‥‥‥‥ 135, 148, 150, 229
孤立‥‥‥‥‥‥‥‥‥‥‥‥‥20
婚姻数と婚姻率の推移‥‥‥‥ **255**
婚姻率‥‥‥‥‥‥‥‥‥‥‥ 125
コント　Comte, Auguste
‥‥‥‥‥‥ 2, 84, 189, **255**
コーンハウザーの社会類型‥‥ **255**
コンパクトシティ‥‥‥‥‥‥ **255**

さ～そ

再帰性‥‥‥‥‥‥‥‥‥ 17, 28
財政経済‥‥‥‥‥‥‥‥‥‥78
財政力指数‥‥‥‥‥‥‥‥ 164
最低生活費‥‥‥‥‥‥‥‥ **256**
サイード
　Said, Edward Wadie ‥‥‥ 214
齋藤昌男‥‥‥‥‥‥‥‥‥ 167

『サイバネティクス』‥‥‥‥‥‥ 6
在留資格‥‥‥‥‥‥‥‥‥ 213
サッチャリズム‥‥‥‥‥‥‥ 127
差別‥‥‥‥‥‥‥‥‥‥‥ **256**
サーモスタット（自己制御装置）
‥‥‥‥‥‥‥‥‥‥‥‥‥‥ 7
サラモン
　Salamon, Lester M.‥‥‥ 199
産業‥‥‥‥‥‥‥‥‥‥‥‥11
産業化‥‥‥‥‥‥‥‥‥‥ 190
産業革命‥‥‥‥‥‥ 131, 191, 218
産業化・工業化‥‥‥‥‥‥ **256**
産業型社会‥‥‥‥‥‥‥‥‥ 4
『産業文明における人間問題』‥ 100
サンクション‥‥‥‥‥‥ 8, 10, 65
3歳児神話‥‥‥‥‥‥‥‥ 146
3C‥‥‥‥‥‥‥‥‥ 128, 134
三種の神器‥‥‥‥‥‥‥ 128, 134
サンスティーン
　Sunstein, Cass R. ‥‥‥ 210
三大都市圏‥‥‥‥‥‥ 184, 196
3段階の法則‥‥‥‥‥‥‥ 189
三人関係‥‥‥‥‥‥‥‥‥‥20
GNP（国民総生産）‥‥ 129, 132, 138
ジェンダー‥‥‥‥‥ 142, 226, **256**
ジェンダー・アイデンティティ
（性自認）‥‥‥‥‥‥‥ 144
ジェンダー・エンパワメント指数
‥‥‥‥‥‥‥‥‥‥‥‥‥ **256**
ジェンダー・セグレゲーション
‥‥‥‥‥‥‥‥‥‥‥‥‥ **256**
ジェンダー・トラック‥‥‥‥ **256**
ジェンダー・フリー‥‥‥‥‥ **256**
COS（慈善組織協会）‥‥‥ 109
自我‥‥‥‥‥‥‥‥‥‥‥ **256**
シカゴ学派‥‥‥‥ 109, 123, 162, 194
資源空間‥‥‥‥‥‥‥‥‥ 122
資源動員論‥‥‥‥‥‥ 197, **256**
至高の現実‥‥‥‥‥‥‥‥‥25
自己決定‥‥‥‥‥‥‥‥‥ 237
自己実現‥‥‥‥‥‥‥‥‥ 130

自己成就的予言‥‥‥‥‥‥‥31
自己制御装置（サーモスタット）
‥‥‥‥‥‥‥‥‥‥‥‥‥‥ 7
『自殺論』‥‥‥‥‥‥‥‥‥‥ 5
市場‥‥‥‥‥‥‥‥‥ 79, **256**
システム‥‥‥‥‥‥‥ 3, 16, 20
システム統合‥‥‥‥‥‥‥‥16
私生活主義‥‥‥‥‥‥‥‥ 211
施設空間‥‥‥‥‥‥‥‥‥ 122
自然環境主義‥‥‥‥‥‥‥ 201
慈善組織協会（COS）‥‥‥ 109
自然村‥‥‥‥‥‥‥‥ 159, **257**
自然法‥‥‥‥‥‥‥‥‥‥‥67
持続可能な開発‥‥‥‥‥‥ **257**
時代効果‥‥‥‥‥‥‥‥‥ 137
自治会　➡　町内会／自治会‥ **262**
シチズンシップ‥‥‥‥‥‥‥ 227
悉皆調査‥‥‥‥‥‥‥‥‥‥51
実質経済成長率‥‥‥‥‥‥ 126
実証主義‥‥‥‥‥‥‥‥‥‥23
実定法‥‥‥‥‥‥‥‥‥‥‥67
GDP（国内総生産）‥‥‥‥ 139
私的な経済‥‥‥‥‥‥‥‥‥78
児童虐待‥‥‥‥‥‥‥‥‥ 151
児童虐待の防止等に関する法律
（児童虐待防止法）‥‥‥ 231
自動制御装置（ホメオスタット）
‥‥‥‥‥‥‥‥‥‥‥‥‥‥ 7
ジニ係数‥‥‥‥‥‥‥‥‥ **257**
支配‥‥‥‥‥‥‥‥‥‥‥‥20
支配の3類型‥‥‥‥‥‥‥‥96
支配の諸類型‥‥‥‥‥‥‥ 190
自分自身との相互作用‥‥‥‥ **257**
死亡転換‥‥‥‥‥‥‥‥‥ 179
「司法取引」（日本版）‥‥‥‥69
資本家（ブルジョアジー）‥‥‥‥12
資本主義‥‥‥‥‥‥‥ 131, 132
シミュラークル‥‥‥‥‥ 82, **257**
市民運動‥‥‥‥‥‥‥‥‥ 198
市民オンブズマン運動‥‥‥‥ 199
市民革命‥‥‥‥‥‥‥ 131, 218

市民活動‥‥‥‥‥‥‥‥‥‥‥198
シャー
　Schur, Edwin M. ‥‥‥‥‥‥75
社会意識‥‥‥‥‥‥‥‥‥‥‥11
社会移動‥‥‥‥‥‥‥‥111, **257**
社会運動‥‥‥‥‥‥‥‥‥‥196
社会化‥‥‥‥6, 35, 58, 70, **257**
社会階級‥‥‥‥‥‥‥‥‥‥‥12
社会階層‥‥‥‥‥‥‥‥12, 123
社会階層 ➡ 階層（社会階層）
　‥‥‥‥‥‥‥‥‥‥‥‥‥**251**
社会解体‥‥‥‥‥‥‥‥‥‥220
社会学‥‥‥‥‥‥‥‥‥‥‥‥3
『社会学原理』‥‥‥‥‥‥‥‥4
社会学主義‥‥‥‥‥‥‥‥‥109
社会過程‥‥‥‥‥‥‥‥‥‥‥20
社会関係‥20, 34, 78, 121, 123, 124
社会関係資本‥‥‥‥‥‥195, **257**
社会規範‥‥‥‥‥‥‥‥‥‥‥64
社会計画‥‥‥‥‥‥‥‥‥‥238
社会行為の四類型‥‥‥‥‥‥‥22
社会構造‥‥‥‥‥‥‥3, 123, 188
社会構築主義‥‥‥‥‥‥‥‥223
社会資源‥‥‥‥‥‥‥‥‥‥‥12
社会システム‥‥‥‥‥‥‥‥**257**
社会システム論‥‥‥‥‥‥‥‥4
社会システム論的アプローチ‥124
社会実在論‥‥‥‥‥‥‥‥‥‥5
社会指標‥‥‥‥13, 129, 139, **258**
社会集団‥‥‥‥‥‥‥‥‥‥‥34
社会主義運動‥‥‥‥‥‥‥‥197
社会進化論‥‥‥‥‥‥‥‥‥189
社会静学‥‥‥‥‥‥‥‥‥‥‥3
社会政策‥‥‥‥‥‥‥‥‥‥236
社会政策学‥‥‥‥‥‥‥123, 124
社会成層‥‥‥‥‥‥‥‥‥‥‥12
社会秩序‥‥‥‥‥‥‥‥‥‥‥69
社会調査‥‥‥‥‥‥‥‥‥‥**258**
社会的アンバランス‥‥‥‥‥‥82
社会的行為‥‥‥‥‥‥‥‥5, 22
社会的交換‥‥‥‥‥‥‥‥‥‥89

社会的孤立‥‥‥‥‥‥‥‥‥‥21
社会的自己‥‥‥‥‥‥‥‥‥‥37
社会的事実‥‥‥‥‥‥‥‥5, 24
社会的ジレンマ‥‥‥‥‥29, **258**
社会的性格‥‥‥‥‥‥‥108, **258**
社会的相互作用‥‥‥‥‥‥‥‥22
社会的地位‥‥‥‥‥‥12, 110, **258**
社会的地位の測定方法‥‥‥‥**258**
社会的統合‥‥‥‥‥‥‥‥‥‥9
社会的な自己‥‥‥‥‥‥‥‥‥37
社会的排除（ソーシャル・エクス
　クルージョン）‥‥‥‥21, 227
社会的分業‥‥‥‥‥‥‥83, 189
社会的包摂（ソーシャル・インク
　ルージョン）‥‥‥‥129, 227
社会的誘引‥‥‥‥‥‥‥‥‥‥90
社会動学‥‥‥‥‥‥‥‥‥‥‥3
社会統合‥‥‥‥‥‥‥‥‥16, 70
社会統制‥‥‥‥‥‥‥‥70, 220
社会淘汰‥‥‥‥‥‥‥‥‥‥**258**
社会病理学‥‥‥‥‥‥‥‥‥219
社会福祉協議会‥‥‥‥‥‥‥200
社会福祉計画‥‥‥‥‥‥‥‥239
社会福祉士‥‥‥‥‥‥‥‥‥243
社会福祉法‥‥‥‥‥‥‥‥‥239
社会福祉六法‥‥‥‥‥‥‥‥236
社会変動‥‥‥‥‥3, 124, 134, 188
社会名目論‥‥‥‥‥‥‥‥‥‥6
社会有機体‥‥‥‥‥‥‥‥‥‥3
社会有機体説‥‥‥‥‥‥‥‥189
社会理論‥‥‥‥‥‥‥‥‥‥‥2
シャドウ・ワーク‥‥‥114, 150, **258**
主意主義的行為理論‥‥‥‥‥‥23
集合行動‥‥‥‥‥‥‥‥‥‥**258**
集合行動論‥‥‥‥‥‥‥‥‥197
集合表象‥‥‥‥‥‥‥‥‥‥‥64
自由主義経済‥‥‥‥‥‥‥‥‥80
終身雇用‥‥‥‥‥‥‥‥‥‥‥88
終身雇用型の正規雇用‥‥‥‥127
囚人のジレンマ‥‥‥‥‥29, **258**
習俗‥‥‥‥‥‥‥‥‥‥‥‥‥64

従属人口指数‥‥‥‥‥‥171, **259**
集団分極化‥‥‥‥‥‥‥‥‥210
住民運動‥‥‥‥‥‥‥‥135, 198
重要な他者‥‥‥‥‥‥‥‥‥**259**
習律‥‥‥‥‥‥‥‥‥‥‥‥‥64
就労形態の多様化（雇用形態の
　多様化）‥‥‥‥‥‥‥‥‥‥90
主我／客我‥‥‥‥‥‥‥‥‥**259**
主観的自己感‥‥‥‥‥‥‥‥‥36
手段的役割‥‥‥‥‥‥‥‥‥‥58
手段的役割／表出的役割‥‥‥‥**259**
出生力転換‥‥‥‥‥‥‥180, 182
シュッツ
　Shutz, Alfred‥‥‥‥‥‥‥‥24
順機能‥‥‥‥‥‥‥‥‥‥‥103
準拠集団‥‥‥‥‥‥‥‥46, **259**
純粋移動‥‥‥‥‥‥‥‥‥‥111
障害者虐待防止法‥‥‥‥‥‥231
生涯未婚率‥‥‥‥‥‥‥‥‥180
少産少死‥‥‥‥‥‥‥‥‥‥172
少子化‥‥‥‥‥‥‥‥‥‥‥184
少子高齢化‥‥‥‥‥‥‥172, 184
象徴的相互作用論‥‥‥‥‥25, 26
消費システム‥‥‥‥‥‥‥‥123
消費社会‥‥‥‥‥‥‥‥131, 132
消費水準‥‥‥‥‥‥‥‥‥‥121
消費スタイル‥‥‥‥‥‥‥‥132
情報化‥‥‥‥‥‥‥‥‥‥‥193
情報化社会‥‥‥‥‥‥‥‥‥**259**
情報社会‥‥‥‥‥‥‥‥‥‥204
職業‥‥‥‥‥‥‥‥‥‥‥11, 84
職業威信‥‥‥‥‥‥‥‥‥‥**259**
女子差別撤廃条約（女性差別撤廃
　条約；女子に対するあらゆる形
　態の差別の撤廃に関する条約）
　‥‥‥‥‥‥‥‥‥‥‥150, 229
女性解放運動‥‥‥‥‥‥‥‥226
女性の就労曲線‥‥‥‥‥‥‥**259**
所得再分配‥‥‥‥‥‥‥‥‥‥81
所得水準‥‥‥‥‥‥‥‥121, 127
所得倍増計画‥‥‥‥‥‥‥‥125

自立生活運動（IL 運動）……… 225	ジンメル	性規範のダブルスタンダード… **260**
進化的普遍体…………………… 190	Simmel, Georg ……… 5, 163, **259**	性差別………………………… 145, 148
シングルマザー………………… 136	垂直移動／水平移動…………… **259**	生産年齢人口…………………… 171
新経済社会 7 か年計画………… 239	水平移動　➡　垂直移動／水平移動	政治権力…………………………… 8
人権意識の形成………………… 218	………………………………… **259**	静止人口………………………… 171
人口（population）…………… 170	鈴木栄太郎……………………… 159, 163	性自認（ジェンダー・アイデン
人口移動………………………… 126	スターン	ティティ）………………… 144
人口置き換え水準……………… 171	Stern, Daniel……………………36	生殖家族…………………… 54, **260**
人口概念………………………… 170	スタンプス	精神保健福祉士………………… 244
人口学…………………………… 108	Stamps, Jeffrey ……… 199	生態学的アプローチ…………… 223
人口学の基本方程式…………… 170	スティグマ……………… 75, 223, **259**	生態学的システム……………… 232
人口現象………………………… 170	ステップファミリー……… 61, 127	性的嫌がらせ（セクシュアル・
人口減少………………………… 172	ストリート・レベルの官僚制… **260**	ハラスメント）…………… 149
人口減少社会…………………… 181	ズナニエッキ	性的指向性……………………… 144
人口構造………………………… 170	Znaniecki, Florian Witold … 220	性同一性障害…………………… 144
人口構造の格差………………… 177	スペンサー	正当性信念……………………… 190
人口静態………………………… 170	Spencer, Herbert ……… 3, 189	性の分業………………………… 122
人口増加………………………… 109	スメルサー	性別分業…………………………50
人口増加率……………………… 173	Smelser, Neil Joseph ……… 197	性別分業社会の変容・克服…… **260**
人口転換………………………… 172	スラム…………………… 194, 220	性別役割分業…………………… 147
人口転換理論…………………… 172	成果・業績主義…………………91	生命維持機能……………………58
人口転換論……………………… 108	成果主義………………………… **260**	生理学的な社会的事実………… 5
人口動態………………………… 170	生活…………………………… 120	生理学的病因論………………… 219
人口の基本構造………………… 171	生活維持機能……………………58	生理的休養時間………………… 122
人口爆発………………………… 173	生活環境主義…………………… 201	世界女性会議…………………… 229
人口ピラミッド………………… 171	生活関係………………… 121, 125	世界都市………………………… 185
人口変動………………………… 170	生活空間………………… 122, 124	セクシズム……………………… **260**
人口変動による社会の変化…… **259**	生活圏の拡大……………………44	セクシュアル・ハラスメント
人口変動要因…………………… 170	生活行為………………………… 124	（性的嫌がらせ）………… 149
人口ボーナス…………………… 176	生活構造………………… 121, 123, 127	セクシュアル・ライツ………… 144
人口モメンタム………………… 175	生活構造論……………… 121, 123	世俗化…………………………… **260**
新自由主義……………………… 127	生活時間………………… 122, 123, 127	世帯……………………………51
人種差別………………………… 223	生活周期………………………… 122	世代間移動／世代内移動……… **260**
人生行路…………………………58	生活水準………… 121, 127, 131, 138	世帯構造………………………… **260**
新生自己感………………………36	生活世界…………………………16	世帯構造別にみた世帯数及び平均
深層演技………………………… 105	生活体系論……………………… 124	世帯人員の年次推移………… **261**
親族…………………………… 8, 51	生活の質……… 128, 129, 130, 237	世帯構造別にみた 65 歳以上の者の
新中間大衆の時代……………… 134	生活の指標……………………… 138	いる世帯数の推移…………… **261**
シンボル…………………………22	生活モデル……………………… 244	セックス………………………… 143
親密で持続的な相互関係（愛着）	生活様式…………………………38	セツルメント…………………… 219
………………………………35	生活様式とライフスタイル…… **260**	セルフヘルプ・グループ……… 226

ゼロサムゲーム／非ゼロサムゲーム
　　‥‥‥‥‥‥‥‥‥‥‥‥‥‥**261**
全国総合開発計画‥‥‥‥‥‥‥‥**261**
潜在的機能‥‥‥‥‥‥‥‥‥‥‥103
潜在的緊張処理‥‥‥‥‥‥‥‥‥‥9
戦争孤児‥‥‥‥‥‥‥‥‥‥‥‥125
戦争引揚者‥‥‥‥‥‥‥‥‥‥‥125
全体社会‥‥‥‥‥‥‥‥‥‥‥‥‥2
選択的誘因‥‥‥‥‥‥‥‥‥30,**261**
全米ソーシャルワーカー協会
　　（NASW）‥‥‥‥‥‥‥‥‥245
専門家支配‥‥‥‥‥‥‥‥‥‥‥225
臓器移植‥‥‥‥‥‥‥‥‥‥‥‥129
相互行為‥‥‥‥‥‥‥‥‥‥‥8,22
相互作用‥‥‥‥‥‥‥‥‥‥‥‥‥35
想像の共同体‥‥‥‥‥‥‥‥‥‥212
創発性‥‥‥‥‥‥‥‥‥‥‥‥‥‥26
創発特性‥‥‥‥‥‥‥‥‥‥24,**261**
属性主義　➡　業績主義／属性主義
　　‥‥‥‥‥‥‥‥‥‥‥‥‥‥‥253
組織‥‥‥‥‥‥‥‥‥‥‥‥‥38,94
組織化‥‥‥‥‥‥‥‥‥‥‥‥‥‥35
『組織革命』‥‥‥‥‥‥‥‥‥‥‥95
組織社会学‥‥‥‥‥‥‥‥‥‥‥102
組織集団‥‥‥‥‥‥‥‥‥‥‥‥‥38
組織的集団‥‥‥‥‥‥‥‥‥‥‥‥94
『組織のなかの人間』（オーガニ
　　ゼーション・マン）‥‥‥‥‥‥96
ソーシャル・インクルージョン
　　（社会的包摂）‥‥‥‥‥129,227
ソーシャル・エクスクルージョン
　　（社会的排除）‥‥‥‥‥21,227
ソーシャル・サポート‥‥‥‥‥‥60
ソーシャル・サポート・システム
　　‥‥‥‥‥‥‥‥‥‥‥‥‥‥‥46
ソーシャル・サポート・ネット
　　ワーク‥‥‥‥‥‥‥‥‥‥‥200
ソーシャル・ネットワーク‥‥‥‥60
ソーシャルワーク‥‥‥‥‥‥‥130
ソローキン　Sorokin, Pitirim
　　Alexandrovich ‥‥‥‥‥‥‥‥57

尊厳死‥‥‥‥‥‥‥‥‥‥‥‥‥129
存在論的病因論‥‥‥‥‥‥‥‥‥219

た～と

第一次産業‥‥‥‥‥‥‥‥‥‥‥125
第一次集団‥‥‥‥‥‥‥‥‥‥‥‥41
第一次集団／第二次集団‥‥‥‥**261**
第一次準則‥‥‥‥‥‥‥‥‥‥‥‥68
第一次的社会化‥‥‥‥‥‥‥‥‥192
第一次フェミニズム運動／第二次
　　フェミニズム運動‥‥‥‥‥‥**261**
第一波フェミニズム運動‥‥‥‥‥144
耐久消費財‥‥‥‥‥‥‥‥‥132,134
第三次産業‥‥‥‥‥‥‥‥‥‥‥125
第三の空間‥‥‥‥‥‥‥‥‥163,**261**
第三の波‥‥‥‥‥‥‥112,204,**262**
大衆‥‥‥‥‥‥‥‥‥‥‥‥‥‥‥37
大衆社会化‥‥‥‥‥‥‥‥‥‥‥195
大衆社会論‥‥‥‥‥‥‥‥‥‥‥**262**
第二次産業‥‥‥‥‥‥‥‥‥‥‥125
第二次集団‥‥‥‥‥‥‥‥‥‥‥‥42
第二次集団　➡　第一次集団／第
　　二次集団‥‥‥‥‥‥‥‥‥‥**261**
第二次準則‥‥‥‥‥‥‥‥‥‥‥‥68
第二次フェミニズム運動　➡　第
　　一次フェミニズム運動／第二次
　　フェミニズム運動‥‥‥‥‥‥**261**
第2の人口転換‥‥‥‥‥‥‥‥‥172
ダイバーシティ（多様性）‥‥‥227
ダーウィン
　　Darwin, Charles Robert ‥4,189
竹内愛二‥‥‥‥‥‥‥‥‥‥‥‥242
多元的現実‥‥‥‥‥‥‥‥‥‥‥‥25
多産少死‥‥‥‥‥‥‥‥‥‥‥‥172
多産多死‥‥‥‥‥‥‥‥‥‥‥‥172
他者との関係の中で実現されること
　　‥‥‥‥‥‥‥‥‥‥‥‥‥‥‥130
他者理解‥‥‥‥‥‥‥‥‥‥‥‥‥24
脱工業化社会‥‥‥‥‥‥‥‥112,**262**
脱工業社会‥‥‥‥‥‥‥‥‥193,204
達成的地位‥‥‥‥‥‥‥‥‥‥‥‥26

タテの関係‥‥‥‥‥‥‥‥‥‥‥122
他人指向型‥‥‥‥‥‥‥‥‥‥‥‥82
ダブル・コンティンジェンシー‥‥23
多文化共生社会‥‥‥‥‥‥‥‥‥227
多文化主義‥‥‥‥‥‥‥‥‥‥‥226
多様性（ダイバーシティ）‥‥‥227
ダーレンドルフ
　　Dahrendorf, Ralf ‥‥‥‥‥‥‥27
団塊ジュニア‥‥‥‥‥‥‥‥‥‥181
団塊の世代‥‥‥‥‥‥‥‥‥125,180
短時間労働者の雇用管理の改善等
　　に関する法律（パートタイム労
　　働法）‥‥‥‥‥‥‥‥‥149,230
男女共同参画社会‥‥‥‥‥‥‥153
男女共同参画社会基本法‥‥150,**262**
男女雇用機会均等法（雇用の分野
　　における男女の均等な機会及び
　　待遇の確保等に関する法律）
　　‥‥‥‥‥‥‥135,148,150,229
団体‥‥‥‥‥‥‥‥‥‥‥‥‥‥‥94
ダンロップ
　　Dunlop, John Thomas‥‥‥‥192
地位‥‥‥‥‥‥‥‥‥‥‥8,26,**262**
地域社会‥‥‥‥‥‥‥‥‥‥‥‥156
地域性‥‥‥‥‥‥‥‥‥‥‥‥‥158
知識能力‥‥‥‥‥‥‥‥‥‥‥‥‥17
知的障害者福祉法‥‥‥‥‥‥‥‥239
地方自治法‥‥‥‥‥‥‥‥‥‥‥167
チャーティスト運動（チャーティズム）
　　と労働者調査‥‥‥‥‥‥‥‥**262**
中核自己感‥‥‥‥‥‥‥‥‥‥‥‥36
抽出調査‥‥‥‥‥‥‥‥‥‥‥‥‥51
中流‥‥‥‥‥‥‥‥‥‥‥‥‥‥134
超高齢社会‥‥‥‥‥‥‥‥‥‥‥176
長寿化‥‥‥‥‥‥‥‥‥‥‥‥‥182
町内会‥‥‥‥‥‥‥‥‥‥‥‥‥166
町内会／自治会‥‥‥‥‥‥‥‥‥**262**
直接援助技術‥‥‥‥‥‥‥‥‥‥246
直系家族‥‥‥‥‥‥‥‥‥‥54,117
直系家族制‥‥‥‥‥‥‥‥‥52,**262**
定位家族‥‥‥‥‥‥‥‥‥‥‥‥‥53

定住者‥‥‥‥‥‥‥‥‥‥‥‥ 214

DV防止法（配偶者からの暴力の
　防止及び被害者の保護に関する
　法律）‥‥‥‥‥‥‥‥‥‥ 230

テイラー　Taylor, Frederick
　Winslow‥‥‥‥‥‥‥‥‥‥99

DINKS‥‥‥‥‥‥‥‥‥ 136

適応‥‥‥‥‥‥‥‥‥‥‥‥‥ 9

テクノポリス構想‥‥‥‥‥‥ **262**

デジタル・ディバイド‥‥‥‥ 207

手持ちの知識‥‥‥‥‥‥‥‥25

デモンストレーション効果‥‥‥82

デュルケム　Durkheim, Émile
　‥ 5, 23, 64, 84, 109, 189, 220, **262**

伝統的支配‥‥‥‥‥‥‥‥‥‥96

テンニース　Tönnies, Ferdinand
　‥‥‥‥‥ 40, 80, 110, 157, 189, **263**

動機‥‥‥‥‥‥‥‥‥‥‥‥‥22

動機志向‥‥‥‥‥‥‥‥‥‥‥23

動機づけ‥‥‥‥‥‥‥‥‥‥‥22

同居‥‥‥‥‥‥‥‥‥‥‥‥‥53

東京一極集中‥‥‥‥‥‥‥‥ 185

道具主義的理性批判‥‥‥‥‥‥16

同心円地帯論‥‥‥‥‥ 162, 194, **263**

闘争‥‥‥‥‥‥‥‥‥‥‥‥‥20

同族‥‥‥‥‥‥‥‥‥‥‥‥ **263**

道徳‥‥‥‥‥‥‥‥‥‥‥‥‥65

トゥレーヌ
　Touraine, Alain‥‥‥‥‥‥ 197

特定原因のコントロール‥‥‥ 220

特定非営利活動促進法‥‥‥‥ 199

特定非営利活動法人（NPO法人）
　‥‥‥‥‥‥‥‥‥‥‥‥ **251**

都市化‥‥‥‥‥‥‥‥‥ 162, 193

都市化の三段階説‥‥‥‥ 194, **263**

都市計画マスタープラン‥‥‥ **263**

都市社会学‥‥‥‥‥ 123, 124, 162

戸田貞三‥‥‥‥‥‥‥‥‥‥‥50

トフラー
　Toffler, Alvin‥‥‥ 112, 191, 204

トマス

Thomas, William Isaac‥‥‥ 220

トマスの公理‥‥‥‥‥‥‥‥‥31

ドメスティック・バイオレンス
　‥‥‥‥‥‥‥‥‥‥‥‥ **263**

ドラマトゥルギー‥‥‥‥‥‥‥28

問屋制家内工業‥‥‥‥‥‥‥ 191

な〜の

内集団／外集団‥‥‥‥‥‥ **263**

難民‥‥‥‥‥‥‥‥‥‥‥‥ 178

二次的関係‥‥‥‥‥‥‥‥‥ 195

ニーズ‥‥‥‥‥‥‥‥‥‥‥ 239

日常生活世界‥‥‥‥‥‥‥‥‥24

日本型福祉の社会‥‥‥‥‥‥ 239

日本住宅公団‥‥‥‥‥‥‥‥ 126

日本の高齢化の特徴‥‥‥‥‥ 182

日本の高齢化の要因‥‥‥‥‥ 182

日本労働組合総評議会‥‥‥‥ 198

ニューカマー‥‥‥‥ 159, 178, 212

人間関係論‥‥‥‥‥‥‥‥‥ 100

人間生態学‥‥‥‥‥‥‥ 162, 194

人間の福祉‥‥‥‥‥‥‥‥‥ 130

ニンビー（NIMBY）‥‥‥‥ 200

ネットワーキング‥‥‥‥ 199, **263**

年功賃金制‥‥‥‥‥‥‥‥‥‥88

年少人口‥‥‥‥‥‥‥‥‥‥ 171

農業戸数‥‥‥‥‥‥‥‥‥‥ 159

農山漁村活性化法（農山村漁村の
　活性化のための定住等及び地域
　間交流の促進に関する法律）‥ 160

ノーフォーク農法‥‥‥‥‥‥ 191

ノーマライゼーション
　‥‥‥‥‥‥‥‥ 129, 225, 237

は〜ほ

倍加年数‥‥‥‥‥‥‥‥‥‥ 173

配偶者からの暴力の防止及び
　被害者の保護に関する法律
　（DV防止法）‥‥‥‥‥‥ 230

パーク
　Park, Robert Ezra‥‥‥ 162, 220

バージェス　Burgess, Ernest
　Watson‥‥‥‥‥‥ 163, 194, 220

橋渡し型‥‥‥‥‥‥‥‥‥‥ 195

パーソナリティ‥‥‥‥‥‥‥‥39

パーソンズ　Parsons, Talcott
　‥ 8, 23, 58, 71, 87, 95, 142, 190, **263**

パターナリズム‥‥‥‥‥ 225, 241

パターン変数‥‥‥‥‥‥‥‥‥23

パットナム
　Putnam, Robert D.‥‥‥‥ 195

ハーディン
　Hardin, Garrett‥‥‥‥ 31, 201

ハート　Hart, Herbert Lionel
　Adolphus‥‥‥‥‥‥‥‥‥68

パートタイム労働法（短時間労働
　者の雇用管理の改善等に関する
　法律）‥‥‥‥‥‥‥ 149, 230

バーナード
　Barnard, Chester Irving‥‥‥94

ハーバーマス
　Habermas, Jürgen 16, 197, 210

パラサイト・シングル‥‥‥‥‥57

パワー・ハラスメント‥‥‥‥ 150

バーンアウト‥‥‥‥‥‥‥‥ 105

晩婚化‥‥‥‥‥‥‥‥‥ 57, 180

反省作用‥‥‥‥‥‥‥‥‥‥‥25

ピアカウンセリング‥‥‥‥‥ 226

非営利組織（NPO）‥‥‥ 198, 199

被害者なき犯罪‥‥‥‥‥ 75, **264**

ピグー
　Pigou, Arthur Cecil‥‥‥‥‥81

庇護移動‥‥‥‥‥‥‥‥‥‥ 111

庇護移動　➡　競争移動／庇護
　移動‥‥‥‥‥‥‥‥‥‥ **253**

非行下位文化‥‥‥‥‥‥‥‥ 221

非公式集団（インフォーマル・
　グループ）‥‥‥‥‥‥ 45, 101

非婚化・晩婚化‥‥‥‥‥‥‥ 180

非正規雇用形態‥‥‥‥‥‥‥ 127

非正規雇用者‥‥‥‥‥‥‥‥ 137

非ゼロサムゲーム　➡　ゼロサム

ゲーム／非ゼロサムゲーム… **261**

非典型雇用……………………90

非排除性……………………30

表出的役割…………………58

表出的役割 ➡ 手段的役割／表
出的役割……………………… **259**

表層演技……………………105

ヒラリー
　Hillery, George A., Jr. ………157

ヒル
　Hill, Reuben Lorenzo, Jr. ……57

貧困…………………………… **264**

貧困の個人責任………………219

貧困の社会的責任……………219

貧困の循環……………………219

ブーアスティン
　Boorstin, Daniel Joseph ……208

フィッシャー
　Fischer, Claude Serge ………195

夫婦家族……………………21, 54

夫婦家族制……………………52

フェミニズム…………………144

フェミニズム運動………142, 144

フォークス
　Faulks, K. …………………227

フォード・システム…………100

フォーマルグループ（公式集団）
　………………………………45

フォーマルサービス…………47

賦課方式……………………184

複合家族………………………54

複合家族制……………………52

複婚家族………………………53

複雑性の縮減………………… **264**

福祉国家……………………240

福祉国家化……………………132

福祉指標……………………129

福祉社会……………………240

ブース
　Booth, Charles ……………218

二人関係………………………20

フッサール
　Husserl, Edmunt ……………24

物的・経済的次元における実現
　………………………………130

ブラウ
　Blau, Peter Michael … 89, 102

フランクル
　Frankl, Victor Emil …………128

フリーター……………………91

フリーダン
　Friedan, Betty ………………145

フリーライダー……………30, **264**

ブルデュー
　Bourdieu, Pierre ……………133

ブルーマー
　Blumer, Herbert George ………25

プロシューマー……………… **264**

フロム
　Fromm, Erich ……………… **264**

プロレタリアート（労働者）……12

ブロンフェンブレンナー
　Bronfenbrenner, Urie ………232

文化…………………………10

文化資本……………………133

文化帝国主義………………… **264**

文化的遅滞……………………39

文化的要素……………………10

文化摩擦…………178, 221, **264**

分業関係……………………122

文脈状況再帰性………………25

文脈状況表示性………………25

分離…………………………20

平均寿命……………………171

平均初婚年齢…………………180

平均世帯人員…………………126

平均余命……………………171

北京宣言及び行動綱領………229

ベッカー
　Becker, Howard Saul ………222

別居…………………………53

ベック

Beck, Ulrich ………………138

ベバリッジ
　Beveridge, William Henry … 241

ベビーバスト…………………180

ベビーブーム…………………180

ベラー
　Bellah, Robert Neely ………138

ベル
　Bell, Daniel … 112, 193, 204

ベールズ
　Bales, Robert Freed …………9

ベルタランフィ
　Bertalanffy, Ludwig von ……7

法…………………………64

ボーヴォワール
　Beauvoir, Simone de ………142

法の実定性……………………67

法は家庭に入らず……………228

母子及び寡婦福祉法…………239

母子及び父子並びに寡婦福祉法
　………………………………239

補償因子……………………232

ホーソン工場の実験…………100

ホーソン実験…………………103

ホーソン調査（実験）……… **264**

ボーダレス化………………… **264**

ホックシールド………………105

ホッブズ問題………………23, **264**

ボードリヤール
　Baudrillard, Jean ……… 82, 132

ホーマンズ
　Homans, George Casper ……89

ホームレス…………………… **265**

ホメオスタシス（恒常性維持）… 7, 9

ホメオスタット（自動制御装置）… 7

ホモ・エコノミックス・モデル…91

ホモ・ソシオロジクス…… 27, **265**

ボランティア…………………198

ボランティアの失敗…………199

ポリシーミックス……………79

ボールディング

277

Boulding, Kenneth Ewart ……95
ホワイト　Whyte, William
　Hollingsworth ……………… 91, 96
ホワイトカラー犯罪…………… **265**

ま～も

マイノリティ・グループ……… **265**
マクルーハン　McLuhan, Herbert
　Marshall ………………… 208, **265**
マグワァイア
　Maguire, Lambert…………………47
マーケティング………………… 131
増田米二 ……………………… 204
マス・メディア………………… 208
マズロー　Maslow, Abraham
　Harold ………………… 114, 130
まちづくり運動………………… 199
マッキーバー　MacIver, Robert
　Morrison……………… 43, 157, **265**
マッハルプ
　Machlup, Fritz ……………… 204
マトゥラーナ
　Maturana, Humberto R. ……14
マードック
　Murdock, George Peter ………53
マートン　Merton, Robert King
　……… 26, 31, 73, 103, 221, **265**
マネー
　Money, John William ……… 142
マルクス
　Marx, Karl Heinrich …………11
マルクス主義階級論…………… **265**
マルクス主義の社会階級論………12
マルサス
　Malthus, Thomas Robert … 175
マルサスの人口法則…………… 175
未婚化…………………………57
三井三池闘争………………… 198
ミード
　Mead, George Herbert … 25, 35
ミード

Mead, Margaret ………… 142
ミヘルス
　Michels, Robert …………98
ミルズ
　Mills, Charles Wright ……… **265**
無償労働（アンペイド・ワーク）
　………………………… 150
メディア・リテラシー………… 208
メーヨー
　Mayo, George Elton ……… 100
メリトクラシー………………… **265**
目的合理的行為…………………22
目的動機…………………………24
目標 ……………………………9
持ち家比率…………………… 129
モラトリアム………………… **266**
モラール…………………………89
森岡清美…………………………50

や～よ

役割 …………………………8, 26
役割演技…………………………27
役割葛藤……………… 27, 46, **266**
役割期待…………………………8, 27
役割距離………………… 28, **266**
役割群………………………… **266**
役割形成……………………… **266**
役割交換……………………… **266**
役割取得………………… 27, **266**
役割遂行………………… 27, 28
役割セット………………………27
役割配分…………………………27
役割分化…………………………27
役割理論…………………………26
山田昌弘…………………………50
ヤング
　Young, Kimball ………………42
有意味シンボル…………………26
『有閑階級の理論』で描いた「誇示
　的消費」…………………… 103
有機体 …………………………4

有機的連帯………………… 5, 84
有病率………………………… 129
豊かな社会………………………82
ユニバーサル・デザイン…… 207
ユビキタスネット社会………… 204
余暇時間……………………… 122
予期的社会化（期待的社会化）
　………………………… **266**
ヨコの関係…………………… 122
欲求の階層構造（欲求段階説）
　………………………… 114, **266**
4大公害……………………… 135

ら～ろ

ライアン
　Lyon, David ……………… 207
life ……………………………… 120
ライフイベント……………… 135
ライフコース…… 58, 124, 137, **266**
ライフサイクル……… 57, 135, **267**
ライフサイクル研究における段階
　設定法と等間隔整理法……… **267**
ライフサイクル論（調査）の有効性
　………………………… **267**
ライフスタイル… 133, 134, 135, 137
ライフステージ………… 91, 267
ラウントリー　Rowntree,
　Benjamin Seebohm … 57, 218
ラベリング……… 75, 222, **267**
離婚数と離婚率の推移………… **267**
リージョン…………………… 156
リスク………………………… 138
リスク因子…………………… 232
リスク社会…………………… **267**
リースマン
　Riesman, David ……… 108, **267**
リッツア
　Ritzer, George ……………… 104
リップマン
　Lippmann, Walter…………… 208
理念型………………………… 22, 96

理念主義‥‥‥‥‥‥‥‥‥‥23
リハビリテーション‥‥‥‥‥ 129
リハビリテーション法‥‥‥‥ 225
リプスキー
　Lipsky, Michael ‥‥‥‥‥‥99
リプナック
　Lipnack, Jessica ‥‥‥‥‥ 199
理由動機‥‥‥‥‥‥‥‥‥‥24
リリエンフェルト
　Lilienfeld, Paul von ‥‥‥‥ 219
離陸‥‥‥‥‥‥‥‥‥‥‥‥81
リントン
　Linton, Ralph‥‥‥‥‥‥‥26
ル・プレー　Le Play, Pierre
　Guillaume Frédéric ‥‥‥‥ 218
ルーマン

Luhmann, Niklas ‥‥‥‥ 14, 67
レーガノミクス‥‥‥‥‥‥‥ 127
レスリスバーガー
　Roethlisberger, Fritz Jules‥ 100
レンスキ　Lenski, Gerhard
　Emmanuel, Jr. ‥‥‥‥‥ 190
老人福祉法‥‥‥‥‥‥‥‥ 239
労働‥‥‥‥‥‥‥‥ 84, **267**
労働運動‥‥‥‥‥‥‥‥‥ 196
労働時間‥‥‥‥‥‥‥ 122, 127
労働市場‥‥‥‥‥‥‥‥‥85
労働者（プロレタリアート）‥‥12
労働の分業‥‥‥‥‥‥‥‥ 122
老年人口‥‥‥‥‥‥‥‥‥ 171
老老介護‥‥‥‥‥‥‥‥‥ 152
ロストウ

Rostow, Walt Whitman‥ 81, 191
ロハス‥‥‥‥‥‥‥‥‥‥ 135
ロブソン
　Robson, William Alexander　241

わ

ワーキングプア‥‥‥‥‥‥ 116
ワーク・ライフ・バランス
　‥‥‥‥‥‥‥‥ 91, 153,**268**
ワース
　Wirth, Louis ‥‥‥‥ 162, 194, **268**
ワスプ（WASP）‥‥‥‥‥‥ 226
割れ窓理論‥‥‥‥‥‥‥‥‥70
「われわれ（we）」という意識 ‥42

社会理論と社会システム ── 索引

279

福祉臨床シリーズ編集委員会

小林光俊	（こばやし　みつとし）	学校法人 敬心学園　理事長、全国専修学校各種学校総連合会　顧問
坂野憲司	（さかの　けんじ）	日本福祉教育専門学校精神保健福祉研究科　スーパーバイザー
原　葉子	（はら　ようこ）	日本福祉教育専門学校社会福祉士養成科　専任講師
東　康祐	（ひがし　やすひろ）	日本福祉教育専門学校社会福祉士養成学科　専任講師
福田幸夫	（ふくだ　さちお）	静岡福祉大学社会福祉学部　教授
増田康弘	（ますだ　やすひろ）	帝京平成大学現代ライフ学部　専任講師
柳澤孝主	（やなぎさわ　たかしゅ）	東京保健医療専門職大学リハビリテーション学部　教授

責任編集 　　　　　　　　　　　　　　　　　　　　　　　　　　　執筆分担

久門道利	（くもん　みちとし）	元 日本福祉教育専門学校　校長 ……………………………… はじめに、序章
杉座秀親	（すぎざ　ひでちか）	尚絅学院大学　名誉教授 ……………………………………… はじめに、第1章

執筆者 （五十音順）　　　　　　　　　　　　　　　　　　　　　執筆分担

石川秀志	（いしかわ　しゅうじ）	日本福祉教育専門学校通信教育部　学科長 …… 第6章、国家試験対策用語集
石丸純一	（いしまる　じゅんいち）	医療創生大学　名誉教授 ………………………………………………… 第11章
大熊信成	（おおくま　のぶなり）	佐野日本大学短期大学総合キャリア教育学科　教授 ………………… 第15章
菊池真弓	（きくち　まゆみ）	日本大学文理学部　教授 …………………………………………… 第3章、第9章
小松君代	（こまつ　きみよ）	四国大学経営情報学部　教授 ……………………………………………… 第7章
齊藤幹雄	（さいとう　みきお）	元 東北福祉大学総合マネジメント学部　教授 ………………………… 第5章
坂野憲司	（さかの　けんじ）	日本福祉教育専門学校精神保健福祉研究科　スーパーバイザー ……… 第2章
関根　薫	（せきね　かおる）	皇學館大学現代日本社会学部　教授 …………………………………… 第12章
高木竜輔	（たかき　りょうすけ）	尚絅学院大学総合人間科学系社会部門　准教授 …………… 第8章5-7節
寺島拓幸	（てらしま　たくゆき）	文京学院大学人間学部　准教授 ………………………………………… 第13章
中西茂行	（なかにし　しげゆき）	元 金沢学院大学　名誉教授 …………………………………………… 第4章
宮島直丈	（みやじま　なおたけ）	道灌山学園保育福祉専門学校　専任講師 ……………………………… 第10章
宮本和彦	（みやもと　かずひこ）	文京学院大学人間学部　教授 …………………………………………… 第14章
柳澤孝主	（やなぎさわ　たかしゅ）	東京保健医療専門職大学リハビリテーション学部　教授 …… 第8章1-4節

社会理論と社会システム［第3版］── 社会学
【社会福祉士シリーズ3】

2009（平成21）年 4 月30日　初　版 1 刷発行
2014（平成26）年 1 月30日　第 2 版 1 刷発行
2018（平成30）年 1 月15日　第 3 版 1 刷発行
2022（令和 4 ）年 4 月15日　同　　4 刷発行

編　者　久門道利・杉座秀親
発行者　鯉渕友南
発行所　株式会社 弘 文 堂　　101-0062　東京都千代田区神田駿河台1の7
　　　　　　　　　　　　　　TEL 03（3294）4801　　振 替 00120-6-53909
　　　　　　　　　　　　　　https://www.koubundou.co.jp
装　丁　水木喜美男
印　刷　三 美 印 刷
製　本　井上製本所

© 2018 Michitoshi Kumon, et al.　Printed in Japan

JCOPY 〈（社）出版者著作権管理機構　委託出版物〉
本書の無断複写は著作権法上での例外を除き禁じられています。複写される場合は、
そのつど事前に、（社）出版者著作権管理機構（電話 03-5244-5088、FAX 03-5244-
5089、e-mail: info@jcopy.or.jp）の許諾を得てください。
また本書を代行業者等の第三者に依頼してスキャンやデジタル化することは、たと
え個人や家庭内の利用であっても一切認められておりません。

ISBN978-4-335-61190-2

平成21年度からスタートした新たな教育カリキュラムに対応。

社会福祉士シリーズ

全22巻 好評発売中！

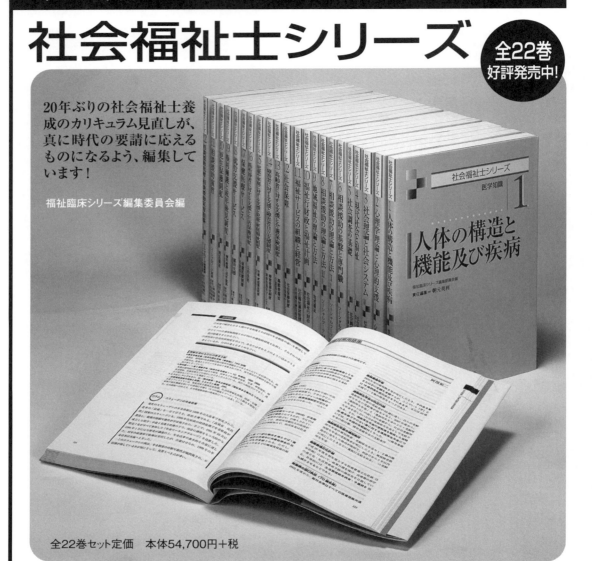

20年ぶりの社会福祉士養成のカリキュラム見直しが、真に時代の要請に応えるものになるよう、編集しています！

福祉臨床シリーズ編集委員会編

全22巻セット定価　本体54,700円＋税

社会福祉士シリーズの特徴

　今日の社会は、大きな変動に見舞われています。人々が生活している社会環境および自然環境は、世界全体の社会経済的な動きと連動しながら激変しつつあります。それらの一端は、少子高齢化の進行、地域社会の崩壊と家庭の変質などの現象として現れています。これらの変動にともなって、人々の生活上の問題は噴出し、社会福祉の担う使命は、拡大しつつあるといえます。

　本シリーズの目標は、第一に、たえず変動し拡大する社会福祉の臨床現場の視点から、対人援助のあり方、地域福祉や社会福祉制度・政策までをトータルに把握し、それらの相互関連を描き出すことです。そのことによって、社会福祉を学ぶ者が、社会福祉問題の全体関連性を理解できるようになることを意図しています。

　第二に、社会福祉士の新カリキュラムに合致した科目編成により、社会福祉問題の拡大に対応できるマンパワーの養成に貢献することを目標としています。20年ぶりの社会福祉士養成のカリキュラム見直しが、真に時代の要請に応えるものになるため、本シリーズは社会福祉の臨床現場の視点に焦点を合わせ続け、教育現場と臨床現場との乖離を埋めることを意図しました。

　本シリーズが、臨床現場の矛盾や葛藤・魅力を伝えることができ、社会福祉士の専門性の向上に寄与できれば幸いです。

編集者一同

国家試験科目全巻に「国家試験対策用語集」を収録。

福祉臨床シリーズ編集委員会編

1. 人体の構造と機能及び疾病 [第4版] … 朝元美利 編　252頁　定価(本体2500円+税)
― 医学知識 ―　　ISBN978-4-335-61184-1

2. 心理学理論と心理的支援 [第3版] … 岡田　斉編　288頁　定価(本体2500円+税)
― 心理学 ―　　ISBN978-4-335-61185-8

3. 社会理論と社会システム [第3版] … 久門道利・杉座秀親 編　296頁　定価(本体2500円+税)
― 社会学 ―　　ISBN978-4-335-61190-2

4. 現代社会と福祉 [第5版] … 福田幸夫・長岩嘉文 編　264頁　定価(本体2500円+税)
― 社会福祉・福祉政策 ―　　ISBN978-4-335-61192-6

5. 社会調査の基礎 [第4版] … 宮本和彦・梶原隆之・山村　豊編　244頁　定価(本体2500円+税)
― 社会調査・社会福祉調査 ―　　ISBN978-4-335-61193-3

6. 相談援助の基盤と専門職 [第4版] … 柳澤孝主・坂野憲司 編　264頁　定価(本体2500円+税)
― ソーシャルワーク ―　　ISBN978-4-335-61199-5

7. 相談援助の理論と方法 I [第3版] … 柳澤孝主・坂野憲司 編　208頁　定価(本体2400円+税)
― ソーシャルワーク ―　　ISBN978-4-335-61200-8

8. 相談援助の理論と方法 II [第3版] … 柳澤孝主・坂野憲司 編　288頁　定価(本体2500円+税)
― ソーシャルワーク ―　　ISBN978-4-335-61201-5

9. 地域福祉の理論と方法 [第3版] … 山本美香 編　288頁　定価(本体2500円+税)
― 地域福祉 ―　　ISBN978-4-335-61177-3

10. 福祉行財政と福祉計画 [第4版] … 池村正道 編　240頁　定価(本体2500円+税)
― 社会福祉行財政・福祉計画 ―　　ISBN978-4-335-61205-3

11. 福祉サービスの組織と経営 [第3版] … 三田寺裕治・西岡　修編　288頁　定価(本体2500円+税)
― 社会福祉運営管理・社会福祉施設経営 ―　　ISBN978-4-335-61194-0

12. 社会保障 [第6版] … 阿部裕二編　288頁　定価(本体2500円+税)
― 社会保障制度・社会保障サービス ―　　ISBN978-4-335-61195-7

13. 高齢者に対する支援と介護保険制度 [第5版] … 東　康祐・原　葉子 編　296頁　定価(本体2500円+税)
― 高齢者福祉・介護福祉 ―　　ISBN978-4-335-61196-4

14. 障害者に対する支援と障害者自立支援制度 [第4版] … 峰島厚・木全和巳・冨永健太郎 編　300頁 定価(本体2500円+税)
― 障害者福祉制度・障害者福祉サービス ―　　ISBN978-4-335-61187-2

15. 児童や家庭に対する支援と児童・家庭福祉制度 [第4版] … 八重樫牧子・原 葉子 編　244頁　定価(本体2500円+税)
― 児童・家庭福祉制度・児童・家庭福祉サービス ―　　ISBN978-4-335-61202-2

16. 低所得者に対する支援と生活保護制度 [第5版] … 伊藤秀一 編　264頁　定価(本体2500円+税)
― 公的扶助 ―　　ISBN978-4-335-61197-1

17. 保健医療サービス [第4版] … 佐久間淳・幡山久美子 編　272頁　定価(本体2500円+税)
― 保健医療制度・医療福祉 ―　　ISBN978-4-335-61198-8

18. 就労支援サービス [第4版] … 桐原宏行 編　208頁　定価(本体2400円+税)
― 雇用支援・雇用政策 ―　　ISBN978-4-335-61203-9

19. 権利擁護と成年後見制度 [第4版] … 福田幸夫・森　長秀 編　296頁　定価(本体2500円+税)
― 権利擁護と成年後見・民法総論 ―　　ISBN978-4-335-61188-9

20. 更生保護制度 [第3版] … 森　長秀 編　216頁　定価(本体2400円+税)
― 司法福祉 ―　　ISBN978-4-335-61183-4

21. 相談援助演習 [第4版] … 谷川和昭・柳澤孝主 編　280頁　定価(本体2500円+税)
― ソーシャルワーク演習 ―　　ISBN978-4-335-61204-6

22. 相談援助実習・相談援助実習指導 [第3版] … 早坂聡久・増田公香 編　258頁　定価(本体2500円+税)
― ソーシャルワーク現場実習・ソーシャルワーク実習指導 ―　　ISBN978-4-335-61189-6